Terapia para as Mãos

Terapia para as Mãos

Birgit Schröder

Com a colaboração de
Holger Bade

Revisão Científica: Prof. Dittmar Egon Musskopf
Especialista em Fisioterapia Ortopédica
Professor de Cinesioterapia II e Estágio Supervisionado do Centro Universitário Hermínio da Silveira - Uni IBMR - RJ

Phorte editora

Título original em alemão *Handtherapie*

Rua 13 de Maio, 598 – Bela Vista – São Paulo – SP
CEP: 01327-000 – Brasil
Tel/Fax: (11) 3141-1033
Site: www.phorte.com.br E-mail: phorte@terra.com.br

Produção e Supervisão Editorial: Fábio Mazzonetto
Gerente Editorial: Sérgio Roberto Ferreira Batista
Gerente de Arte: Fabio Valério
Assistente Editorial: Talita Gnidarchichi
Coordenação de Arte: Waldelice Helena de Moraes Dias
Revisão Científica: Dittmar Egon Musskopf
Ilustrações: Nagold Friedrich Hartmann
Capa: Marcio Maia
Impressão: Prol

CIP-BRASIL. CATALOGAÇÃO-NA-FONTE
SINDICATO NACIONAL DOS EDITORES DE LIVROS, RJ.

S42t

Schröder, Birgit
Terapia para as mãos / Birgit Schröder com a colaboração de Holger Bade ; [tradução Mônica Graichen Coelho]. - São Paulo : Phorte, 2007
il.

Tradução de: Handtherapie
Inclui bibliografia
ISBN 85-7655-100-4

1. Mãos - Ferimentos e lesões - Pacientes - Reabilitação. 2. Mãos - Doenças - Pacientes - Reabilitação. 3. Fisioterapia. I. Bade, Holger. II. Título.

06-3073. CDD 617.575
CDU 617.576

22.08.06 25.08.06 015871

Impresso no Brasil – Printed in Brazil

Observação importante

Como toda ciência, a Medicina está sujeita a constantes evoluções. Pesquisas e experiências clínicas ampliam nossos conhecimentos, principalmente no que se refere ao tratamento e à terapia medicamentosa. Na medida em que tenha sido citada nesta obra uma dosagem ou uma aplicação, o leitor pode confiar que autores, editores e editora se preocuparam, de forma especial, para que essa indicação correspondesse aos **conhecimentos científicos na ocasião da conclusão desta obra.**

Quanto aos dados sobre indicações de dosagens e formas de aplicação, a editora não assume quaisquer responsabilidades. Todo usuário é solicitado a utilizá-las através de criteriosa avaliação da bula dos preparados e, conforme o caso, confirmar se a indicação de dosagem ou a observância de contra-indicações apresentam desvios em relação às indicações deste livro após consulta de um especialista. Esta análise faz-se necessária principalmente em produtos de raro emprego ou naqueles que tenham sido recentemente introduzidos no mercado. **Toda e qualquer dosagem e aplicação ocorrem por exclusivo e próprio risco do usuário.** Os autores e a editora solicitam aos usuários comunicar à editora eventuais incorreções.

Nota de tradução para edição brasileira

Por ser uma tradução, a presente obra apresenta exemplos de instituições e órgãos públicos alemães. Portanto, o ideal seria a transposição desses exemplos para a realidade brasileira.

PREFÁCIO

O livro Terapia para as Mãos de Birgit Schröder preenche uma lacuna. Esta obra preenche o espaço entre as grandiosas e abrangentes obras sobre a reabilitação de mãos e o desconhecido. Até então faltava o "pequeno" livro orientado à prática, o qual transmite aos fisioterapeutas com atividade em clínicas e consultórios o conhecimento necessário e as instruções indispensáveis para o tratamento adequado de pacientes pós-operados das mãos. Entre a "fisioterapia de mão" e a competente Terapia de Mão apresenta-se um universo de diferenças similar ao que há entre "cirurgia na mão" e cirurgia de mão.

Nós, cirurgiões de mãos, e nossos pacientes, vivemos em um paraíso quando temos ao nosso lado terapeutas de mão com amplos conhecimentos. Com a sua ajuda, mãos operadas voltam a funcionar; com a sua dedicação, pacientes ganham coragem e alegria de viver. Porém, apenas uma pequena fração de pacientes consegue ser tratada por terapeutas de mãos qualificados. Diferentemente dos países anglo-saxões, inexiste uma controlada e qualificada formação para terapeutas de mãos na Alemanha. A maioria dos pacientes que, na realidade, necessitam de um tratamento de terapia de mãos especializado, são tratados em geral em departamentos ou consultórios "normais" de Fisioterapia. O livro de Birgit Schröder deverá servir de auxílio a estes colegas terapeutas engajados, para que ampliem seus conhecimentos e melhorem seu padrão de terapia de mãos.

Eu tinha esse objetivo em mente quando sugeri a Birgit Schröder escrever esta obra, após concluir minha especialização em terapia de mãos nos Estados Unidos. Desejo a esta obra, como excelente fonte de informações que é, uma ampla divulgação; pois será, enfim, com seu auxílio, possível aos cirurgiões de mãos e fisioterapeutas falarem a mesma língua.

Dr. Reimer Hoffmann

Sumário

Capítulo 1 • Generalidades sobre a Fisioterapia na Terapia de Mão 9

Capítulo 2 • Breve Histórico sobre a Cirurgia de Mãos . . 11

Capítulo 3 • Tenossinovite Estenosante 12

Capítulo 4 • Fundamentos da Terapia de Mão. . . . 13

Capítulo 5 • Anatomia da Mão 46

Capítulo 6 • Funções da Mão 76

Capítulo 7 • Mão Funcional 78

Capítulo 8 • Ataduras 79

Capítulo 9 • Avaliação 81

Capítulo 10 • Objetivo da Terapia da Mão 90

Capítulo 11 • Profilaxia de Edemas e Contraturas 91

Capítulo 12 • Tratamento de Cicatrizes. 93

Capítulo 13 • Autotreinamento dos Pacientes. .. .. .96

Capítulo 14 • Lesões e Doenças da Mão .. .. .97

Capítulo 15 • Entorses, Luxações e Lesões de Ligamentos .112

Capítulo 16 • Lesões de Tendões. .. .. .122

Capítulo 17 • Lesões de Nervos .. .. .149

Capítulo 18 • Lesões Complexas da Mão 161

Capítulo 19 • Amputação .. .. .167

Capítulo 20 • Queimaduras .. .. .179

Capítulo 21 • Contratura de Dupuytren. .. .. .183

Capítulo 22 • Síndrome do Túnel do Carpo .. .. .189

Capítulo 23 • Distrofia Simpático Reflexa .. .. .194

Capítulo 24 • Artrose .. .. .198

Capítulo 25 • Tenossinovite Estenosante .. .. .201

Capítulo 26 • Tenossinovite De Quervain .. .. .203

Capítulo 27 • Epicondilite radial/ulnar do Úmero .. .. .. .205

Capítulo 28 • Doenças Reumáticas.. .. .. .207

Generalidades sobre a Fisioterapia na Terapia de Mão

1

Mãos

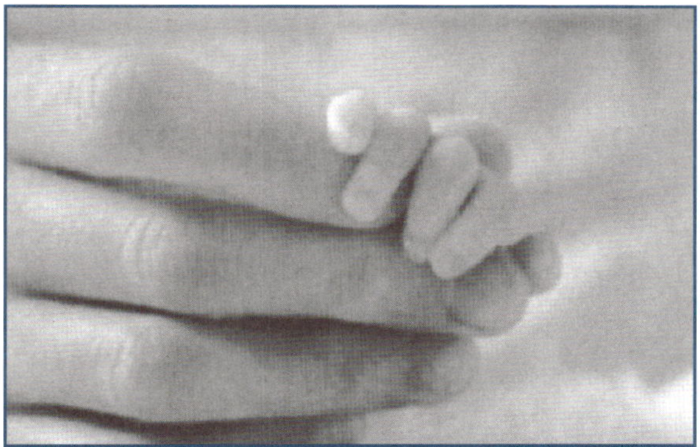

Figura 1.1 Cada mão é única.

Para mim, as mãos são sempre um milagre (Figura 1.1). Elas são tão únicas em sua função, que até hoje não foi possível produzir um computador ou robô capaz de reproduzir estes inúmeros, extremamente precisos e complexamente integrados movimentos. A grande importância das mãos reflete-se também em nossa linguagem. Muitas expressões estão relacionadas à palavra "mão"; por exemplo "estar à mão", "em primeira mão" etc.

A mão é nosso órgão de contato com o mundo exterior. Crianças pequenas aprendem e se desenvolvem a partir do momento em que concebem o seu mundo exterior. Aos surdos-mudos as mãos servem como mecanismo de fala; no exterior, entendemo-nos por gestos. Todos entendem o significado dos punhos cerrados, do indicador elevado ou das palmas. Aos cegos as mãos permitem tatear e perceber o seu meio ambiente. O método Braille é um exemplo das extremas diferenciações às quais estão aptas as nossas mãos.

Igualmente às outras partes do corpo, também a função da mão está indistintamente associada ao cérebro. Um terço do córtex cerebral está reservado à função de nossas mãos (Figura 1.2). Isso denota quão complexas elas são. As funções estão complexamente interligadas umas às outras. Sem contato visual, somos capazes de perceber, avaliar e comparar a superfície, temperatura e o peso de um objeto. Acariciar, repousar a mão, ou estendê-la, são formas distintas de contato emocional dirigido que podemos expressar. Mesmo as melhores próteses de mãos ainda não estão atualmente em condições de substituir uma mão em todas as suas múltiplas funções. Até o presente momento, elas *somente* podem realizar quatro funções de preensão. A mão saudável, no entanto, tem 19 graus de liberdade.

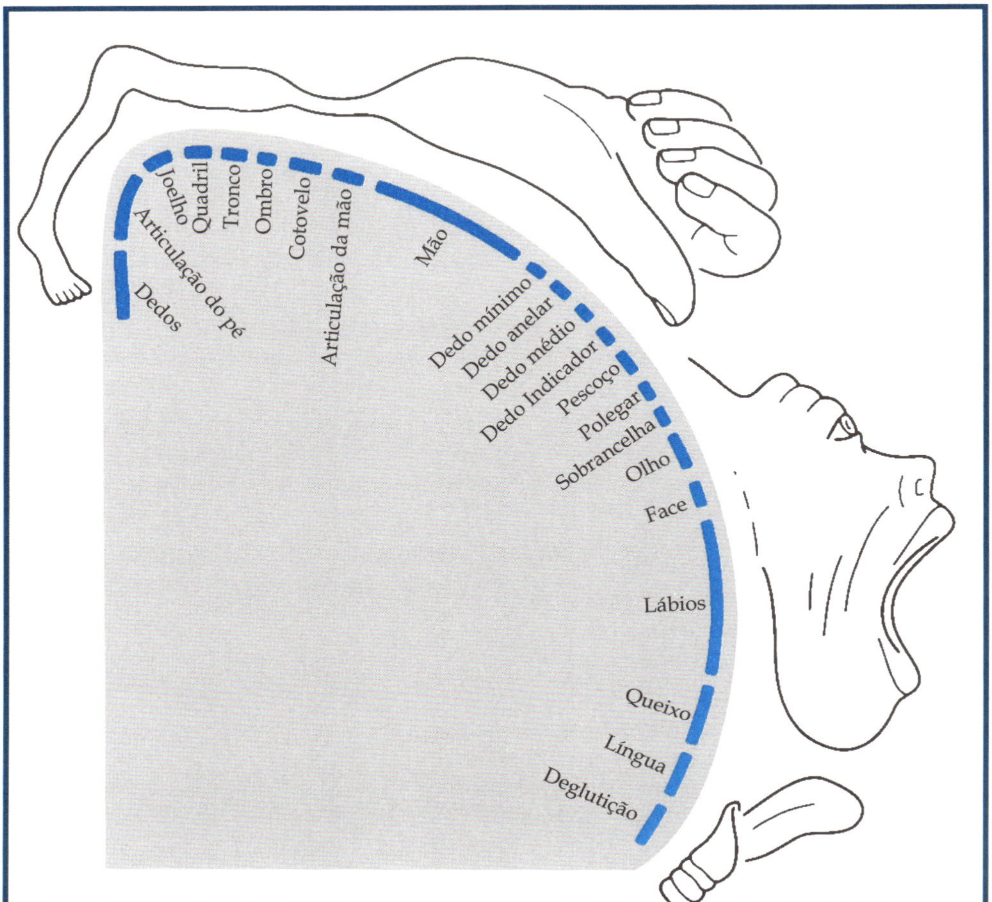

Figura 1.2 Homúnculo.

2 Breve Histórico sobre a Cirurgia de Mãos

Os primórdios da cirurgia de mão remontam à Antigüidade. Somente na era da industrialização é que se acentuou a relevância da cirurgia de mão. Isso se deve, de um lado, a uma maior percepção do corpo (aspectos cosméticos tornaram-se mais importantes) e, de outro lado, ao desenvolvimento da Medicina. Os médicos dispõem hoje, através da microcirurgia e das conseqüentes melhorias dos instrumentos, de melhores possibilidades de tratamento e cirurgia, muito diferentes das que havia no início do século XX.

Na Segunda Guerra Mundial, os serviços de saúde das Forças Armadas americanas depararam-se com muitas lesões nas mãos e suas conseqüências, por exemplo, amputações, incapacidade para o trabalho etc. Representantes das Forças Armadas solicitaram o auxílio do cirurgião Sterling Bunnell. Assim, em virtude de sua iniciativa, surgiram, em 1943, nas Forças Armadas americanas, os primeiros nove centros cirúrgicos para mão.

Brand foi o precursor na introdução de uma equipe de trabalho na reabilitação de mão, cuja base consiste em uma colaboração intensiva entre paciente, cirurgião e terapeuta. Pelos seus estudos biomecânicos, seu afinco em medições exatas e objetivas, a cuidadosa observância da constituição física dos pacientes, assim como seu reconhecimento do valor terapêutico de atividades manuais e outras igualmente importantes, transformaram-no em um exemplo para todos aqueles que trabalham com esse grupo de pacientes (Waldner-Nilsson, 1997).

3 Tenossinovite Estenosante

Denominação profissional

A denominação profissional *terapeuta de mão*, na Alemanha, não está definida com exatidão nem é prescrita por lei, ou seja, qualquer um pode se denominar terapeuta de mão. Lamentavelmente, não existe ainda a exigência de uma formação qualificada para essa categoria terapêutica. Nos Estados Unidos, o cenário é completamente diferente, a *terapia de mão* é definida pela *American Society of Hand Therapist* (Associação Americana de Terapeutas de Mão) da seguinte maneira:

> A Terapia de Mão é a arte e a ciência da reabilitação da extremidade superior. Foi desenvolvida a partir das profissões da Ergonomia e Fisioterapia. O terapeuta de mão reúne um conhecimento variado sobre a extremidade superior, com capacidades específicas quanto à compreensão e ao tratamento, para evitar distúrbios funcionais, restaurar funções ou também para deter a evolução de doenças da extremidade superior. (Chai et al., 1987)

A terapia de mão procura melhorar e curar os distúrbios funcionais existentes na extremidade superior. Além disso, procura-se continuar o desenvolvimento de medidas de reabilitação. Nos Estados Unidos, a partir de 1987, todos os médicos, ergonomistas e fisioterapeutas que almejam assumir essa denominação profissional para si, devem passar por um exame.

Associação profissional

A Associação americana foi fundada em 1977. Trata-se de uma associação internacional de terapeutas que trabalham cientificamente e, uma vez por ano, trocam experiências durante um congresso sobre mãos. O jornal especializado da associação, *Journal of Handtherapie*, é editado trimestralmente.

Uma vez que na República Federal da Alemanha não existe um reconhecimento oficial do quadro profissional, foi fundada, em 1995, a *Deutsche Arbeitsgemeinschaft für Handtherapie*, (Comunidade Alemã de Trabalho para Terapia de Mão), que permite acesso a todos os grupos profissionais. Não existe ainda uma associação profissional dos terapeutas de mão.

Fundamentos da Terapia de Mão

4

O trabalho em equipe, a colaboração com os pacientes, a utilização adequada dos aparelhos de exercício e as aplicações físicas são importantes premissas da Fisioterapia na Terapia de Mão. Para obter os melhores resultados, os terapeutas devem possuir conhecimentos profundos, especialmente nas seguintes áreas:

- técnicas fisioterapêuticas;
- anatomia funcional e topográfica da mão;
- processo de cura das estruturas lesadas;
- técnicas cirúrgicas e suas exigências especiais à fisioterapia.

Trabalho em equipe na terapia de mão

Ainda hoje, o trabalho em equipe constitui a base para que a Terapia de Mão seja a mais eficaz possível. No centro dela encontra-se o paciente. Essa equipe interdisciplinar é constituída por médicos (cirurgiões de mãos), enfermeiros, assim como terapeutas de mão (fisioterapeutas e ergonomistas) e massagistas. São promovidas reuniões regulares da equipe para discutir em detalhes os problemas de cada paciente, o processo da terapia e o tratamento a ser seguido. A linguagem utilizada pelos terapeutas para isso (e também para a documentação), é específica à da Terapia de Mão: vale-se de inúmeras abreviaturas. Isso pode, eventualmente, gerar mal-entendidos.

É mais fácil desenvolver um trabalho em equipe coeso – e por isso melhor – em um hospital do que em um consultório particular. A participação nas visitas do médico-chefe faz parte do programa obrigatório dos terapeutas de mão, o mesmo para as visitas à sala de cirurgia e a leitura dos relatórios cirúrgicos. O ideal é que sejam enviadas cópias desses relatórios aos departamentos de Terapia, de modo que os terapeutas possam manter-se sempre informados sobre o processo cirúrgico. A participação na consulta ambulante poderá tornar-se uma vantagem adicional. Nela, os problemas dos pacientes são verificados e dificuldades presentes discutidas com o cirurgião de mão. Essa troca de informações entre médico e terapeuta é mais difícil na área ambulatorial, em que os médicos dificilmente são encontrados e a maior parte das conversações é feita por telefone.

Colaboração com os pacientes

Uma premisa primordial para uma boa colaboração é a sinceridade com o paciente. Isso inclui, principalmente, a transparência em relação às suas lesões. Após o esclarecimento inicial do médico, podemos responder às perguntas dos pacientes sobre a lesão, o procedimento cirúrgico, ou quaisquer partes do tratamento fisioterapêutico. Uma explicação exata sobre a estrutura, a duração e as metas imediatas do tratamento são, sem dúvida, importantes para os pacientes.

Motivação

Para ter pacientes permanentemente motivados, é necessário explicar suas lesões na linguagem do paciente. É indicado dar as explicações mediante ilustrações. Desse modo, por exemplo, após uma lesão de tendões, é mais fácil compreendê-la imaginando a aparência e o percurso dos tendões. (Gosto de compará-los com as fitas brancas para presentes, que podem ser encaracoladas por uma tesoura).

Da mesma forma, é importante explicar as técnicas cirúrgicas – por exemplo, o procedimento de uma reconstrução, ou o sentido da terapia a ser aplicada a seguir - também na linguagem do paciente. Por exemplo, após uma plástica do músculo flexor radial do carpo, eu desenho para os meus pacientes o atual percurso de seu tendão. Assim, fica mais compreensível para eles porque, neste caso, não devem colocar a mão espalmada sobre a mesa.

As metas imediatas do tratamento são discutidas com os pacientes. Faz mais sentido estipular metas a curto prazo para que os pacientes continuem motivados e reconheçam progressos no decorrer do tratamento. Nosso sucesso depende da colaboração do paciente. Não podemos aplicar uma terapia em pacientes que não desejam submeter-se a ela.

É recomendado conversar com o paciente sobre as metas a serem atingidas. Talvez ele dê importância a coisas totalmente diferentes das prioridades do terapeuta. As metas do paciente devem ser consideradas e atendidas, em todos os casos. Ele precisa viver e trabalhar com sua(s) mão(s).

Além disso, a motivação dos pacientes é importante, uma vez que o pós-cirúrgico, em especial de lesões complexas das mãos, é demorado - em alguns casos, dura até um ano ou mais. Em geral, os primeiros progressos surgem rapidamente. Em seguida, ocorre uma estagnação, até que, afinal, segue-se lentamente rumo à melhora.

Para o paciente, são significantes, principalmente, os pequenos progressos, experimentados na vida cotidiana. Por exemplo, fazer a barba sem a ajuda de outros, amarrar o cordão do sapato, dirigir um carro, abrir e fechar portas etc. A motivação pode ser estimulada adicionalmente, por exemplo, por meio de documentação conjunta dos resultados do tratamento. Dessa forma, o paciente enxerga seus progressos. A etapa em que o paciente está, define o tipo de avaliação colocada em primeiro plano, as mensurações de circunferência, a mobilidade das articulações ou mensurações de força.

Salas de terapia

Uma sala é um lugar de trabalho ideal no caso da terapia de mão (Figura 4.1), não precisando ser grande nem dotada de muitos equipamentos. É útil equipá-la com uma ou várias mesas de mão, banquetas de altura regulável sem rodinhas para os pacientes (existe o risco de acidentes), banquetas de altura regulável para os terapeutas (oferecem um espaço maior de mobilidade) e uma bandeja de parafina, para possibilitar a fabricação de talas e aparelhos variados de exercício.

Sempre há encontro de pacientes em sessões de Fisioterapia. Enquanto um paciente é tratado por um terapeuta de mão, os outros estão ocupados com seu programa pessoal de exercícios. É natural, nesse caso, que os pacientes comecem a conversar entre si. Assim, existe a possibilidade de marcar pacientes com lesões semelhantes para o mesmo horário. Pacientes com lesões recentes, que inicialmente não imaginam que sua mão um dia será novamente utilizada de forma funcional, poderão ver como ela estará após semanas ou meses.

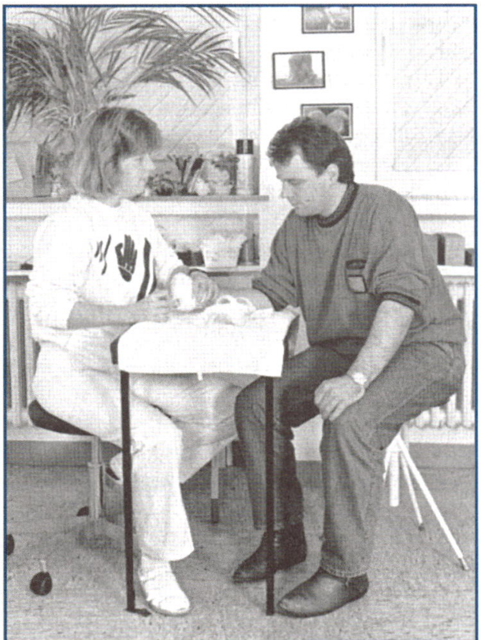

Figura 4.1 Local de terapia.

Como os pacientes freqüentemente passam muito tempo com os terapeutas, pode ser oferecida a possibilidade de tomarem café juntos. Com isso, as conversas se intensificam e esses pequenos intervalos protegem os pacientes contra o esforço excessivo para exercer força com a mão. Assim, eles passam dos benéficos intervalos de descanso para a próxima sessão de exercícios. Na Alemanha, tal procedimento não é comum. No exterior, por exemplo nos Estados Unidos, tal oferta é parte integrante da terapia, proporcionando bons resultados.

O sigilo profissional fica assegurado, uma vez que não revelamos nada sobre as lesões de um paciente a outros; são os próprios pacientes que trocam experiências entre si. Um fenômeno que pode ser observado, com o contato intenso entre os pacientes, é que cada um pensa estar em melhores condições do que o outro. Assim, fica mais fácil para os pacientes identificarem aspectos positivos na evolução do trauma do acidente ou da enfermidade. A luta contra a doença é fortalecida.

Mesa de mão

Para um tratamento excelente, tanto a posição inicial do terapeuta como a do paciente são importantes. Ambos devem assumir boa postura. Isso não é possível quando, por exemplo, trabalha-se sobre uma bancada de tratamento grande em sentido transversal. Para a Terapia de Mão – mesmo em um consultório de Fisioterapia – é indicado adquirir ou fabricar uma mesa de mão. Essas mesas ocupam pouco espaço, e podem ser guardadas em um canto quando não são utilizadas. A mesa de mão deve ter um estofamento adequado. Para possuir uma boa posição inicial, também deverão estar à disposição dos pacientes e terapeutas cadeiras com altura regulável.

Quadro 4.1

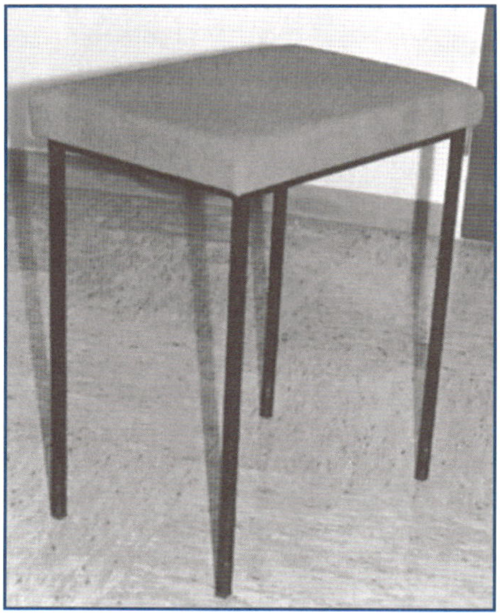

Material

- 4 perfilados côncavos, DIN 59411, aço 52.3 (40 x 40 x 4mm, 750mm de comprimento).
- 2 perfilados côncavos, DIN 59411, aço 52.3 (20 x 20 x 2mm, 350mm de comprimento).
- 2 perfilados côncavos, DIN 59411, aço 52.3 (20 x 20 x 2mm, 550mm de comprimento).
- 1 placa fina de madeira compensada (630 x 430mm).
- 1 espuma compacta para almofada com altura aproximada de 70mm.
- Couro sintético (800 x 700mm).
- Pequenas peças anguladas (cotovelos), parafusos para madeira e metal.

As varetas metálicas para os pés são soldadas aos reforços laterais. A espuma é colada à placa de madeira compensada, e revestida com o couro sintético, que será fixado na parte inferior com um grampeador. Em seguida, a parte superior, feita dessa maneira, será parafusada através de pequenas peças anguladas (cotovelos), parafusos para madeira e metal.

Aparelhos de exercícios

Uma premissa para a serenidade e saúde do ser humano é poder trabalhar, numa profissão, nas atividades domésticas ou no exercício de seus passatempos. Utilizamos essa premissa como elemento terapêutico durante a execução do tratamento. Através do trabalho com os meios auxiliares, os pacientes serão motivados. Nosso objetivo, porém, não consiste em ocupar ou distrair os pacientes, e sim reinserí-los, aos poucos, nos movimentos e às poucas formas de preensão cotidianas.

Para o tratamento de pacientes de mão há muitos meios auxiliares e aparelhos de exercício. Devido aos custos, muitas clínicas, lamentavelmente, adquirem poucos aparelhos. Porém, com um pouco de iniciativa própria, os terapeutas podem construir os meios auxiliares necessários para o tratamento dos pacientes, ou mandar que profissionais da clínica o fabriquem.

Durante a utilização de meios auxiliares ou aparelhos de exercício, devem ser verificadas, em primeiro lugar, a indicação e a contra-indicação. O que se pretende alcançar com a utilização deste aparelho? Quando os pacientes se exercitam com os aparelhos, deve ser observado se durante o exercício ocorrem movimentos de desvio ou auxílio de outros grupos musculares. Nesse caso os pacientes deverão ser devidamente informados, e persistir nos movimentos individuais até o ponto em que não ocorram mais movimentos de desvio. Os movimentos de desvio mais freqüentes na Terapia de Mãos são, entre outros:

- Uma leve rotação da parte superior do corpo;
- Elevação antecipada do ombro;
- Apoio do cotovelo ou do antebraço de forma diferente, por exemplo, em leve posição de pronação ou supinação.

Na Fisioterapia, não temos oportunidade de oferecer aos pacientes atividades dispendiosas, comuns na Ergonomia. Na Ergonomia inclui-se, por exemplo, tecelagem, pintura em seda, trançados, tapeçaria, fabricação de velas, artesanato em couro, cobre ou madeira etc. Devido à falta de material, e em especial de espaço, podemos indicar aos nossos pacientes essas atividades somente para que se sintam motivados a praticá-las em casa.

A relação dos meios e aparelhos de exercícios utilizáveis na fisioterapia é indicada a seguir como sugestão e pode ser ampliada à vontade; porém não deve ser considerada completa:

- Treinador Ativo;
- *Whole Body Range of Motion* (WBRoM);
- *Baltimore Therapeutic Equipment* (BTE Simulador de Trabalho);
- *Upper Extremity Range of Motion* (Suporte de barra com rosca);
- Treinador de Mão;
- Aparelho de Exercício para Distrofia;
- *Theraband, Theraband-Fingerstrips;*
- Peças lastradas para o punho, halteres;
- Outros meios auxiliares: massa de modelar terapêutica, blocos de montagem, bolas, tubos, prendedores de roupa, jogos de encaixe, escovas, latas cheias, ordenhadeiras, instrumentos para auxílio na escrita.

Treinador Ativo

O treinador ativo existe em várias versões. Pode ser comprado pronto ou construído (Figura 4.2). As peças manuais giratórias de vários diâmetros são características desse equipamento.

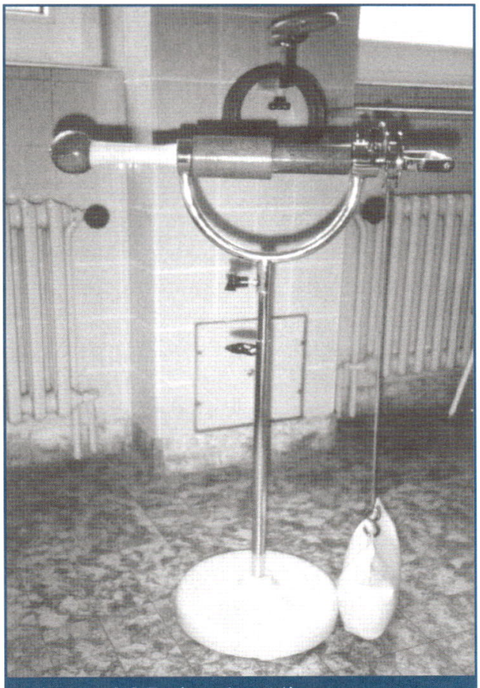

Figura 4.2 Treinador Ativo.

Whole Body Range of Motion

Nos Estados Unidos, esse aparelho é utilizado, entre outros, para a reintegração à vida profissional (Figuras 4.3a-b). Os pacientes devem fixar, no tempo estipulado, os diversos gabaritos, em alturas variadas. O fisioterapeuta controla o tempo com um cronômetro, e o marca nas tabelas específicas para tal finalidade. Esses tempos são

Quadro 4.2

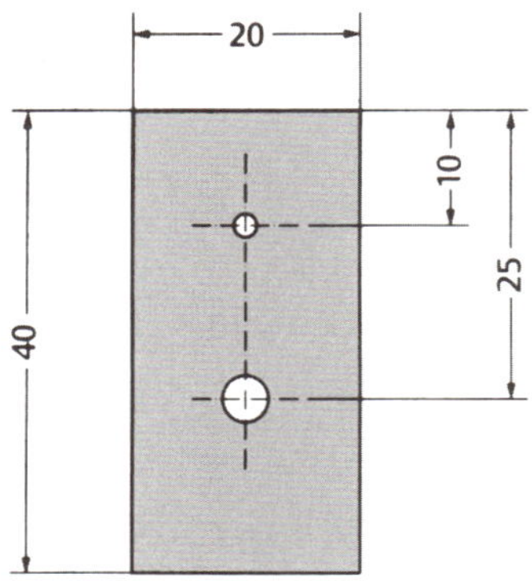

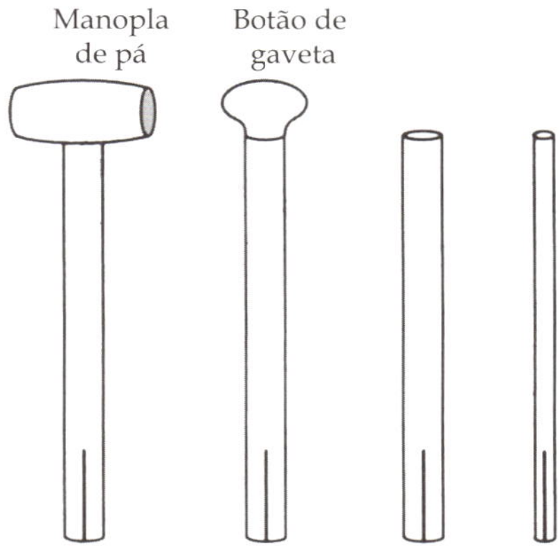

Material

- 2 placas básicas de madeira (200 x 200 x 30mm).
- 2 partes laterais de madeira (400 x 200 x 30mm).
- 4 varetas de madeira (diâmetro 4cm, 400mm comprimento).
- 1 vareta de madeira (diâmetro 2cm, 400mm comprimento).
- 1 puxador de gaveta.
- 1 manopla de pá.
- 1 esfera de madeira (diâmetro 7cm).
- Barbante com um gancho.
- Vários pesos (50g – 5kg).
- Parafusos para madeira, cola de madeira.

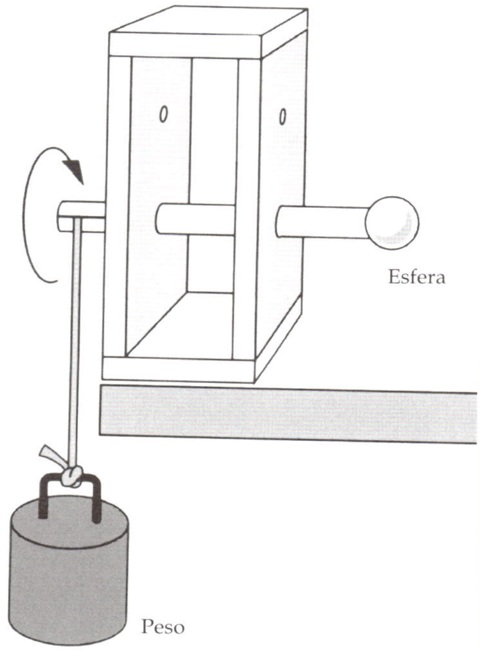

Fazer dois furos nas duas partes laterais para as varetas de madeira:

furo superior: 2cm
furo inferior: 4cm

Fixar as partes laterais na placa básica com parafusos para madeira. Fazer uma fenda, com 9cm de comprimento, em uma das extremidades das 5 varetas de madeira para, posteriormente, serem colocados os pesos. As manoplas devem ser parafusadas, ou coladas, na outra extremidade.

Os pacientes exercitam a pronação e a supinação, bem como a extensão e a flexão da articulação da mão. Através de pesos em forma de saquinhos de areia, ou de punhos, a força pode ser exercitada e aumentada.

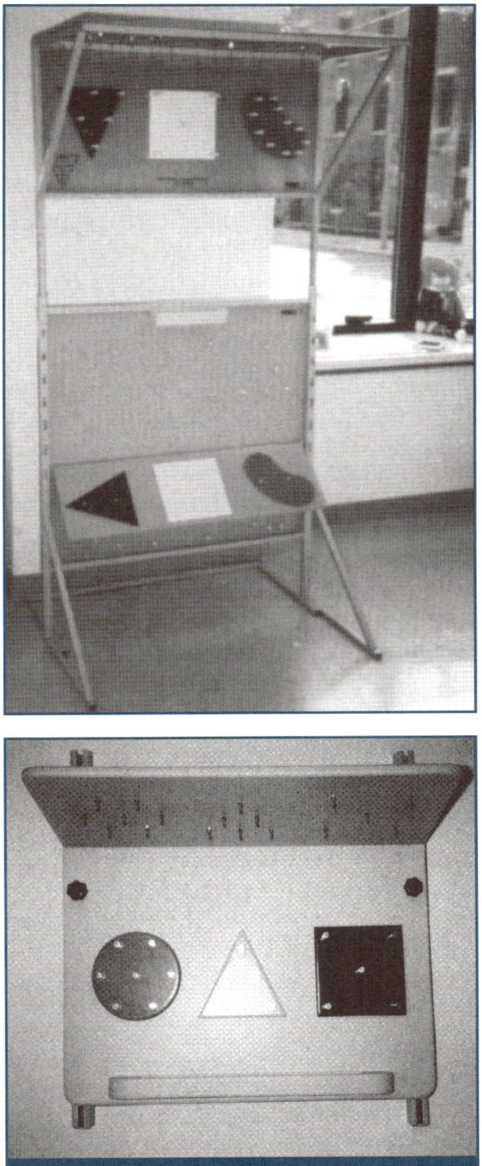

Figura 4.3 a e b *Whole body Range of Motion.*

comparados com diretrizes estabelecidas, e assim pode-se deduzir para quais trabalhos o paciente estará apto futuramente. Através desse aparelho é testada a capacidade de trabalho dos pacientes. É de interesse especial, nesse caso, notar até que ponto é possível executar trabalhos acima da cabeça ou de cócoras, ou seja, em mudança constante entre posição ereta e agachada. A idade e o sexo, bem como o domínio da mão, são levados em consideração.

O aparelho também é utilizado para terapia de edemas e profilaxia. Atarraxar e desatarraxar cada um dos parafusos também é um exercício eficiente. Existe o risco de que as atividades efetuadas acima da cabeça sejam subestimadas. Os exercícios, porém, exigem grande esforço da musculatura da extremidade superior. Um bom exemplo disso é a colocação de cortinas.

Em forma adaptada, o aparelho poderá ser construído por conta própria. Porém, nesse caso não poderá ser usado como aparelho de teste, uma vez que serão utilizados parafusos diferentes e, por isso, será necessário um emprego diferente de força pelo paciente.

Baltimore Therapeutic Equipment (Simulador de Trabalho)

O *Baltimore Therapeutic Equipment* é um aparelho de teste e treino compacto, computadorizado, desenvolvido em 1979, por J. Engalitcheff Jr. e R. Curtis (Figura 4.4). Com a ajuda desse equipamento, estamos aptos a simular aproximadamente 100 diferentes atividades de trabalho do dia-a-dia, doméstico e de lazer, como dirigir automóvel, escavar terra, abrir portas, jogar tênis ou golfe, consertar carros, subir em escadas, passar roupa, usar o aspirador de pó, girar uma chave etc. Através do Simulador de Trabalho BTE, recebemos a informação sobre o gasto de força e tempo do paciente, ou sobre a força de resistência que o paciente deve gastar durante o trabalho, bem como sobre a quantidade dos exercícios efetuados. Todos os valores devem ser armazenados com o auxílio de um computador,

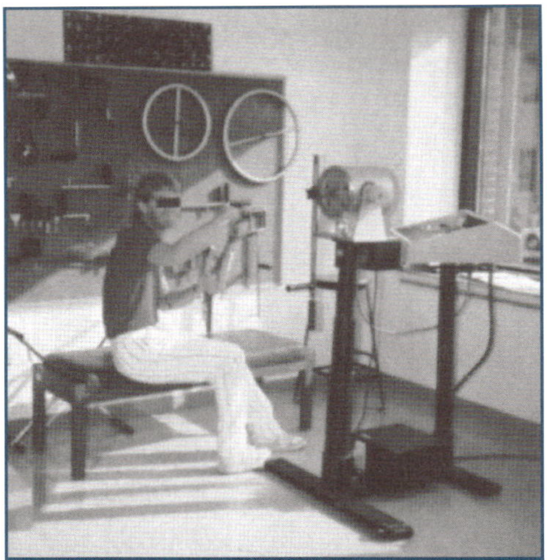

Figura 4.4 *Baltimore Therapeutic Equipment* (BTE).

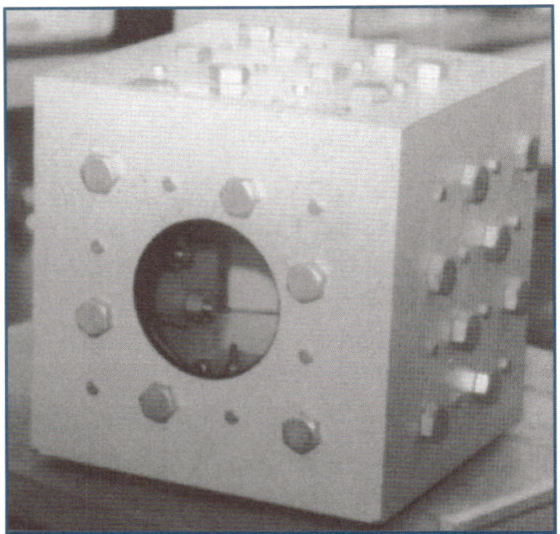

Figura 4.5 *Upper Extremity Range of Motion.*

e, em seguida, avaliados. Esses dados, entre outros, servem para determinar se o paciente tem força suficiente, e está novamente apto para o trabalho. Uma vantagem decisiva consiste no fato de que o paciente, devido às situações profissionais simuladas, readiquire segurança para se firmar em seu lugar de trabalho.

Upper Extremity Range of Motion (Suportes de Barra com Rosca)

Porcas de tamanhos variados são colocadas nos respectivos parafusos (Figura 4.5). Conforme a posição do dado, são realizados exercícios com ou sem contato visual. Ombro, braço superior, cotovelo, antebraço, articulação da mão e dedos serão incluídos no movimento. Um aparelho modificado de exercício pode ser construído por conta própria. De acordo com o espaço disponível e exigências, podem ser construídos pequenos modelos para uso sobre a mesa, ou modelos grandes a serem colocados sobre o assoalho com barras, rosca e porcas. A fim de elevar o grau de dificuldade, os pacientes podem girar as porcas com a ajuda de ferramentas, pintar as barras com rosca, ou usar porcas autofrenantes.

Treinador de Mão

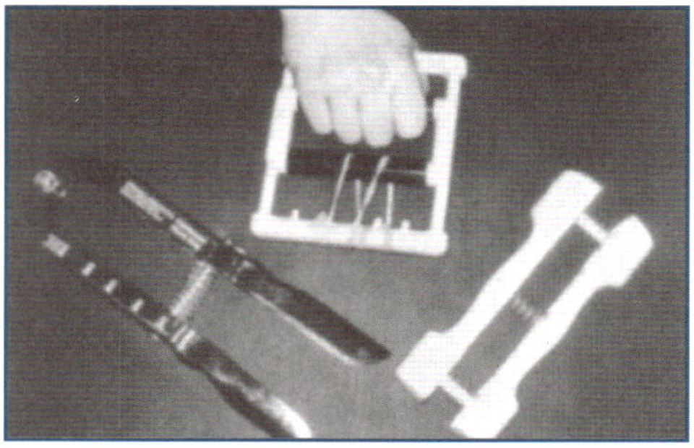

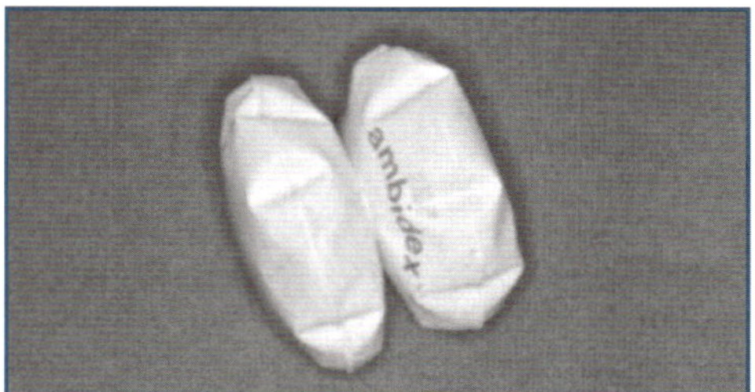

Figura 4.6 a-b a) diversos treinadores de mão e **b)** treinador de mão inflável, especialmente adequado para pacientes com pouco vigor na mão e pacientes com Poliartrite Crônica.

Existem modelos diferenciados (Figuras 4.6a-b) que se distinguem principalmente pelas diferentes possibilidades de preensão e resistências. Os Treinadores de Mão são utilizados para fortalecimento.

Também é um Treinador de Mão a vareta de flexão. Trata-se de uma vareta, com aproximadamente 35cm de comprimento, com duas partes móveis. Elas podem ser giradas simultaneamente em sentidos opostos. Este movimento é semelhante ao torcer do pano. A vareta pode ser utilizada para fortalecimento com diferentes níveis

Quadro 4.3

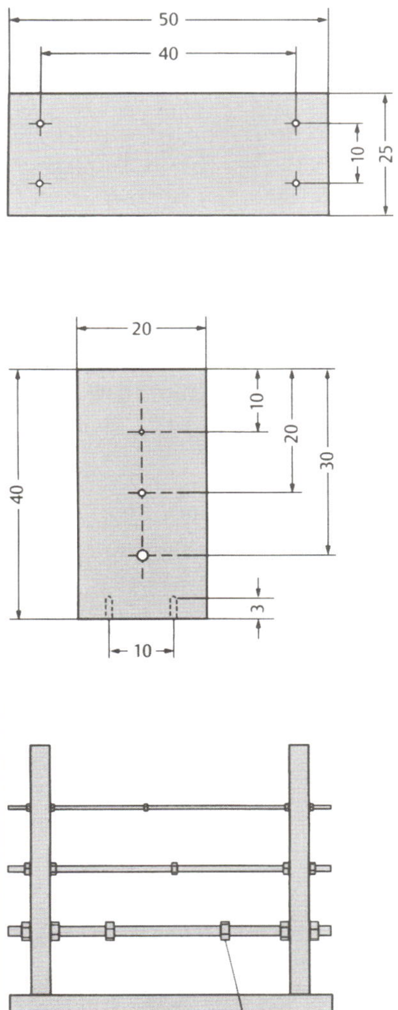

Porca autofrenante

Materiais

- 1 placa de base de madeira (500 x 200 x 30mm).
- 2 partes laterais de madeira (400 x 200 x 30mm).
- 4 buchas de madeira (10 x 50mm).
- 3 barras com rosca (M6, M10, M16, cada a 500mm).
- 5 porcas cada (M6, M10, M16).
- 1 porca autofrenante.
- Chave de boca SW 24 (os pacientes necessitam-na para realizar o exercício).

Fazer quatro furos afastados dois a dois em 10mm na placa de base.

Fazer furos nas partes laterais para as barras com rosca, e fixá-las na placa de base através das buchas de madeira.

A seguir, as barras com rosca são introduzidas nos furos previstos, e fixadas através de duas porcas, uma em cada parte lateral.

de resistência. Também serve para a mobilização de articulações.

Aparelho de Distrofia

O Aparelho de Distrofia pode ser utilizado da seguinte maneira: os fisioterapeutas regulam a resistência necessária, os pacientes pegam a manopla e a empurram para baixo até que uma luz se acenda, sinalizando que a pressão requirida foi alcançada. A uma pressão constante, os pacientes movimentam o aparelho para frente e para trás sobre uma base especial (Figura 4.7). O Aparelho de Distrofia mede também por quanto tempo a pressão foi exercida. Os pacientes treinam, independentemente da capacidade de resistência individual, várias vezes ao dia; por exemplo no início do tratamento três vezes ao dia, sempre durante três minutos e, mais tarde, duas vezes ao dia, sempre por dez minutos (pode-se pensar em outras variantes). Todos os valores, das exigências de exercício e dos resultados, são registrados em uma tabela própria para essa finalidade.

Além de indicado para enrijecimento das cicatrizes, por exemplo em uma situação de Síndrome do Túnel do Carpo, o aparelho também é apropriado para pacientes com distrofia simpático-reflexa.

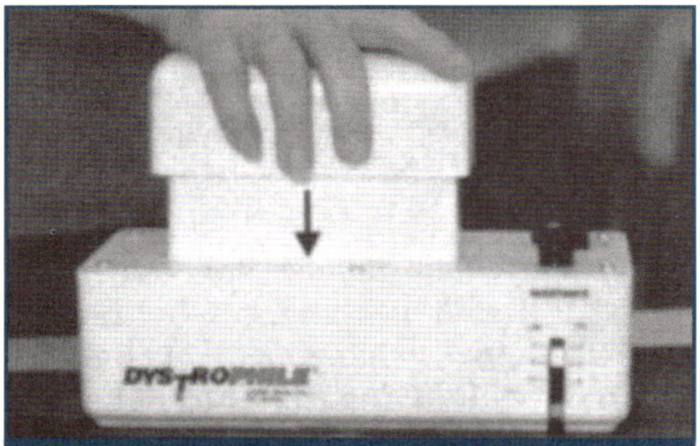

Figura 4.7 Aparelho de Distrofia.

Theraband e Theraband-Fingerstrips

Elas são fabricadas em látex e em diversas cores, que simbolizam as diferentes intensidades de força necessárias para esticá-las.

- Amarelo = baixo.
- Vermelho = médio.
- Verde = forte.
- Azul = extraforte.
- Preto = especialmente forte.
- Prata = especialmente extraforte.

Na prática, usamos as cores vermelha e verde com maior freqüência. As cores preta e prata devem ser usadas somente por esportistas ou pessoas extremamente bem treinadas. Com as fitas Theraband, o paciente pode executar movimentos ativos contra resistência. É perfeitamente possível treinar em casa de acordo com a indicação acima (Figuras 4.8 a-c).

Peso para Punhos e Halteres

Na Terapia de Mãos são utilizados halteres com pesos de 1 a 5kg. Eles ajudam a aumentar a força da musculatura dos dedos, das articulações e/ou da musculatura total dos braços e do ombro. Nesse caso, os pesos podem ser utilizados em várias posições iniciais. Pode-se treinar com ou sem superfície de apoio para o braço. Por exemplo, durante o exercício, o antebraço fica deitado sobre um plano inclinado ou na borda de uma mesa, e o paciente treina os movimentos ativos de flexão e extensão da articulação do punho. Os halteres podem ser fixados a diversos aparelhos de exercício, como o Treinador Ativo, auxiliando no aumento de resistência.

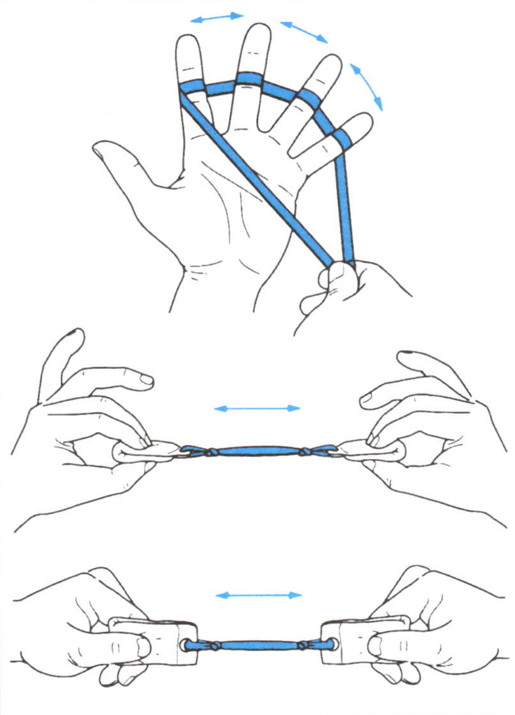

Figura 4.8 a-c Exercícios com Theraband. **a)** abdução/adução, **b)** preensão tridigital, **c)** preensão de chave.

Exercícios Auxiliares

Massa de modelar terapêutica

A massa de modelar terapêutica é oferecida em diversas densidades. Através da mistura das diversas densidades, a resistência da massa de modelar poderá ser adaptada individualmente a cada paciente. A massa é feita de silicone, *Silastik* ou *Mastiplast* e, após ser colocada sobre a mesa de terapia, num curto espaço de tempo, encolhe e forma um pequeno monte achatado. Durante o exercício, devido ao aquecimento causado pelas mãos, essa massa fica cada vez mais macia, podendo ser modelada com maior facilidade. Portanto, recomendamos aos pacientes conservar a massa no refrigerador ou pelo menos em lugar fresco, para que no início do exercício exista uma resistência.

A massa de modelar é empregada para melhorar a mobilidade dos dedos ou para estancamento. Ajuda em exercícios objetivos que visam ampliar a mobilidade e tornar os dedos mais ágeis.

Por motivos de higiene, cada paciente possui seu próprio pedaço de massa de modelar terapêutica.

Por motivos financeiros, propomos que os pacientes pilem a massa usando luvas. Porém, um inconveniente é que a sensibilidade dos dedos é reduzida, e a massa de modelar adere às luvas assim que amolece. Outro agravante é que alguns pacientes sentem uma sensação desagradável ao usar luvas.

Sem dúvida, pode-se entregar aos pacientes uma folha de exercícios para levarem para casa, ou instruí-los devidamente sobre a Terapia de Mãos. A Figura 4.9a-c apresenta exemplos de exercícios.

Peças de montar

Conforme solicitações, poderão ser utilizadas as mais diferentes peças de montar, por exemplo peças de madeira, de duplo ou de *Lego*. Até mesmo tijolos podem ser utilizados para o treinamento (os exercícios devem ser feitos com luvas de trabalho). Os exercícios com as peças servem para melhorar a agilidade ou a habilidade dos dedos, e para aumentar a força da mão (Figura 4.10a-b).

Tubulações

Os pacientes aparafusam tubulações para exercitar a habilidade dos dedos e das mãos. Uma vez que não exis-

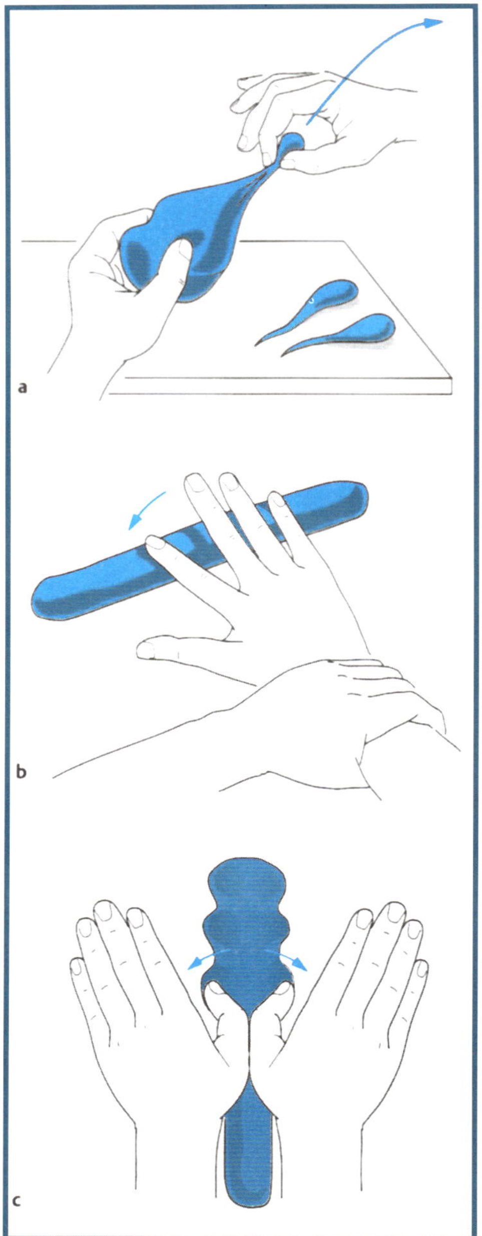

Figura 4.9 a-c Exemplos de exercícios para a massa de modelar terapêutica. **a)** preensão de ponta; **b)** o desvio ulnar em posição de alongamento dos dedos (o exercício somente pode ser realizado no sentido do polegar); **c)** exercício de melhora da mobilidade da articulação interfalangiana do polegar.

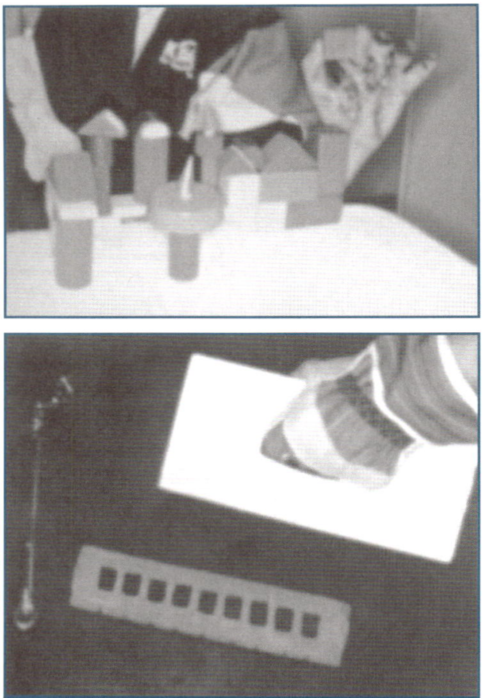

Figura 4.10 a e b Exercícios com **a)** blocos de madeira e **b)** componentes.

tem variantes de exercícios, os mesmos raramente são utilizados na Terapia.

Prendedores de roupa

Primeiramente, pode-se explorá-los exercendo pressão na extremidade. Em seguida, esse movimento poderá ser combinado com movimentos mais amplos dos braços, colocando-se os prendedores, por exemplo, em uma armação própria para tal atividade (Figura 4.11), ou num jogo em que as pedras de encaixe só possam ser movidas com a ajuda dos prendedores. A resistência do prendedor poderá ser aumentada através de um elástico enrolado na parte dianteira do aparelho. Porém, é difícil encontrar prendedores de fácil manuseio para a realização dos exercícios.

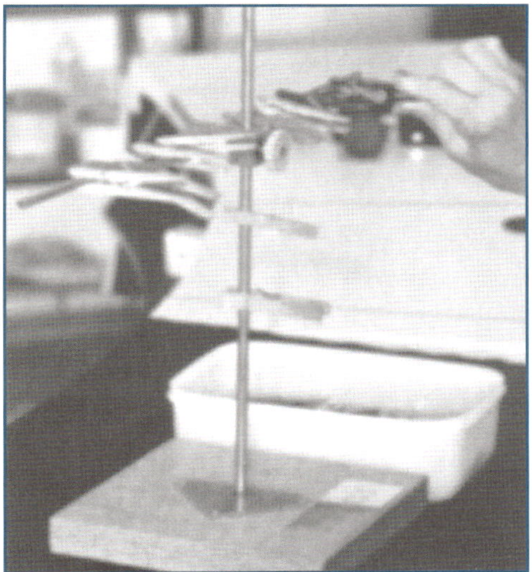

Figura 4.11 Exercícios com prendedores de roupa com suporte de altura regulável.

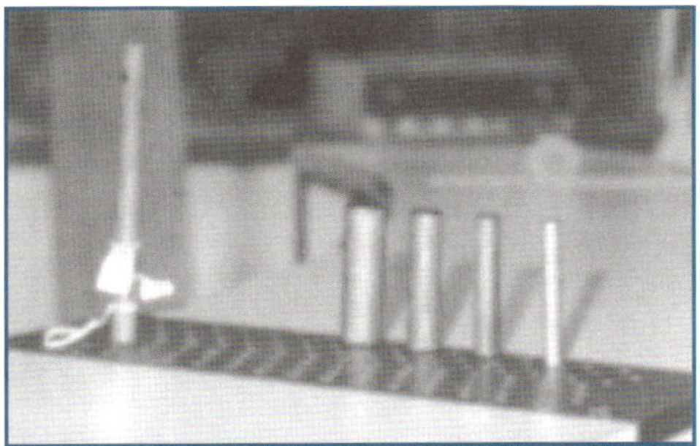

Figura 4.12 Jogo de encaixe.

Jogos de encaixe

Os jogos de encaixe (Figura 4.12) para a Terapia de Mãos foram construídos por nós. Como tabuleiro do jogo foi utilizada uma tábua de madeira (por exemplo, uma bandeja para café da manhã). As figuras de encaixe são buchas de madeira, ou peças redondas de madeira, de diversos diâmetros e comprimentos. Temos a possibilidade de dificultar um pouco os exercícios para o paciente, permitindo que ele coloque as buchas de madeira somente com a ajuda de prendedores de roupa. Um grau maior de dificuldade con-

Quadro 4.4

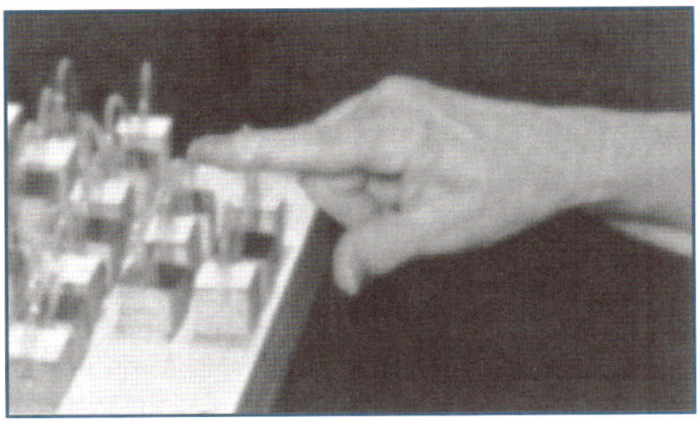

Materiais

- 1 placa quadrada de madeira (230 x 230 x 40mm).
- 1 fita adesiva.
- 8 pés para a superfície da placa de madeira.
- 32 cubos de madeira (20 x 20 x 20mm).
- Tinta (preta e branca).
- 32 mangueirinhas de plástico com 8-10cm cada.

Os lados da placa de madeira são trabalhados de maneira distinta. Um lado é revestido com velcro no padrão xadrez, e o outro no padrão "quem pular melhor". Nos cantos de ambos os lados são colocados pés, para que nenhum dos velcros seja amassado. Os cubos de madeira pintados também são revestidos com velcro na sua parte inferior. As mangueirinhas de plástico são fixadas lateralmente com um grampeador, funcionando como alças.

siste em passar o adesivo (velcro) nos jogos de encaixe, para aumentar a resistência e fortificar a musculatura dos dedos. Pela execução ilustrada de um jogo com velcro são fortificados os extensores dos dedos (vide quadro). Um outro benefício do exercício é o enrijecimento de cicatrizes após amputações.

Bolas de vários tamanhos e várias resistências

Bolas de pontos salientes ou tipo ouriço servem para o enrijecimento e o treino da sensibilidade. Através das bolas de ginástica, os pacientes podem ampliar a mobilidade da articulação de sua mão, ou usar suas mãos de forma mais espontânea. Nem sempre o choque, através de pressão para baixo, é capaz de enrijecer a cicatriz com exatidão; os choques com bolas "Pezzi" devem ser dosados. Por outro lado, o enrijecimento das mãos é estimulado. As bolas chinesas "Qui Gong" promovem a mobilidade da mão e relaxam a musculatura. Bolas de espuma no tamanho de uma bola de tênis podem ser utilizadas para um alongamento cuidadoso da primeira dobra entre os dedos.

Escovas

Escovas de todos os tipos e de diversas durezas (macia, média, dura) podem ser utilizadas para exercícios fisioterapêuticos. As possibilidades se estendem de uma escova de dentes, para o enrijecimento de cicatrizes, a um escovão, no caso de Distrofia Simpático reflexa (Quadro 4.5).

Latas cheias

Em latas com diferentes tipos de conteúdo, ou em baldes pequenos onde caiba folgadamente uma mão, são escondidos pequenos objetos. Como material de enchimento são usados, por exemplo, arroz, milho, feijão branco ou frutos de pinheiro. Sem contato visual, os pacientes tentam determinar o conteúdo das diferentes latas e, dessa maneira, treinam a sensibilidade.

Ordenhadeira

Também esse aparelho (Figura 4.13) pode ser construído de forma simples e por conta própria. O paciente deve transferir a água do recipiente superior para a bacia inferior. Apertado o úbere, abre-se uma válvula no balde. A maioria dos pacientes diverte-se com esse aparelho de exercício.

Quadro 4.5

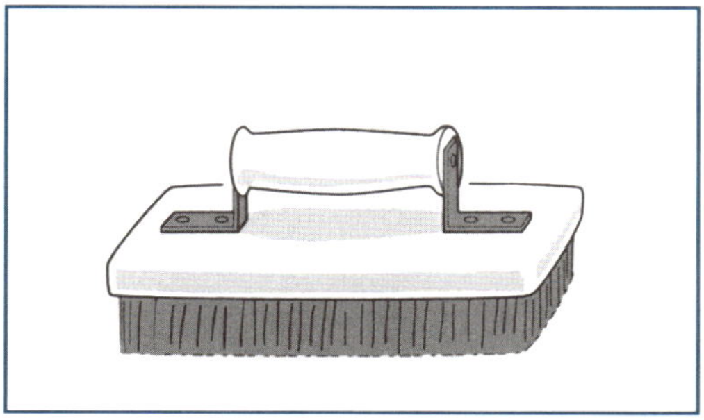

Materiais

- 1 escova doméstica.
- 1 cabo de madeira (diâmetro 4cm, com um comprimento mínimo de 10cm).
- 2 peças angulares (cotovelo) de metal.
- 6 parafusos para madeira.

A manopla é fixada na escova com as peças angulares (cotovelo).

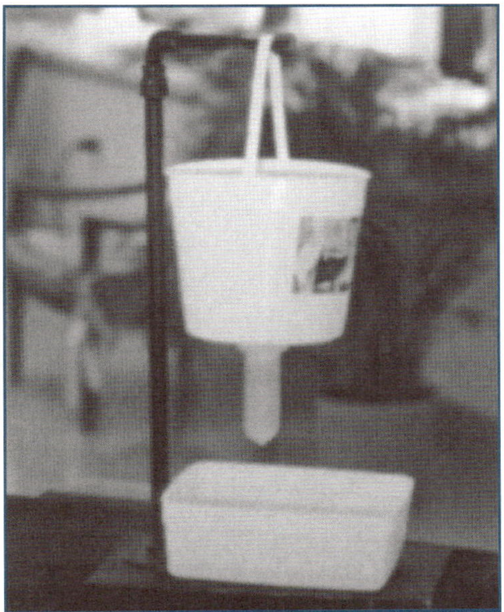

Figura 4.13 Ordenhadeira.

Meios auxiliares para escrita

A assinatura de muitos pacientes, após uma operação ou lesão da mão, torna-se tão ilegível que passa a não ser mais aceita. Principalmente no caso de pacientes mais idosos, isso é um problema, pois sua segurança para lidar com os caixas eletrônicos é perdida. Como conseqüência, acabam fazendo suas transações bancárias apenas no banco onde são conhecidos.

Recomendamos que nossos pacientes utilizem canetas mais grossas que o normal, peças de engrossamento antiderrapante ou peças auxiliares especiais. Para encontrar o meio auxiliar apropriado para o paciente, é feito um treino especial de escrita (Figura 4.14).

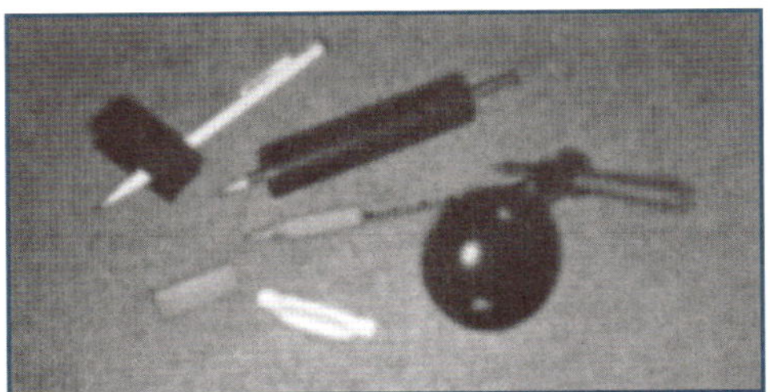

Figura 4.14 Meios auxiliares para escrita.

Meios auxiliares

Para alcançar as metas fisioterapêuticas na Terapia de Mão, são empregados inúmeros meios auxiliares. Os meios empregados com maior freqüência são apresentados a seguir:

- Bandagens de compressão: atadura "Roban", meia de dedos, luvas de compressão;
- Palmilhas de compressão;
- Talas: talas de exercício e talas "Quengel".

Bandagens de compressão

As meias de dedos

As meias de dedos, dedais ou mangas de dedos (Figura 4.15a), consistem de um material fino e elástico. Elas podem ser adquiridas nos tamanhos P, M, G e XG do tipo mangueira. Elas são cortadas no comprimento preciso para cada dedo do paciente. Por exercerem pressão exterior constante, são eficazes na redução de edemas.

Atadura de Roban ou Coban-Wrap

No caso dessa atadura, trata-se de bandagens elásticas auto-adesivas que podem ser adquiridas em diferentes larguras (2,5cm, 5cm e 10cm) e cores (Figura 4.15b). São aplicadas em espiral, sem distendê-las nos dedos ou na mão, do sentido distal ao proximal. Devido aos elásticos incorporados e

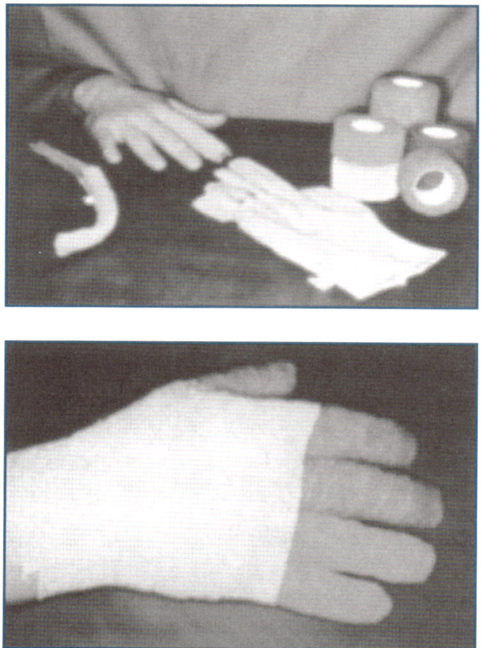

Figura 4.15 a-b Bandagens de compressão. **a)** meias de dedos, luva de compressão Roban; **b)** mão enfaixada com Roban.

à elasticidade resultante, a atadura se retrai posteriormente um pouco. Mesmo no caso de leves inchaços, a atadura *Roban* ou *Coban Wrap* já pode ser utilizada. O uso da atadura *Roban*, e a intensidade da compressão, devem ser agradáveis ao paciente.

Caso sejam enfaixados dedos adjacentes, eles ficarão colados uns aos outros. Esse problema pode ser facilmente resolvido, colocando-se um dedal de algodão em um dos dedos.

Os pacientes podem e devem executar todos os movimentos dos exercícios com a atadura *Roban*. Caso o paciente assuma uma postura de descanso, e não movimente mais os dedos na amplitude desejada, deve-se levar em consideração se os movimentos são mais importantes do que o efeito de redução de edema pela atadura.

Aviso: A atadura não deve ser molhada, para não se aumentar a compressão.

Luvas de compressão

Distingue-se entre luvas de compressão industriais e feitas sob medida. Luvas de compressão industriais são oferecidas nos tamanhos P, M, G e XG. Podem ser adquiridas com as pontas de dedo abertas ou fechadas. Para as luvas sob medida, são registradas as medidas desejadas, e anotadas em um formulário de pedido próprio para isso.

O prazo de entrega varia muito de fabricante para fabricante, mas fica entre uma e quatro semanas. Se o prazo de entrega for muito longo, em casos extremos (como no caso de crianças que nesse momento se encontram em fase acelerada de crescimento, por exemplo), a mão já poderá ter sofrido grandes alterações, a ponto da luva não servir mais.

Pacientes com graves lesões da mão recebem luvas de compressão sob medida (Figura 4.16). No caso de amputações parciais, pode ser determinado com precisão, por exemplo o comprimento de cada um dos dedos. Outra vantagem da luva de compressão sob medida é que as pontas dos dedos podem ser solicitadas opcionalmente abertas ou fechadas (a desvantagem das pontas de dedo fecha-

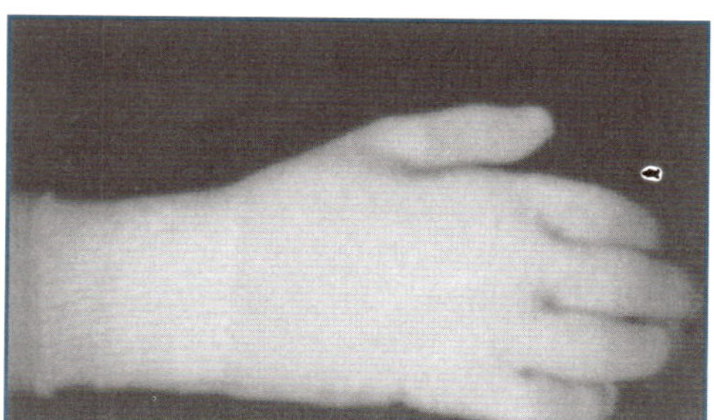

Figura 4.16 Luva de Compressão sob medida.

das é a perda de sensibilidade), ou pode ser incorporado um zíper para colocar-se ou retirar-se a luva com mais facilidade.

Aviso: O zíper pode gerar um ponto de pressão.

É adequado aos fabricantes receber, junto com o formulário de pedido, uma foto da mão lesada. Assim, os fabricantes tomam conhecimento das exigências que cada luva deve cumprir para a respectiva mão.

Pequenas correções podem ser feitas por conta própria ou com uma máquina de costura.

Aviso: As novas costuras não devem gerar pontos de pressão. A forma mais fácil é introduzir pinças novas sobre a parte dorsal da mão.

Após a lavagem das luvas de compressão, deve-se deixá-las secar ao ar livre. Para evitar uma interrupção da compressão, o paciente recebe duas luvas de compressão. Por razões financeiras, encomenda-se primeiramente apenas uma luva para ser aprovada, e o paciente verifica se e como consegue adaptar-se a ela. Somente depois disso é solicitada a segunda luva.

A duração de uso dessas bandagens de compressão é prolongada, e normalmente se estende durante meses. No caso de cicatrizes de queimaduras, podem ser necessários até dois anos.

Palmilhas de compressão

No mercado são oferecidos vários tipos de palmilhas de compressão, como palmilhas prontas (Elasto-Gel) ou massa de dois componentes (Putty Elastomer Part A + B), que é preparada em uma determinada proporção de mistura e modelada diretamente no ponto desejado no corpo do paciente (Figura 4.17). As palmilhas de compressão prontas são fixadas com uma bandagem elástica ou usadas diretamente sob uma luva de compressão.

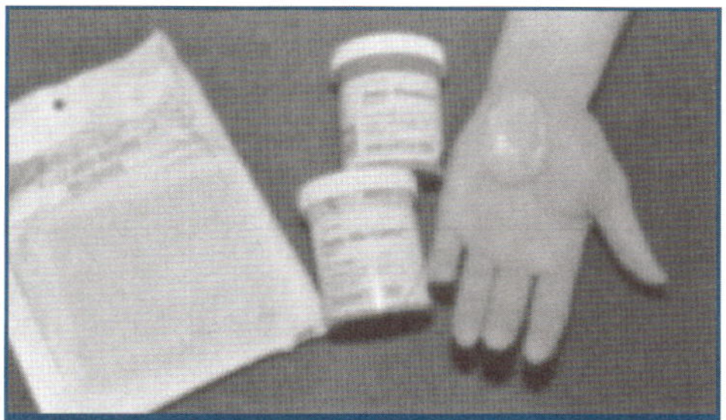

Figura 4.17 Palmilhas de compressão.

Elas são apropriadas para o enrijecimento de cicatrizes, por exemplo na situação após a Síndrome do Túnel do Carpo, ou para obter uma pressão constante e uniforme sob as bandagens de compressão em partes do corpo de acesso mais difícil, como as dobras entre os dedos. Protegem contra irritações de cicatrizes e da pele.

Conhecimentos básicos sobre talas

A disciplina Conhecimento de Talas ou Construção de Talas não faz parte da formação do fisioterapeuta, e nem todo terapeuta construirá talas no decorrer de sua vida profissional. Porém, se em nosso local de trabalho torna-se necessária a construção de talas, ou se existir a possibilidade de confeccionar talas, somos obrigados aprender a construí-las consultando livros especializados ou freqüentando cursos especiais de aperfeiçoamento. Algumas empresas fornecedoras de material para talas oferecem cursos a intervalos regulares, para que possamos receber todas as informações necessárias, como o efeito que as talas devem apresentar, as contra-indicações, as funções das talas, quando e por quanto tempo devem ser usadas, duração da fabricação e indicações de material.

Em todo caso, vontade, habilidade manual e criatividade fazem parte dos pré-requisitos que devem ser preenchidos na construção de talas. As talas por nós fabricadas não possuem a mesma aparência das feitas pelo mecânico ortopedista, porém cumprem sua função e correspondem às exigências estéticas do paciente. Além disso, é necessário dispor, sem dúvida, de conhecimentos diferenciados de Anatomia e Fisiologia de articulações, bem como Biomecânica. Também é necessário um conhecimento suficiente das alterações patológicas das articulações e da finalidade da provisão de talas. Esses conjuntos de dados devem ser compreendidos pelos pacientes, para que se convençam da necessidade de talas e as usem.

Dados Históricos

Muito antes da evolução da cirurgia de mão moderna já se utilizavam talas. Vistas pela perspectiva atual, elas parecem instrumentos de tortura (Figura 4.18), mas trata-se dos primórdios do tratamento por talas. Desde os anos 1940, o tratamento por talas sofreu uma enorme evolução, analogamente ao que se deu à cirurgia de mão – e conquistou um lugar fixo na Terapia da Mão.

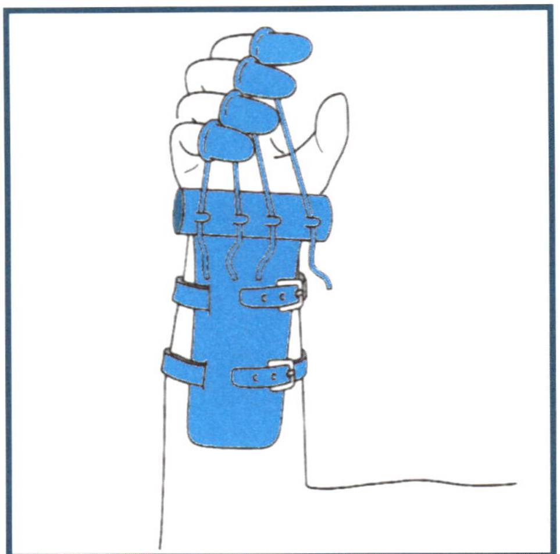

Figura 4.18 Tala de 1898 (conforme Bunell).

Indicações e objetivos

No caso de pacientes com lesões ou doenças reumáticas, ortopédicas, neurológicas e traumatológicas são utilizadas talas. Os objetivos do tratamento por talas são:

- corrigir posições axiais incorretas e possibilitar exercícios axiais apropriados;
- imobilizar articulações (após infecções, edemas de grandes proporções);
- reagir contra sobrecarga e contraturas (contraturas de articulações ou de cicatrizes);
- evitar distensões musculares no caso de paralisais; e
- estagnar processos de doenças (contratura de Dupuytren).

Construção de talas

É fundamental para a construção de uma tala possuir um molde de corte que ajuste a tala às necessidades do paciente. Vários procedimentos são possíveis:

- Com a ajuda de livros especializados sobre construção de talas, que descrevem passo a passo todas as medidas, copiar individualmente os cortes para cada mão de paciente e, por essa cópia, confeccionar as talas.
- Podemos encomendar, junto aos fornecedores de material para talas, moldes de corte prontos, nos tamanhos P, M, G, bem como XG, e trabalhar de acordo com esses moldes.

- Encomendar material de talas recortado de diferentes materiais.
- Projetar moldes de corte próprios e adaptá-los direta e individualmente ao paciente.

A última possibilidade exige uma certa prática e experiência na construção de talas, porém possui a vantagem de que o corte estará adaptado individualmente a cada paciente. O paciente coloca a mão sobre um papel macio (papel toalha descartável) e nós desenhamos o corte. Em seguida, recortamos e provamos o esboço em papel, fazendo eventuais modificações.

Caso o esboço esteja a nosso contento, é transferido para o respectivo material de talas; esse será aquecido, recortado e modelado ao paciente, peça por peça (em geral da parte proximal à parte distal).

Aviso: Não se deve apertar com a ponta dos dedos, de forma pontual demais, o material da tala, para que não surjam pontos de pressão.

Para a construção de talas necessitamos de várias ferramentas e vários materiais. Existem materiais sintéticos produzidos a altas temperaturas que são moldáveis de 140 a 150°C, e devido ao perigo de queimaduras, não podem ser moldados diretamente sobre a pele do paciente. Em parte é utilizado um molde de gesso. Este material é mais empregado por ergonomistas. Na Fisioterapia trabalhamos com materiais semiplásticos, ou produzidos a temperaturas baixas. Esses são moldáveis a 75°C e ajustados diretamente sobre a pele do paciente. Para tanto, necessitamos dos seguintes materiais e aparelhos:

- Bacia com água quente.
- Secador à ar quente com pequeno bico redondo. Serão alcançadas temperaturas entre 200 e 350°C (existe o risco de queimaduras ao alisar o material para talas com a mão).
- Tesouras com diferentes forças e tamanhos.
- Alicates (alicates de bico redondo e de pontas chatas).
- Fita métrica ou trena.
- Alicate perfurador de couro.
- Rebites e alicate para rebites.
- Fitas elásticas.
- Cola.
- Pequenos ganchos.
- Várias guarnições (jogo de componentes prontos ou rolos de arame adquiríveis em metros, Figura 4.19).
- Laços de dedo ou couro sintético para sua fabricação (outros materiais também podem ser apropriados).
- Fita auto-adesiva e não adesiva (tipo velcro) em várias larguras (2,5 e 5cm).
- Material variado para talas (*Polyform*, *Synergie*, *Ezeform*, vide abaixo).
- Vários materiais acolchoados (*Moleskin*, *Polycushion* etc.).
- Várias fitas para fazer fechos, entre outros (*Beta Pile* II, fita velcro etc.).

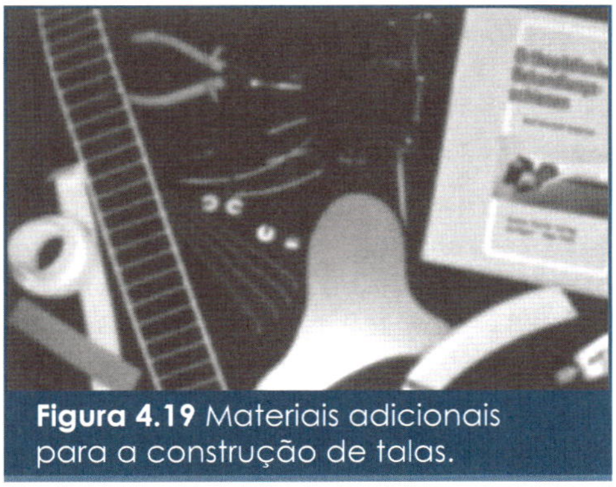

Figura 4.19 Materiais adicionais para a construção de talas.

Material para Talas

Existem vários materiais disponíveis que distinguem-se por sua composição sintética (Figura 4.20). O material a ser adotado depende da finalidade, experiência e preferência do terapeuta. Para a construção de talas podem ser utilizados, por exemplo:

- *Polyform, Aquaplast*, entre outros (Polycaprolactone à base de Polivinil).
- *Ezeform, Synergie*, entre outros (Polyisioprene à base de borracha com propriedades elásticas).

Os materiais plásticos mencionados não são tóxicos. A seguir, são descritas resumidamente as propriedades de dois materiais de talas que são utilizados com freqüência na construção de talas.

1. Polyform:

Polyform é um material termoplástico duro. É resistente à quebra e a choques, bem como auto-adesivo quando aquecido. No comércio, é oferecido em placas de dois tamanhos, 3 mm de espessura, em várias cores, perfurado e não perfurado.

Para o trabalho, pode ser inicialmente riscado em estado frio com uma faca, dobrado nos dois lados e em seguida quebrado sobre um canto. Pedaços pequenos podem ser quebrados com facilidade quando fixados em um torno. Para moldar a peça preparada diretamente sobre a pele do paciente, a mesma é aquecida. A temperatura ideal para o trabalho é de 70°C. Quando em estado quente, pode ser cortado com uma tesoura e fica bem moldável em todas as direções.

Polyform também é apropriado para formas difíceis, uma vez que pode ser adaptado de maneira excelente, por meio de movimentos leves e passantes, à forma desejada. Durante a adaptação podemos aproveitar bem a gravidade; isto é, o material se encaixa praticamente sozinho ao molde desejado.

Aviso: Modelar o material com pouca pressão, para não deixar as impressões digitais, que podem gerar pontos de pressão.

Após três minutos de tempo de resfriamento, o *Polyform* atinge 78% de sua firmeza; após 24 horas, 100%. Através de banhos de imersão em gelo, esse processo pode ser acelerado. O paciente imerge a tala adaptada no banho de gelo, ou são colocadas compressas de gelo sobre o material da tala. Para alisar os cantos, as bordas das talas são novamente imersas em água quente, por pouco tempo, ou cuidadosamente aquecidas com o secador à ar quente, e em seguida alisadas. Para efetuar modificações na tala, essa deve ser novamente aquecida. A limpeza da tala pode ser feita com água e sabão, ou com uma escova macia e pasta dental.

Como o *Polyform* é um material termoplástico, deve ser protegido contra calor. A tala, portanto, não pode ser colocada sobre um aparelho de

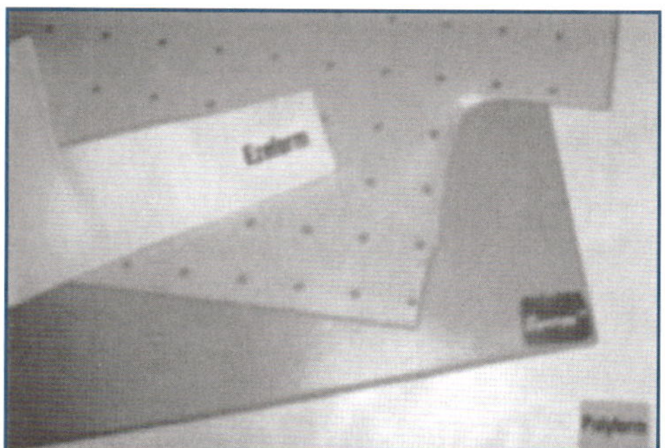

Figura 4.20 Material para Talas.

aquecimento ou esquecida no carro durante o verão.

2. Ezeform:

Ezeform é, sem dúvida, o material termoplástico mais estável encontrado no mercado. A melhor temperatura de trabalho é de 75ºC. Esse material exige um tipo de processamento intenso e praticamente não reage a pressões digitais ou outros efeitos de pressão. *Ezeform* é o material mais indicado para iniciantes na construção de talas.

Material de acolchoamento

Internamente, a tala é revestida com material de acolchoamento, para evitar pontos de pressão. Porém, nem sempre é necessário revestir a tala inteira. Às vezes é suficiente colar o material de acolchoamento somente nos pontos sujeitos ao risco de pressão. Controles regulares das talas, e eventuais readaptações, são estritamente necessários para evitar a ocorrência de pontos de pressão. Todos os pontos salientes são especialmente sensíveis a pressões:

- processo estilóide da ulna;
- primeiro metacarpo;
- lado dorsal das articulações Metacarpo-Falangianas (MCF);
- lado dorsal das articulações Interfalangianas Proximais (IFP);
- todas as bordas das talas.

A seguinte relação de materiais apropriados para acolchoamento é de 1987, elaborada pela *Schweizerische Arbeitsgruppe Hand* (Grupo Suíço de Trabalho de Mão), e atualizada em 1993 (Diday-Nolle 1997):

- *Airex*: espuma amarelada mole de PVC, auto-adesiva, de poros abertos e lavável.
- *Contour Foam*: espuma azul, auto-adesiva, de poros abertos e lavável.
- *Kurotex*: produto natural auto-adesivo, absorvente e não prejudicial à pele.
- *Moleskin*: material de acolchoamento auto-adesivo, tipo flanela.
- *Polipreno*: espuma branca auto-adesiva.
- *Polycushion*: espuma auto-adesiva, de poros fechados, pode ser aquecida quando fixa no material da tala.
- *Quickstick*: auto-adesivo, lavável e resistente à água.
- *Pêlo de carneiro*: pêlo natural ou sintético, especialmente apropriado para pacientes com artrite reumatóide ou tetraplégicos.
- *Velfoam* II: espuma de material plástico da cor de pele, revestida em ambos os lados com tecido de pelúcia, lavável, pode ser fixada e removida através de pequenos ganchos de velcro presos na tala.

Se o risco de pressão for baixo, basta que o paciente use uma atadura de gaze sob a tala. Ela absorve o suor e pode ser renovada regularmente sem grande esforço. Dessa forma, previne-se contra o aparecimento de odores.

Materiais de fecho

A relação de materiais de fecho também foi elaborada pela *Schweizerische Arbeitsgruppe Hand* (Grupo Suíço de Trabalho de Mão) em 1987, e atualizada em 1993 (Diday-Nolle 1997).

- *Fita de algodão ou couro*: fitas (com 3,8 ou 5 cm de largura) de material natural, nas quais são costurados pequenos ganchos de velcro e fita de pelúcia de velcro, proporcionando uma fixação sólida.

- *Beta-Pile II*: espuma de poliuretano (com 2,5 e 5 cm de largura), com os lados revestidos por um tecido de náilon marrom. Fitas de fixação de *Beta-Pile* podem ser unidas a uma fita de pequenos ganchos de velcro presa à tala.
- *D-Ring-Velcro-Straps*: fita de velcro (fita com pequenos ganchos e de pelúcia) com reverso auto-adesivo. A fita dispõem de um anel D (material plástico ou metal) adicional que serve como anel de laço.
- *Splint-Strap*: consiste em uma fita de pequenos ganchos, com 7,5cm de comprimento, cujo reverso é auto-adesivo, e de uma fita de pelúcia de comprimento variável. Essa fita de fixação está pronta para uso e, portanto, economiza tempo ao ser usada. A resistência desta fixação auto-adesiva é aumentada quando o reverso da fita, revestido com papel, é aquecido por um secador antes da colagem.
- *Velfoam* II: espuma da cor da pele, com os dois lados revestidos por tecido de pelúcia. Fitas de fixação desse material podem ser unidas a uma fita de ganchinhos de velcro presa à tala.

Na Fisioterapia utilizamos, com maior freqüência, os *D-Ring-Velcro-Straps* e as fitas de fixação *Beta-Pile II*.

As denominações das talas baseiam-se em:

- local da lesão, como tala Mediano-ulnar ou radial;
- inventor, como tala de Bunnell ou de Oppenheimer;
- lugar onde foi inventada, como tala de Heidelberg ou tala ulnar de Basel; ou
- nomes mitológicos.

Momento da prescrição

Talas podem ser prescritas antes ou depois da operação. Os pacientes podem receber talas durante sua permanência no hospital, ou após receberem alta. A decisão quanto à colocação de uma tala é tomada em conjunto pela equipe. Porém, cabe aos médicos receitá-la.

Duração do tratamento com talas

As talas devem ser usadas por algumas horas durante a noite, ou prolongadamente durante um determinado período. Porém, caso não haja contra-indicações, a tala deverá ser removida de vez em quando, para movimentar as articulações ativa ou passivamente, cuidando-se para que não ocorram contraturas das articulações. Algumas talas são aplicadas somente por pouco tempo (semanas), outras por um período bem longo (meses, e às vezes até por mais de um ano). Se todas as funções após a conclusão de um tratamento com talas são recuperadas, é uma questão ainda em aberto e, sem dúvida, depende também do diagnóstico do paciente.

Tipos de talas

Basicamente, distinguimos entre talas *estáticas* e *dinâmicas*. Outra possibilidade de classificação é segundo os objetivos que se têm em mente com as talas prescritas. Distingue-se entre:

- talas de readestramento ou talas "Quengel";
- talas de exercício;
- talas de colocação; e
- talas de correção.

Talas estáticas

Talas estáticas consistem em uma ou várias partes imóveis que paralisam uma ou várias seções de articulações. As talas estáticas, normalmente são talas dorsais. Talas palmares, porém, também são aceitáveis e possíveis.

Objetivos:

Talas estáticas são utilizadas principalmente para a imobilização de uma ou várias articulações. A elas associam-se os seguintes objetivos:

- apoiar o processo de cura;
- reagir contra sobrecarga;
- evitar ou reagir contra contraturas; e
- proteger a musculatura parética contra distensões.

Posição Intrinsic-Plus

Na tala existem várias posições articulatórias possíveis para a mão, de modo que há o mínimo possível de restrições de função e movimento. A posição indicada para as articulações após lesões recentes é a *Intrinsic-Plus* (figura 4.21), que também é denominada de posição lumbrical ou de *Edinburgh*. As articulações Metacarpofalangianas se encontram em posição de flexão a 70-90°, e as articulações interfalangianas proximais, bem como interfalangianas distais, em posição neutra.

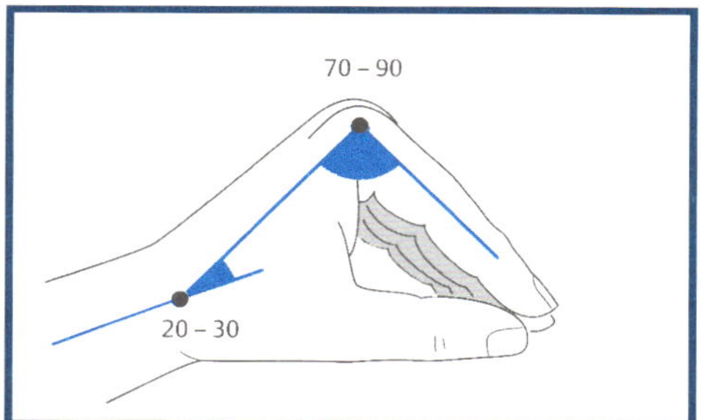

Figura 4.21 Posição *Intrinsic-Plus*.

Nessa posição angular das articulações, o risco de que os tendões colaterais (Figura 4.22a e b) encurtem é menor. Os ligamentos colaterais das articulações Metacarpofalangianas em posição de flexão estão tensos, e relaxam em posição de extensão. Com isso, permitem-nos um aperto de mão firme, uma vez que garantem uma situação de tensão e estabilidade articulares. A partir da posição de flexão, não é possível realizar um movimento lateral das articulações MCF, mas sim a partir da posição de extensão.

No caso dos ligamentos colaterais das articulações interfalangianas proximais e intefalangianas distais, ocorre justamente o contrário. Na posição de extensão, os mesmos estão tensos. Com o aumento gradativo da posição de flexão, a tensão dos ligamentos colaterais principais permanece, porém a tensão dos ligamentos colaterais acessoriais é reduzida. Portanto, no caso da flexão das articulações interfalangianas proximais e interfalangianas distais, existe o risco de os ligamentos encolherem.

Caso não seja possível escolher a posição *Intrinsic-Plus*, porque

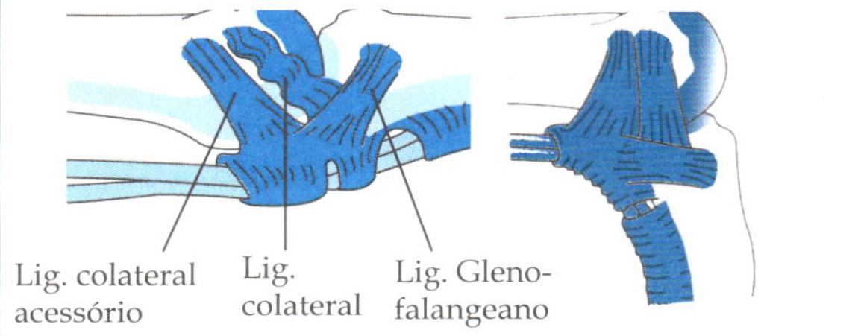

Figura 4.22 a-b Estado de tensão dos ligamentos colaterais das articulações MCF; **a)** em extensão relaxados; e **b)** em flexão tensos.

pode ocorrer má circulação na altura das articulações proximais, vemo-nos obrigados a construir as talas com posições de ângulo menor na área das articulações metacarpofalangianas (45-60º). Falta de irrigação sangüínea pode ocorrer, por exemplo, no caso de mãos poliartríticas (o risco de rupturas de tendões extensores aumenta) ou após queimaduras graves.

As mãos poliartríticas são colocadas preferencialmente em *posição funcional* (Figura 4.23).

Essa, por sua vez, evita a má irrigação sangüínea por cima das articulações básicas e, dessa forma, reduz consideravelmente o risco da ruptura de tendões de extensão, como ocorre na posição *Intrinsic-Plus*. A *posição funcional* é a mais apropriada para as funções diárias. A mesma ganha importância quando, no caso de artrodese, as posições das articulações devem ser determinadas.

As Figuras 4.24a-c apresentam exemplos de talas de colocação. Às vezes, os pacientes já possuem idéias exatas sobre a aparência de suas talas e qual deve ser a sua finalidade. Por exemplo, um paciente com esclerodermia veio ao meu consultório e me explicou que precisava de uma tala na qual as pontas dos dedos por um lado

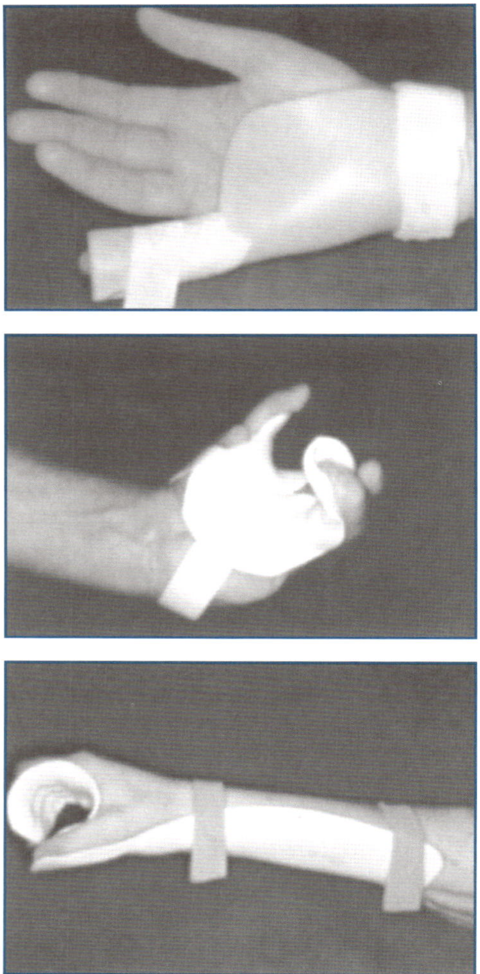

Figura 4.24 a-c Talas de apoio. **a)** extensão da primeira dobra entre os dedos e do dedo médio preservado no caso de ausência dos dedos anelar e mínimo; **b)** contratura de *Dupuytren*; e **c)** tala de repouso (noturna), por exemplo de queimaduras, a ser utilizada no caso de pacientes com Poliartrite crônica.

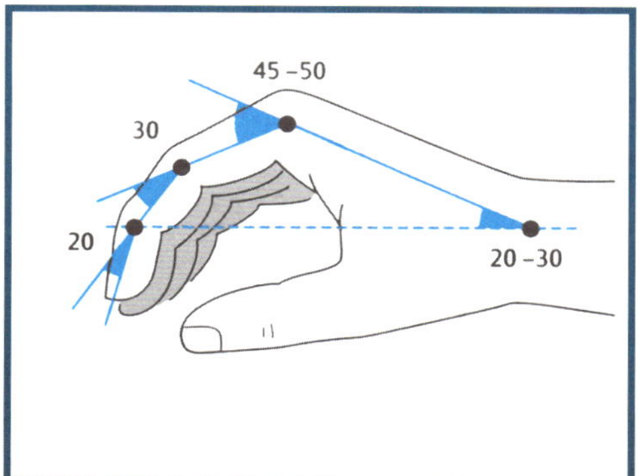

Figura 4.23 Posição funcional da mão.

pudessem ficar suspensas, e por outro lado ficassem protegidas, para que o cobertor da cama não pudesse exercer pressão. Caso contrário, não poderia dormir durante a noite, sentindo dores. Portanto, começamos a projetar e construir, em conjunto com o paciente,

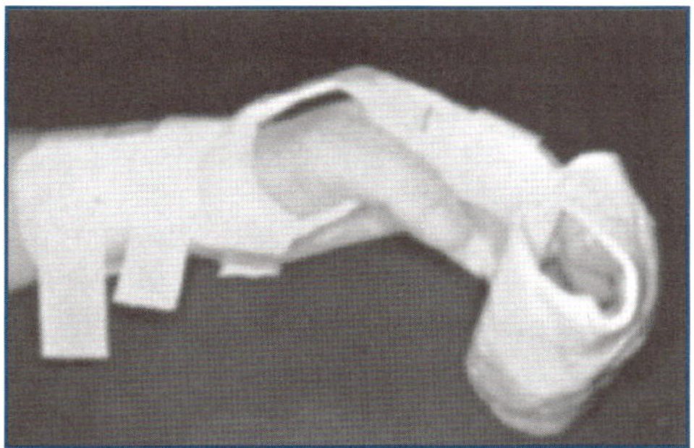

Figura 4.25 Tala de repouso para um paciente com esclerodermia.

uma tala que correspondesse às suas idéias (Figura 4.20).

Talas dinâmicas

Talas dinâmicas consistem de duas ou várias partes que estão ligadas entre si de forma móvel (Figura 4.26a e b). Talas estáticas podem agir como talas básicas. Os ergonomistas fabricam mais talas dinâmicas que nós fisioterapeutas. Por outro lado, utilizamos muitas vezes talas já prontas, por exemplo, talas (Quengel) de readestramento, ou talas de exercício acionadas por baterias.

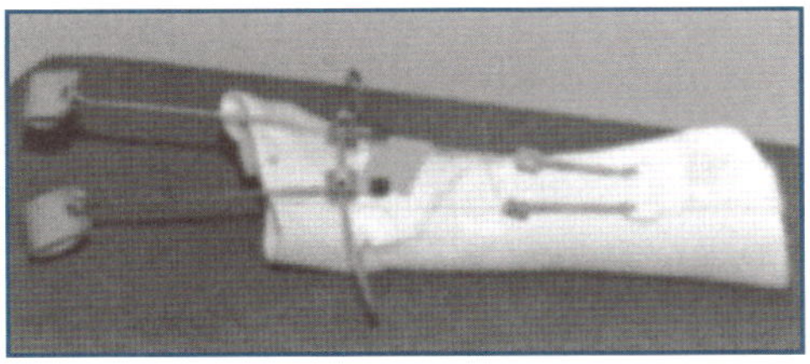

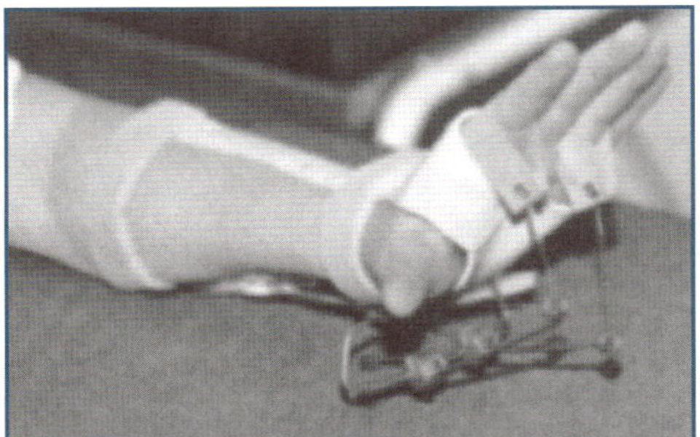

Figura 4.26 a e b: Talas dinâmicas.

Objetivos:

Talas dinâmicas são utilizadas para:

- mobilizar de forma passiva uma ou várias articulações;
- movimentar e fortalecer de forma passiva ou de apoio a musculatura parética ou enfraquecida;
- reagir contra contraturas, isto é, evitar retração ou encurtamento de tecidos; e
- evitar aderência ou soldadura de tendões por meio de deslizamentos controlados desses.

Em todos os casos de talas dinâmicas, é extremamente importante preservar o sentido correto da tração; caso contrário podem ocorrer desde dores e más posições de rotação, até a perda da capacidade de cerrar os punhos, e diminuição da força total da mão. Caso o sentido de tração nas articulações distais não esteja correto, pode ocorrer uma distensão dos ligamentos colaterais no lado contralateral.

A força de tração normalmente é determinada por elásticos que estão fixados a outros fios. A força depende do comprimento e espessura do elástico. Quanto mais comprido e mais fino for, mais facilmente poderá ser estendido e, portanto, menor será a força de tração.

Talas de readaptação

No grupo das talas de readaptação está, entre outras, a tala de Extensão *Joint Jack* (Figura 4.27). Ela pode ser adquirida em dois tamanhos, e utilizada tanto para a mão direita quanto para a esquerda. A duração de uso dependerá, entre outros fatores, do limite de tolerância dos pacientes, isto é, eles devem usar a tala o máximo possível durante o dia, em intervalos cada vez maiores de tem-

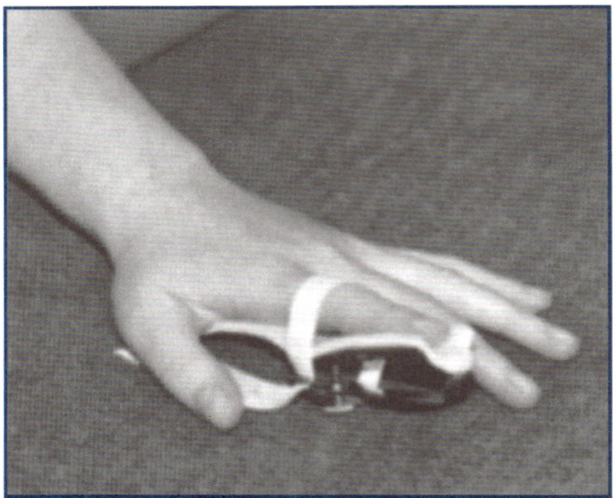

Figura 4.27 Tala de extensão *Joint Jack.*

po. O máximo é de até trinta minutos por intervalo.

Objetivo:

Eliminar déficits de extensão na articulação interfalangiana proximal dos dedos, por exemplo, após lesões de partes macias, ou na situação após contratura de Dupuytren.

A tala denominada *Reversed Knuckle Bender* (para a extensão e flexão), segundo Bunnell, também pertence às talas de readaptação. Talas desse tipo podem ser adquiridas em cinco tamanhos diferentes, e são utilizáveis para todos os dedos. A experiência já nos mostrou que a tala às vezes aperta a área das dobras entre os dedos, em especial quando os pacientes possuem dedos muito curtos, ou quando se trata do dedo mínimo. Alguns pacientes suportam isso, enquanto outros preferem que lhe sejam oferecidas outras possibilidades (por exemplo as talas "Quengel", de fabricação própria).

A duração de uso é de cinco a dez minutos por hora. A força de tração é aumentada pelo número de elásticos e pelo modo de fixação. Primeiramente, as fitas elásticas são colocadas em paralelo e, depois, cruzadas (Figura 4.28).

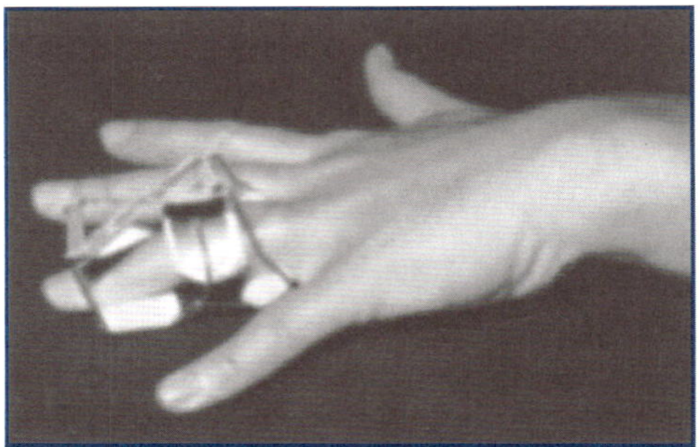

Figura 4.28 *Reversed Knuckle Bender.*

Objetivo:

Compensar déficits de extensão e flexão nas articulações IFP.

Laços de acompanhamento

Laços de acompanhamento também são denominados de talas ou laços em forma de oito, ou talas Ômega, ondas de *Bates* ou *Buddy Splint.*

Indicações:

- Fraqueza dos adutores;
- após implantes de *Silastik* (vide transplante de tendões página 140);
- após tenólises ou artrólises (se, por exemplo, ocorrer uma dor gerada pelo movimento no início do mesmo);
- sempre que um ou mais dedos não puderem acompanhar o movimento em conjunto;
- para atuar contra uma acentuada formação de cicatriz após operações.

Objetivos:

- Permitir a interação passiva do dedo (ou dos dedos) no movimento;
- evitar posturas de relaxamento (por exemplo, dedo indicador estendido ou mínimo abduzido) dos dedos para preservar seu alinhamento.

Fabricamos essas talas de fitas *Beta-Pile II* ou fitas de fecho de velcro, mas raramente de material termoplástico. Os laços de acompanhamento não podem impedir a mobilidade das articulações. Devem, portanto, ajustarem-se a elas.

Caso os pacientes necessitem permanentemente de uma tala deste tipo, por exemplo nos reumáticos com fraqueza dos adutores, podem por razões estéticas mandar um ourives unir dois anéis (Figura 4.29a e b). No entanto, o paciente deve assumir todos os custos decorrentes.

As talas de exercício pertencem ao grupo de talas dinâmicas, também denominadas de Continue Passive Motion (CPM) (Figura 4.30). Tratam-se de talas de exercício que realizam um movimento passivo contínuo. Esses aparelhos consistem em uma tala na qual está fixado um motor, e de peças móveis que são fixadas em sentido distal nas articulações a serem movimentadas. A velocidade e a extensão dos movimentos são ajustadas para cada paciente, observando-se os eixos das articulações. Através do movimento passivo contínuo, obtemos um efeito positivo sobre a formação de lesões e cicatrizes, uma vez que, pela tração, surge um estímulo à conversão do tecido conjuntivo. A duração do uso deve ser discutida com o médico.

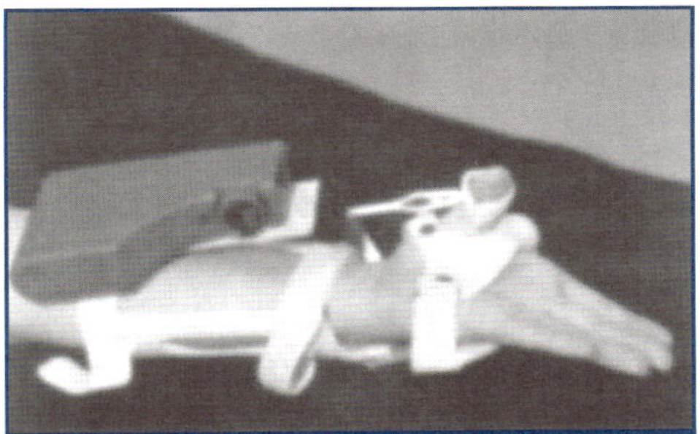

Figura 4.30 Exemplo de uma tala CPM.

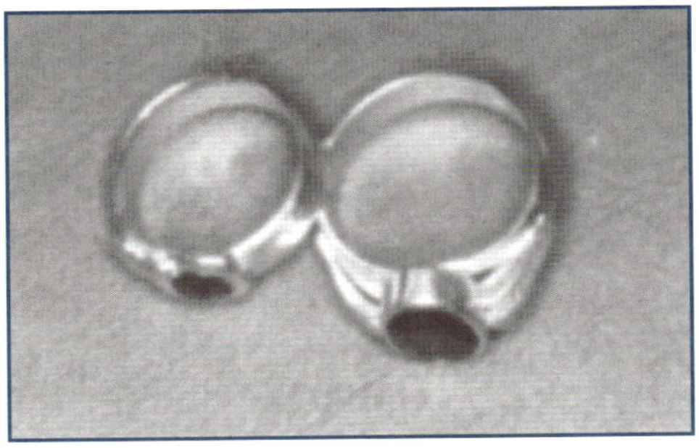

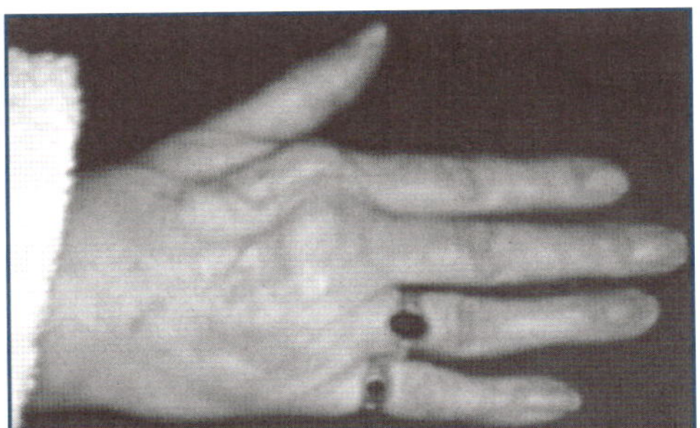

Figura 4.29 a e b Tala de acompanhamento feita por um ourives para o caso de fraqueza do adutor do dedo mínimo.

Objetivos

- Manter a mobilidade pós-cirúrgica;
- Evitar aderências e contrações intra e extra-articulares;
- Assistir a cicatrização e regeneração da cartilagem da articulação.

Áreas de aplicação

- Tenólises;
- Artrólises;
- Lesões por esmagamento;
- Fraturas estáveis;
- Ectomias de cápsula;
- Após próteses de *Swanson*.

Aplicações

A Fisioterapia, no caso da Terapia de Mãos poderá ser auxiliada de maneira complementar pelas seguintes aplicações:

- Banho de parafina.
- Fluidoterapia.
- Banhos de mão com ingredientes adicionais, compressas.
- Aplicações de frio.
- Aplicações de calor.
- Terapia de Ultra-som.
- Drenagem Linfática manual.
- Luva de pressão pneumática.

Banho de parafina

A parafina líquida fica em um recipiente apropriado, a uma temperatura de aproximadamente 50°C. Toda noite a parafina é esterilizada por aquecimento e, conforme a freqüência de uso, renovada a cada três ou quatro semanas.

O banho de parafina somente poderá ser aplicado quando não houver inflamações ou feridas abertas, e após a remoção dos pontos. Antes da remoção dos pontos, o lado contralateral, poderá ser tratado alternativamente. A parafina é retirada com a mão saudável e modelada pela mão operada, com oclusão da lesão.

O paciente lava as mãos antes da utilização da bacia de parafina (de preferência com água fria), enxugando-as muito bem. Em seguida, imerge rapidamente a mão lesionada no banho de parafina e repete o movimento apenas quando a parafina, após curto tempo de resfriamento, cobrir sua mão como uma segunda pele esbranquiçada. Os pacientes devem repetir o procedimento de três a quatro vezes. A boa formação das camadas de parafina depende da temperatura da mão do paciente. Quanto menor a temperatura, melhor será a formação das camadas (figura 4.31a-c).

A parafina trata a pele, torna-a macia, promove a irrigação sangüínea da pele, relaxa o tecido, e deixa o tecido cicatrizante mais relaxado e elástico. Existem dois modos de usar o banho de parafina:

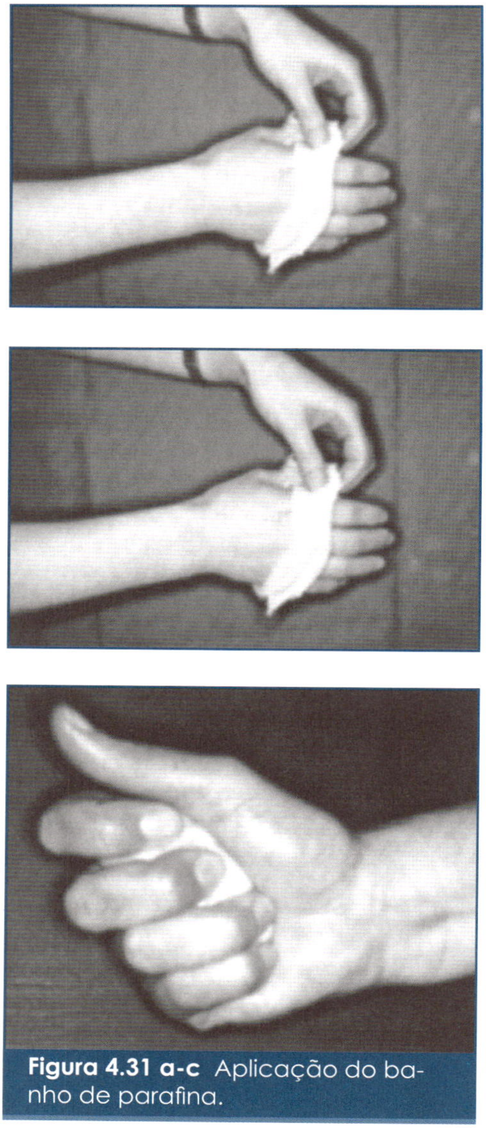

Figura 4.31 a-c Aplicação do banho de parafina.

1. A parafina é removida pela mão e modelada na mão lesada. O movimento de amassar melhora a mobilidade dos dedos. É utilizado freqüentemente na preparação para a Terapia de Mãos.
2. A mão com a camada de parafina será envolta por um saquinho de plástico, muito bem fechado no

pulso, para que o calor da parafina faça efeito.

Fluidoterapia

É a provisão de calor suave e seco para a mão ou o braço a ser tratado. Nesse caso, pequenas partículas de celulose giram em turbilhão em torno da mão (Figura 4.32).

A Fluidoterapia tem como efeito o relaxamento do músculo e um alongamento do tecido. Ela é aplicada após amputações, e no caso de parestesias periféricas.

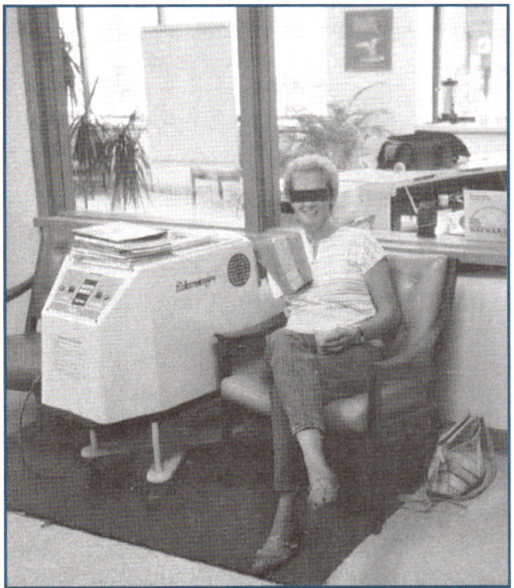

Figura 4.32 Fluidoterapia.

Banhos de mão e compressas

Banhos de mão e compressas podem ter várias temperaturas (gelado, frio, neutro, morno ou quente). Em todos os casos, a sensação deve ser sempre agradável ao paciente; caso contrário ele desenvolve antipatia pelo procedimento, e não obtemos sucesso com nossas aplicações – ocorre o oposto. Para os banhos de mão e compressas, podem ser utilizados os seguintes ingredientes adicionais:

Braunol

Possui efeito desinfetante.

Arnica

Os agentes químicos da arnica foram pesquisados apenas parcialmente. Ela tem participação em diferenciados efeitos de cura. Contém, entre outros, óleos etéreos que possuem efeito bloqueador de inflamação, efeito fomentador de cicatrização e desinfetante. A arnica é apropriada tanto para banhos de mão como para compressas. No caso de pacientes com Distrofia Simpático Reflexa (DSR), a arnica é combinada com acetato de alumínio (vide abaixo) para banho de mão. Para uma compressa em casos de inchaço, ou após lesões esportivas, é misturada ricota fresca a um pouco de tintura de arnica.

Acetato de alumínio

Tem efeito refrescante; também é aplicável em compressas após contusões e luxações.

Casca de carvalho

Contém uma grande quantidade de taninos. Eles possuem efeito antiinflamatório, retraem as bordas de feridas e, dessa forma, privam as bactérias de nutrientes. Sua adição promove o enrijecimento de cicatrizes de amputações.

Camomila

É aplicada em muitos casos de doenças devido ao seu efeito antiinflamatório e antiespasmódico.

Aplicações de frio

As aplicações de frio relacionadas a seguir devem ser vistas como preparação e apoio às terapias de movimentação posteriores.

Trata-se de aplicações locais que provocam perda térmica localmente limitada.

Efeito fisiológico do gelo

- Promove a circulação;
- É antiinflamatório;
- Reduz edemas;
- Reduz as dores;
- Diminui a tensão do tecido;
- Reduz o tônus muscular;
- Melhora a capacidade de deslocamento do tecido conjuntivo.

Contra-indicações

- Alterações na sensibilidade;
- Alterações tróficas;
- Alterações na irrigação sangüínea (síndrome de Raynaud);
- Após reimplantes;
- No caso de pacientes que rejeitem aplicações de gelo. Aplicações de frio devem ser sempre agradáveis aos pacientes.

Formas de aplicação

Aplicações de frio podem ser feitas em forma de:

- Saquinhos com gelo;
- Picolés;
- *Col-pacs* ou pacotes de gelo;
- Compressas geladas (como toalhas úmidas);
- Banhos frios;
- Banhos de imersão gelados.

Aviso: nunca aplicar pacotes de gelo sobre a pele desprotegida, colocar sempre uma pequena toalha felpuda ou de papel sob os mesmos. Caso contrário, pode ocorrer congelamento, e conseqüente lesão grave da pele.

O chamado "picolé" é feito pela introdução de uma espátula de madeira em um caneco cheio d'água que é levado ao congelador. Bem apropriadas também são as bandejas de porções de gelo oferecidas por vários fabricantes de utensílios domésticos. O picolé é indicado somente para aplicações em áreas menores, bem definidas. Uma vez que derrete durante a aplicação, recomenda-se colocar por baixo do "picolé" uma toalha ou um protetor impermeável.

Saquinhos plásticos cheios de gelo se prestam muito bem à modelagem sobre a superfície. Os *Col-pacs* preenchidos com gel podem ser adquiridos no mercado em tamanhos variáveis. Pacientes que gostem de fazer refrigeração em casa podem adquirir esses *Col-pacs* em farmácias ou, como variante mais econômica, encher saquinhos de plástico, ou de pano, com farinha e congelá-los. Esse processo apresenta a vantagem de que o saquinho preenchido com farinha pode ser utilizado repetidamente, ao contrário da bolsa de gelo. Para proteção da pele, colocar algo entre ela e a bolsa de gelo.

Dica para os pacientes: a mistura de água e sal num saquinho plástico resulta em um tipo de gel quando congelada. É indicada para resfriamento.

Duração

Em geral, o início de hiperemia é o fator temporal limitador para a duração da aplicação. Porém, um valor indicativo a ser precisamente observado é o bem-estar do paciente. Por quanto tempo a aplicação de gelo lhe é agradável? Na aplicação de *Col-pacs* não deve ser ultrapassado o intervalo de cinco a vinte minutos, no máximo.

No caso de banhos de imersão gelados, o paciente imerge a mão por curto tempo, em um recipiente cheio de gelo e água entre 5 e 20 segundos, o procedimento é repetido várias vezes.

As aplicações com as toalhas congeladas são repetidas várias vezes, isto é, as toalhas são substituídas a cada aplicação de duração de aproximadamente um minuto.

Aplicações de banhos frios ou neutros também se orientam pela sensibilidade subjetiva do paciente. O tempo de aplicação, porém, não deverá ultrapassar dez minutos.

Aplicações de calor

As aplicações de calor têm exatamente a mesma validade que as de gelo, como preparação e apoio às terapias de mobilidade posteriores. Principalmente no outono e inverno, os pacientes consideram as aplicações de calor bem agradáveis, uma vez que mãos lesadas são muito sensíveis ao frio. Alguns pacientes nos visitam no hospital somente para amassar parafina, e assim esquentar a mão, por exemplo, após uma caminhada ou um passeio pela cidade.

Modo de agir

- Promove a circulação sangüínea;
- Diminui as dores;
- Melhora a elasticidade de fibras de colágeno;
- Elimina a rigidez das articulações;
- Acelera a velocidade da condução nervosa.

Os efeitos obtidos variam conforme a temperatura e o tempo de ação das medidas tomadas para a adição de calor. Com relação ao modo de ação, os seguintes aspectos são importantes:

Calor neutro: trata-se de uma temperatura de bem-estar subjetivo. Nesse contexto, a temperatura do ambiente onde o paciente se encontra é decisiva. Na presença do calor neutro, isto é, o paciente se sente bem, não sente frio ou não transpira, então a musculatura está relaxada e as dores ficam reduzidas.

Com temperaturas entre 40 e 50°C obtém-se um *efeito profundo* de calor. Esse efeito é desejado, por exemplo, quando articulações contraturadas devem ser mobilizadas.

Para amenizar as dores, um *efeito superficial* de calor a uma temperatura de até 40°C, é suficiente.

O estímulo *rápido* de calor melhora a irrigação sangüínea local da pele, enquanto um estímulo *prolongado* de calor promove tanto a irrigação sangüínea da pele como também da musculatura. Um efeito notoriamente excelente é obtido com uma aplicação de calor úmido, por exemplo, em forma de compressas ou banhos.

Formas de Aplicações

- Compressa quente;
- Banho de parafina;
- Fango;
- Pacotes de flores secas;
- Banhos quentes;
- *Whirlpool* (banheira de hidromassagem);
- Fluidoterapia;
- Terapia de Ultra-som.

Compressa quente

Três toalhas são firmemente enroladas até formarem um funil. Nesse funil é despejado um litro de água fervendo. Com isso são apalpados cuidadosamente os locais do paciente a serem tratados. O calor úmido se preserva por muito tempo, uma vez que durante a apalpação o funil de toalhas é desenrolado devagar, de fora para dentro. No final da aplicação, a última toalha pode ser colocada sobre o paciente para se obter um efeito mais prolongado de calor.

Fango

O termo "Fango" vem do italiano e significa "lama", "sujeira". O Fango consiste em minerais vulcânicos, bem como de parafina, e é aquecido a aproximadamente 50° C no Forno de Fango. As placas de Fango, a uma temperatura aproximada de 43° C, são colocadas sobre os locais a serem tratados. Os pacientes, bem "embrulhados", deixam o calor agir durante vinte minutos. As placas de Fango utilizadas retornam ao forno, sendo aquecidas e desinfetadas.

Pacotes de flores secas

Essa forma de aplicação de calor freqüentemente é utilizada no caso de pacientes com poliartrose crônica. Para isso, os saquinhos com as flores secas são vaporizados com calor úmido a aproximadamente 100°C, atingindo, portanto, cerca de 45° a 47°C. Antes de aplicá-los, deve-se envolvê-los em pequenos saquinhos de pano. Os saquinhos de flores secas permanecem aproximadamente 20 minutos sobre o local do corpo a ser tratado.

Whirlpool (banho de hidromassagem)

É uma medida que promove a circulação e a cicatrização de lesões. Portanto, não pode ser aplicada em pacientes com feridas abertas, ou quando os pontos ainda não tenham sido removidos. (Observar condições de higiene.) A temperatura da água deverá ser de 38 a 40°C, e existe a possibilidade de utilizar ingredientes adicionais.

Terapia de Ultra-som

No caso da Terapia de Ultra-som, aproveita-se a aplicação das oscilações mecânicas na faixa de freqüência ultra-sônica. A energia acústica é transformada em calor. Nesse caso, ocorre um aquecimento do tecido a uma profundidade de 3cm ou mais, sem, porém, expor as camadas de tecido sobrepostas a uma provisão exagerada de calor; uma vez que no tecido adiposo há relativamente pouca energia transformada em calor, mas na musculatura, em compensação, há muito mais. Essa terapia promove a cicatrização de lesões, atua de forma analgésica e melhora, entre outros, a velocidade de condução nervosa.

Aviso: aplicações de frio e de calor deverão sempre ser agradáveis ao paciente e prescritas individualmente. Não se recomenda a opção pelo gelo como forma de tratamento para todo caso de inflamação. Se o paciente, por exemplo, considera-o desagradável, pode-se empregar, em vez disso, "calor ameno". Obtivemos bons resultados nesses casos.

Dica para os pacientes: Colher castanhas no outono e aquecer no forno. Ao brincar com as castanhas quentes, as mãos se esquentam de forma agradável. O ato de pegar as castanhas uma a uma melhora a mobilidade dos dedos (os pacientes podem executar essa tarefa com facilidade e sozinhos, em casa). Outra possibilidade são saquinhos de confecção própria ou comprados preenchidos com caroços de cereja ou grãos de centeio que, ao serem aquecidos, irradiam um calor agradável.

Drenagem linfática manual

Premissa para a execução da Drenagem Linfática Manual é uma qualificação adicional.

A Drenagem Linfática Manual é uma técnica especial de massagem, por meio da qual se acelera e se promove a remoção do líquido dos tecidos e da linfa, através de leve deformação manual do tecido na superfície corporal. Na Terapia para as mãos são estimulados os gânglios proximais ou os nódulos linfáticos existentes nessa área. Pelo efeito de ressaca daí decorrente efetua-se a remoção do líquido linfático distal.

Luva de pressão pneumática

Com o auxílio de luvas de pressão pneumática (Figura 4.33), tenta-se eliminar o estancamento linfático com pressão cuidadosa e repetida, da porção distal à proximal. Durante o tratamento, através de ondas de pressão intermitentes provocadas pela luva de pressão pneumática, a mão e o braço são colocados em uma luva que consite de três câmaras. Para que possamos aproveitar adicionalmente o efeito da gravidade, o paciente é colocado numa posição em que a mão esteja acima do cotovelo e este, por sua vez, acima do ombro.

A Drenagem Linfática Manual não pode ser substituída por essa medida, apenas auxiliada. Ela apresenta a desvantagem de não liberar os gânglios principais existentes na região do pescoço. Ao trabalhar com a luva de pressão pneumática, os gânglios linfáticos na região do pescoço devem ser tratados antes manualmente; caso contrário, o edema é apenas deslocado.

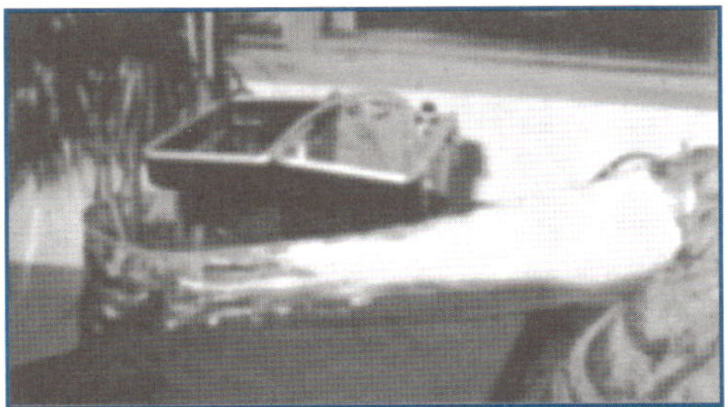

Figura 4.33 Luva de pressão pneumática.

5 Anatomia da Mão

Holger Bade

A anatomia da mão é discutida em separado no presente capítulo, com base na sistemática de seus componentes morfológicos, para as regiões do antebraço distal, da raiz da mão (carpo), da parte média da mão e dos dedos. Desse modo, pode-se ter uma melhor compreensão dos aspectos terapêuticos e patológicos na prática clínica. Além disso, as estruturas podem ser observadas e descritas quanto à sua morfologia normal e patológica, em relação à topografia.

A apresentação das regiões individuais da mão abrange seus elementos esqueléticos, as estruturas de cartilagem e tendões das articulações, associadas às regiões e aos componentes supra-regionais do aparelho móvel ativo, às características da irrigação sangüínea e da inervação; e finalmente descreve a pele e seus derivados dentro do quadro da anatomia superficial, que possibilita melhor orientação da mão humana.

Antebraço Porção Distal

Os dois ossos do antebraço, o Rádio e a Ulna, formam, entre as suas extremidades adjacentes à raiz da mão, a epífise do rádio e a cabeça da Ulna, a *articulação radioulnar distal*. A morfologia da cabeça da articulação, da circunferência articular ulnar e do acetábulo, incisura ulnar do rádio, apresenta comparativamente uma configuração que espelha a articulação Radio-ulnar proximal, tendo o Rádio e a Ulna, em suas extremidades distais, um apêndice tipo estilete, o processo estilóide. Na articulação radio-ulnar distal a incisura ulnar do Rádio se movimenta ao redor da circunferência articular da Ulna e permite, dessa forma, o *movimento rotatório* da mão, em interação com a articulação radio-ulnar proximal. Em *supinação*, o Rádio e a Ulna estão paralelos e possuem a maior distância; em *pronação*, o Rádio cruza a Ulna e se aproxima dela (Figura 5.2). Entre a borda ulnar da extremidade diatal do Rádio e a raiz do processo estilóde da Ulna, estende-se um disco triangular de cartilagem fibrosa, um disco articular (disco ulnocarpal), protegido por uma via de reforço radio-ulnar dorsal e palmar. Esse disco simultaneamente

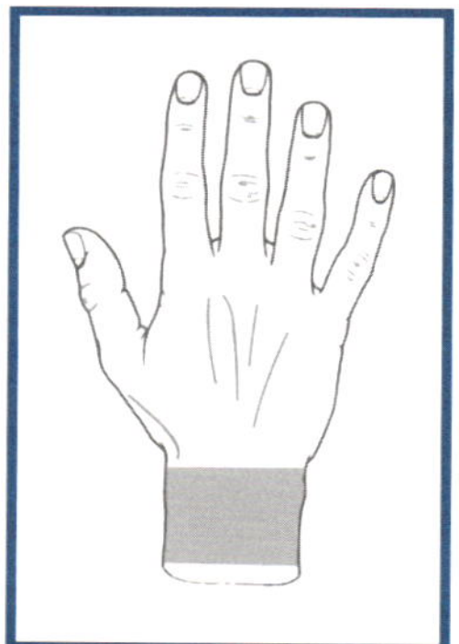

Figura 5.1

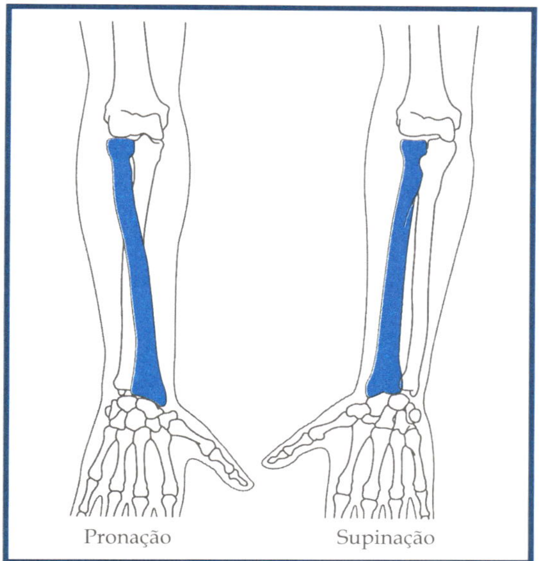

Figura 5.2 Movimentos rotatórios da mão nas articulações radio-ulnar.

forma a delimitação distal da cápsula articular relativamente frouxa da articulação radio-ulnar distal, e preenche o espaço entre a cabeça da ulna e a raiz ulnar da mão. O disco de cartilagem fibrosa permite um contato carpal da ulna e, no caso de pessoas idosas, freqüentemente apresenta perfurações (Figura 5.3).

Os dois ossos do antebraço são ligados de forma proximal por uma membrana de tecido conjuntivo, a Membrana Interóssea do Antebraço, cujas fibras correm principalmente de radial-proximal para ulnar-distal. Essa membrana de osso intermediário representa um campo original ampliado para a musculatura de extensão e flexão dos dedos no antebraço, e, dependendo do movimento, estabiliza o rádio em relação à ulna (Figura 5.4).

Clínica: é de interesse clínico, em especial, a epífise do rádio, cujas fraturas (fratura local típica) apresentam as lesões esqueléticas mais freqüentes do ser humano. Não é raro que as fraturas distais do rádio sejam acompanhadas por deslocamentos ou luxações do elemento radial da fratura na articulação radio-ulnar, com problemas conseqüentes de artrose e perda de movimento, em caso de supinação e pronação do antebraço.

No antebraço distal, a *musculatura* consite em um grupo flexor ventral e um grupo extensor dorsal ao longo do rádio e da ulna, bem como da Membrana Interóssea do Antebraço, situada entre os dois, devendo ser delimitado ainda pelos extensores através de septos conjuntivos, um grupo de músculos radiais – os *extensores radiais*. Tanto os tendões flexores como os tendões extensores estão, nesse caso, em uma camada profunda e em uma superficial, ao entrarem nas bainhas dos tendões carpais e bainha sinovial do tendão.

No lado dorsal do antebraço distal, o tendão do M. extensor ulnar do carpo está mais afastado em sentido ulnar. Em sentido radial seguem os tendões M. extensor do dedo mínimo e M. extensor dos dedos, bem como M. extensor longo do polegar. Esses últi-

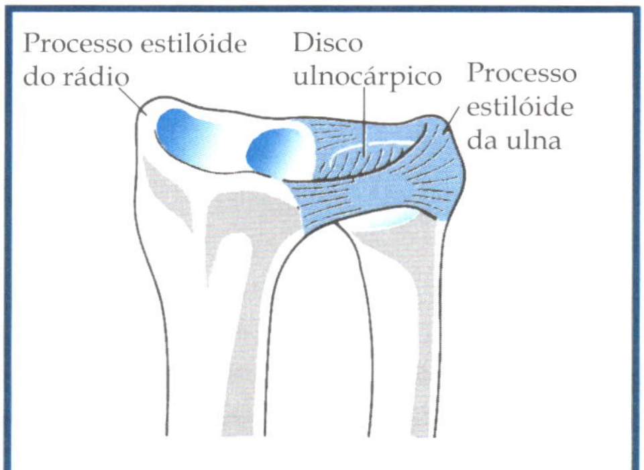

Figura 5.3 Articulação proximal da mão com ligamentos de reforço radio-ulnar.

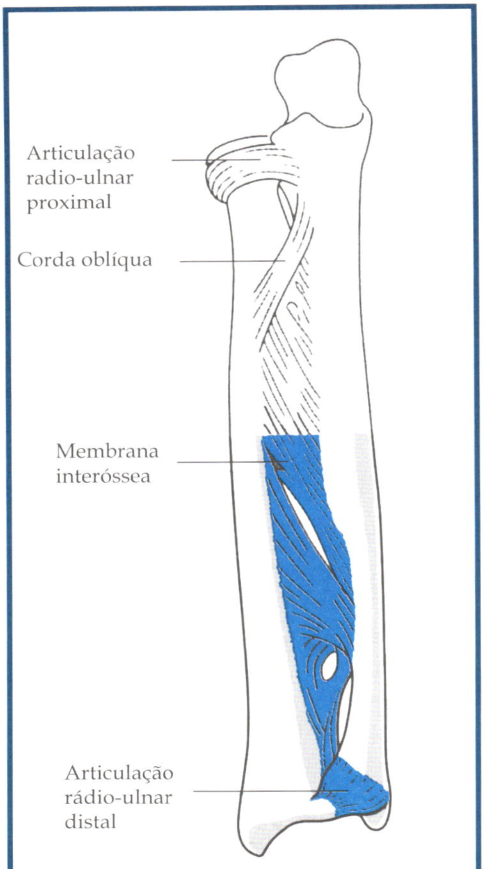

Figura 5.4 Esqueleto do antebraço com Membrana Interóssea do Antebraço, visão pelo lado ventral.

mos geralmente cobrem, em camada mais profunda, o extensor do indicador. Os tendões dos extensores radiais correm radiais ao tubérculo dorsal do rádio, M. extensor radial curto do carpo e M. extensor radial longo do carpo. Já no lado externo do rádio distal, o tendão do M. braquioradial é sobreposto pelos tendões do M. extensor curto do polegar e M. abdutor longo do polegar.

O *M. pronador quadrado*, estendido entre o rádio e a ulna, encontra-se bem junto à face ventral dos ossos do antebraço distal. Esse músculo é atravessado pelos tendões do M. flexor longo do polegar e do M. flexor profundo dos dedos. Na camada superficial do extensor correm os tendões do M. flexor radial do carpo e M. flexor superficial dos dedos embaixo do tendão, bem visível do M. palmar longo e do tendão do M. flexor ulnar do carpo.

As *vias nervosas e os vasos* do *antebraço distal* podem ser atribuídas a camadas diferenciadas devido à sua inclusão nas camadas do antebraço. Na região dorsal da articulação radioulnar distal forma-se uma rede arterial abaixo do retináculo extensor - rede dorsal do carpo –, que é alimentada principalmente a partir da A. radial em sentido de retrocesso e de ramificações superficiais da A. interóssea posterior. Atribuídas a esta rede de alimentação arterial correm as ramificações terminais do N. interósseo posterior. Na fáscia do antebraço as veias dorsais da mão em sentido radial unem-se à V. cefálica e, em sentido ulnar, à V. basilar, que muitas vezes é acompanhada por uma veia de igual espessura. Acompanhado no lado radial pelo ramo superficial do N. radial, o N. cutâneo posterior do antebraço abastece a pele dorsal da passagem radiocarpal, junto com um ramo dorsal que retorna à região proximal da mão, e aos ramos dorsais do N. ulnar.

O lado do antebraço distal voltado para a palma da mão mostra, através da continuação proximal do túnel do carpo e de suas camadas de tecido conjuntivo, uma camada dupla da alimentação arterial. As duas grandes artérias do antebraço, A. radial e S. ulnar, correm em sentido palmar do M. pronador quadrado lateral dos tendões flexores, sendo que A. radial se dirige profundamente em sentido radial e dorsal. As duas artérias libertam o ramo palmar do carpo profundo em sentido distal do M. pronador quadrado. Da A. radial nasce um R. palmar superficial. As artérias são acompanhadas pelos nervos correspondentes, pelo N. radial (R. superficial) e pelo N. ulnar. Entre os tendões flexores corre o N. mediano em direção à seção radial do túnel do carpo, e forma neste ponto um ramo epidérmico palmar, R. palmar; que junto com o R. palmar do N. ulnar e o N. cutâneo lateral do antebraço do N. musculocutâneo corre sobre a fáscia do antebraço, fáscia anterobraquial. Não é raro que o ramo palmar do N. mediano corra junto ao tendão do M. palmar longo muito em sentido distal (Figura 5.5).

A *epiderme* do antebraço distal, facilmente deslocável, apresenta na face extensora e na face flexora diferenças morfológicas. A *epiderme* na face dorsal possui em geral uma pelugem característica individualmente diferenciada, que passa a ser uma epiderme mais fina, sem pelugem, em sentido radial e ulnar na face flexora. Enquanto as veias palmares são bem visíveis através da camada cutânea de cobertura, as veias dorsais da rede venosa dorsal da mão, em parte devido à maior pigmentação dorsal, ficam escondidas. Ao contrário das *dobras de pele fixas* na face flexora (*Rascetta e Restricta*), os sulcos de torção acima da articulação proximal da mão possuem uma fraca formação, estando o sulco proximal acima do processo estilóide da ulnar.

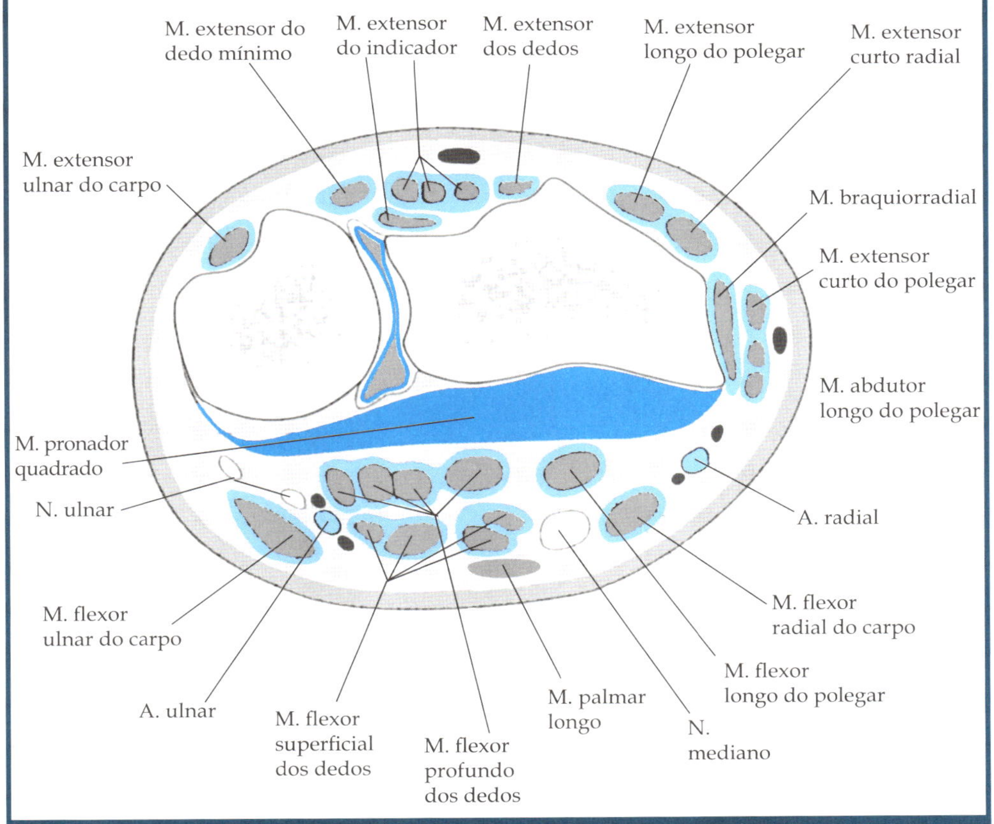

Figura 5.5 Corte transversal na altura da articulação radio-ulnar distal.

A *inervação sensível* da pele do antebraço distal ocorre no lado radial através do R. superficial do N. radial e suas ramificações, no lado ulnar através do R. palmar e do R. dorsal do N. ulnar. Na face flexora, encaixa-se entre as duas regiões de inervação o R. palmar do mediano, que no lado proximal é substituído pelo N. cutâneo lateral a partir do N. musculocutâneo.

Destacam-se como *elementos esqueléticos* bem *palpáveis* do antebraço tanto o rádio quanto a ulna distal. Nos dois ossos do antebraço podem ser apalpadas as regiões laterais dos processo estilóde; além disso, também seu corpo na ulna através da pele. A parte dorsolateral da cabeça da ulna normalmente é bem visível no lado proximal da articulação da mão.

Raiz da Mão e Passagem Radiocarpal

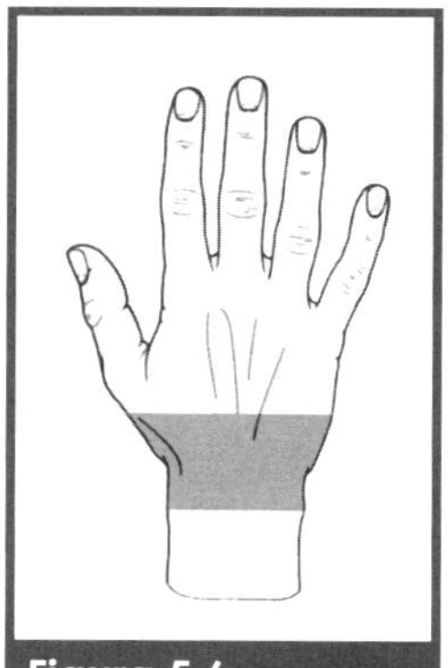

Figura 5.6

Denomina-se *raiz da mão* (carpo) a parte da mão cujo esqueleto é formado por oito ossos (ossos do carpo) da raiz da mão. Os ossos da raiz da mão estão dispostos em fileiras proximal e distal, com quatro ossos cada. Na fileira proximal encontram-se, iniciando pelo lado radial, o *osso escafóide*, o *osso semilunar*, e o *osso piramidal* – que se articula com o *osso pisiforme*, um osso sesamóide para o M. flexor ulnar do carpo. A fileira distal dos ossos da raiz da mão consiste em um grande osso trapézio, situado no lado radial do pequeno osso trapezóide, do osso capitato e do osso em forma de gancho – hamato – sendo que o gancho pode ser facilmente palpado. Cada um desses ossos da raiz da mão comporta uma variedade de facetas de articulações para articulação com os ossos adjacentes (Figura 5.7a e b).

Clínica: O osso escafóide, simplesmente denominado escafóide, é um dos ossos do carpo de maior mobilidade. As fraturas do osso escafóide, que geralmente ocorrem em sua maior parte no terço central do osso, exigem um tratamento especialmente cuidadoso para prevenir uma pseudoartrose ou necrose, decorrentes de irrigação sangüínea ineficaz.

Na face palmar, o carpo é côncavo e sobreposto por um ligamento, o retináculo flexor. Com isso, surge um canal osteofibroso, *túnel do carpo* ou canal carpal, que além dos tendões flexores dos dedos abriga também o I. mediano.

A face proximal dos ossos da primeira fileira do carpo forma uma superfície convexa (cabeça cárpica), que se articula com a face côncava do carpo e com o disco articular, formando a articulação proximal da mão – articulação radio-carpal. Entre a fileira proximal e distal dos ossos do carpo, a *articulação distal da mão*, articulação mediocárpica, apresenta o formato de uma fenda em forma de S (Figura 5.8). Tanto entre os ossos carpais proximais como entre carpais distais, estendem-se fortes ligamentos interósseos que levam a uma distinta estabilização da raiz da mão, e que pertencem em sua totalidade ao conjunto de ligamentos *intrínsecos* dorsais e palmares – Lig.

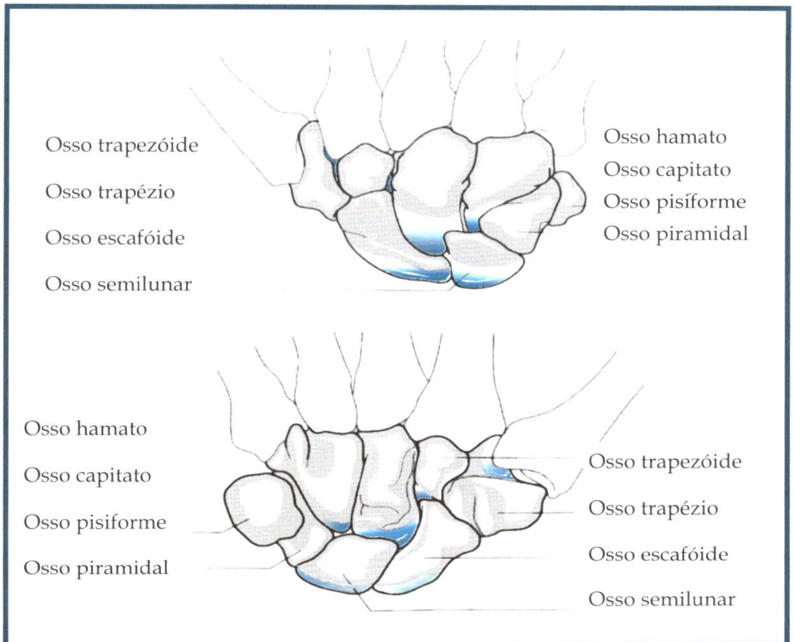

Figura 5.7 a e b Ossos da raiz da mão de **a)** dorsal e **b)** palmar.

Intercarpais. Sobre esses ligamentos intercarpais da raiz da mão encontram-se ligamentos mais compridos do lado dorsal e palmar, sendo que os da face palmar são mais desenvolvidos do que os da face dorsal. Principalmente os ligamentos *extrínsecos* ou *radiocarpais* constituem também sistemas reforços da articulação proximal da mão, que possibilita, na função de articulação elipsóide, *movimentos em direção às bordas radio-ulnar* (desvio radial e ulnar), e *movimentos das áreas dorsopalmares* (extensão dorsal e flexão palmar).

Clínica: Muitas vezes a cavidade da articulação proximal da mão está em ligação com a articulação radio-ulnar distal através de uma perfuração do disco ulnocarpal. Dessa forma, ocorre um espaço de adoecimento conjunto, que pode provocar uma propagação mais rápida de processos inflamatórios. Além disso, alterações patológicas da articulação proximal da mão agem diretamente sobre a articulação radioulnar distal, no sentido de uma restrição funcional dos movimentos rotatórios da mão.

Os movimentos ativos na articulação distal da mão, articulção mediocárpica, estão restritos ao plano de movimentos dorsopalmares devido ao percurso radio-ulnar em forma de S da fenda da articulação. As cavidades articulares com forte sinuosidade freqüentemente apresentam ligações às cavidades intercarpais (Figura 5.9a e b).

Na altura da articulação proximal da mão, partes profundas da *fáscia do antebraço*, fáscia antebraquial, formam vias fibrosas fortes em sentido transversal, que na face dorsal circundam com *retináculo extensor* os tendões extensores. Embaixo do ligamento dorsal encontram-se seis calhas para divisões de tendões através de túneis osteofibrosos, pelos quais

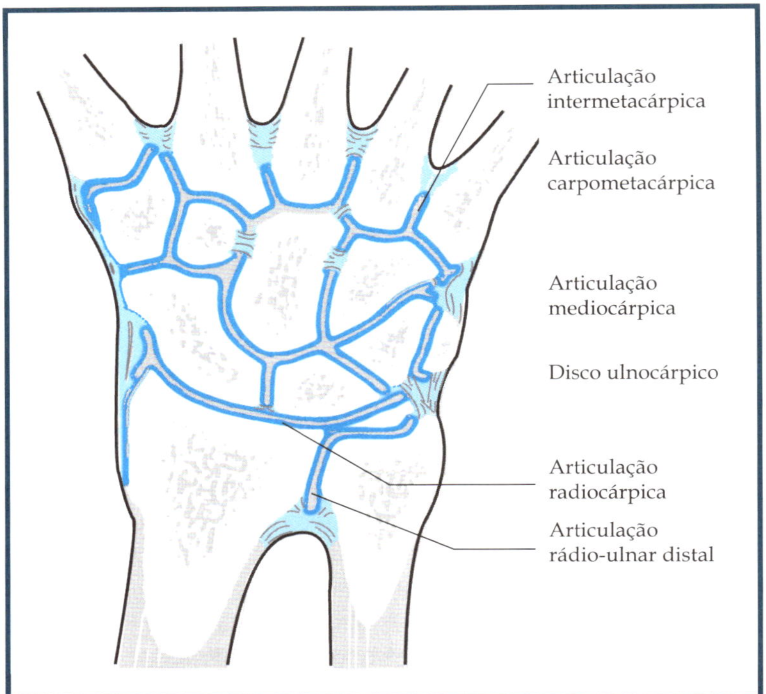

Figura 5.8 Articulações da mão e parte média da mão.

correm bainhas de tendões em quantidade igual. Estas *bainhas de tendões extensores* circundam um ou mais tendões de extensão, diminuindo dessa forma as fricções que ocorrem em extensões dorsais, e fixando os tendões no dorso da mão. Através do primeiro túnel, correm o M. abdutor longo do polegar e o M. extensor curto do polegar. Os dois músculos são freqüentemente fundidos entre si, e servem para a abdução do polegar e da mão. Além disso, o M. extensor curto do polegar estende a falange proximal do polegar. O segundo túnel é preenchido pelos Mm. Extensor radial longo e curto do carpo, que, em conjunto, apóiam a extensão dorsal da mão; e o M. extensor radial longo do carpo provoca uma leve adução radial. O terceiro túnel é preenchido pelo M. abdutor longo do polegar, que muda seu trajeto na região do carpo, utilizando o tubérculo dorsal do rádio como polia, inserindo-se na falange distal do polegar. O quarto túnel aloja o M. extensor dos dedos e o M. extensor do indicador. Os músculos estendem a mão e as articulações metacarpo-falangianas do segundo e quinto dedo, e o extensor do dedo indicador abduz o segundo dedo, atuando contra a leve adução criada pelo extensor de dedos . O M. extensor do dedo mínimo aparece com freqüência como parte do anterior, e se divide dentro do *quinto túnel* em duas partes, percorrendo-o sozinho. O dedo mínimo, portanto, pode ser protegido adicionalmente mediante um extensor próprio. O sexto túnel abriga o M. extensor ulnar do carpo. Esse músculo abduz fortemente a mão para o lado ulnar, e atua contra os abdutores radiais, especialmente em caso de abdução do polegar (Figura 5.10).

Clínica: No caso de Poliartrite crônica da mão, a alteração inflamató-

ria do tendão do M. extensor ulnar do carpo constitui um sintoma típico de enfermidade, e o processo estilóide da ulna pode ser destruído por completo. No caso de inflamação das bainhas de tendões extensores em seus túneis osteofibrosos, pode ocorrer um ruído crepitante (Tendosinovite crepitante) durante a extensão dorsal, devido à secreção de fibrina.

Reforçado por partes palmares profundas da fáscia do antebraço, o retináculo flexor estende-se entre os ossos da raiz da mão radial, o escafóide, o trapézio e o hamato na face ulnar, como forte ligamento transversal. Desse modo surge um canal osteofibroso, canal carpal ou *túnel do carpo,* que abriga em suas bainhas sinoviais os tendões flexores do antebraço, exceto os do M. palmar longo. Além disso, possibilita ao N. mediano a passagem à face palmar da mão. O tendão do M. flexor radial do carpo corre em separado pelos septos de tecido conjuntivo do próprio túnel do carpo. Os tendões do M. flexor radial do carpo, do M. flexor longo do polegar e os tendões dos Mm. flexores, profundo e superficial, dos dedos abaixo do retináculo flexor em *bainhas sinoviais próprias,* correm na região palmar da raiz da mão. Enquanto a bainha dos tendões do flexor longo do polegar está na face radial do túnel do carpo, a ampla bainha sinovial de todos os tendões dos dedos flexores preenche a parte ulnar do túnel do carpo. A bainha sinovial do flexor longo do polegar corre em direção distal até a falange distal do polegar, de modo

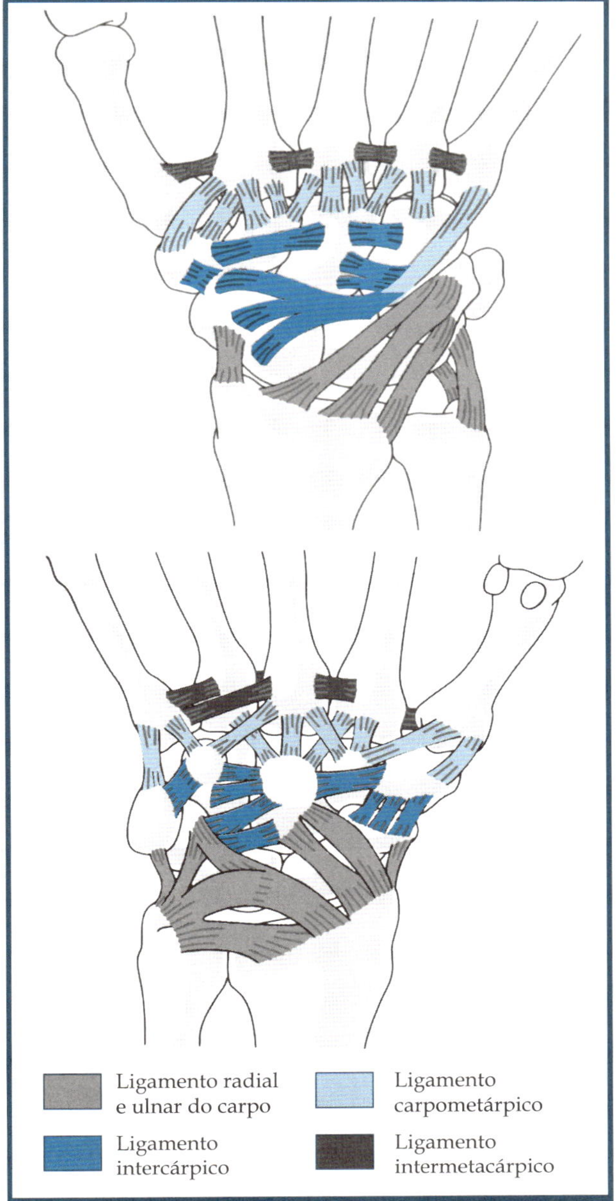

Figura 5.9 a e b Sistema ligamentar carpal e metacarpal da face **a)** dorsal e **b)** palmar.

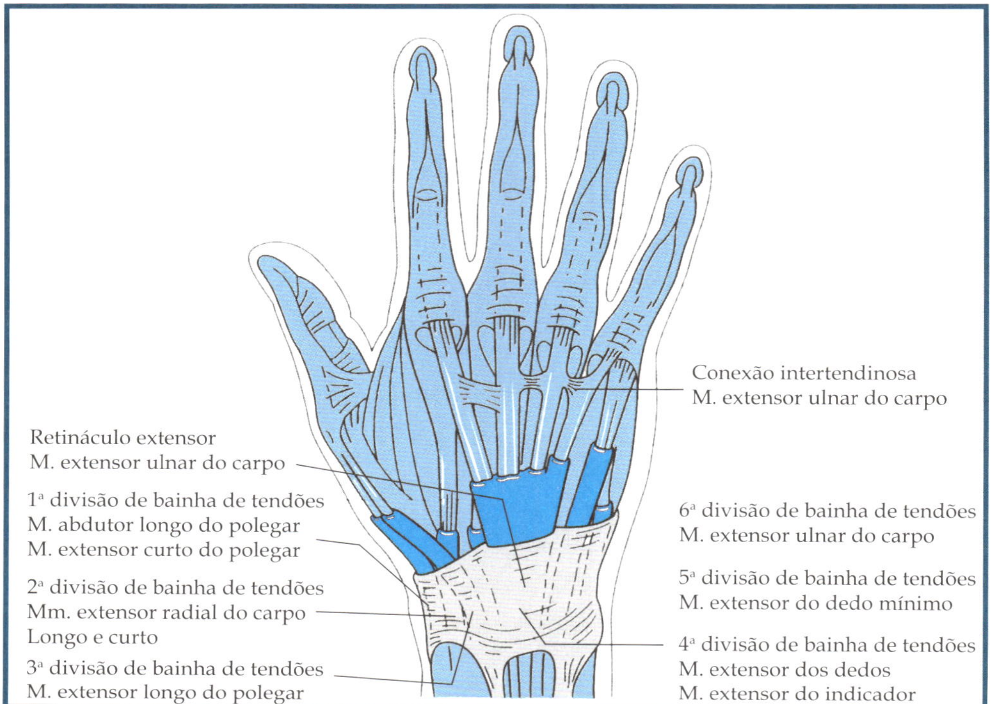

Figura 5.10 Dorso da mão com divisões de tendões extensores.

que a *bainha sinovial digital* e a *bainha sinovial carpal* formam uma unidade. Geralmente uma outra ligação também é observada no quinto túnel.

Clínica: o N. mediano no túnel do carpo pode ser danificado por compressão produzida por diferentes causas. Perturbações da sensibilidade e conseqüentes perdas motoras tornam-se expressivas no quadro de uma Síndrome do Túnel do Carpo. O conjunto de sintomas pode ser eliminado por meio de uma separação endoscópica (artroscóspica) do retináculo flexor .

A irrigação dos vasos do carpo é garantida no lado dorsal através da A. radial, que, circundando o osso trapézio, alcança o dorso da raiz da mão. Nesse percurso, a A. radial percorre uma fossa – Fovea radial – adjacente aos ossos; e é delimitada no lado ulnar pelo tendão do extensor longo do polegar, e no lado radial pelos tendões do extensor curto do polegar, bem como pelo extensor longo (tabaqueira). Em sentido transversal para o lado ulnar, ela envia um R. dorsal do carpo, que corre sob as bainhas sinoviais de tendões extensores para o lado ulnar, para, então, entrar em contato com os ramos do mesmo nome a partir da A. ulnar. Sobre as camadas do tecido conjuntivo, que circundam todas as bainhas de tendões extensores como *tecidos deslizantes peritendinosos*, correm veias menores pertencentes à rede de veias dorsais – rede venosa dorsal da mão – entre as duas grandes veias coletivas V. basilar e V. cefálica, sobre o centro do dorso do carpo.

Na face palmar do carpo, a A. ulnar corre, acompanhada pelo N. ulnar, sobre uma via de tecido conjuntivo, entre a eminência hipotenar e tenar, Lig. Transverso do carpo, sobre a cobertura do túnel do carpo fibroso (retináculo flexor), coberto pela aponeurose do M. palmar curto (túnel *de Guyon*), para o lado distal. O N. ulnar divide-se aqui em um ramo superficial e em um ramo muscular profudo, que acompanha o R. palmar profundo da A. ulnar para a inervação e irrigação dos músculos curtos da face ulnar da mão. Na face radial, o R. palmar superficial da A. radial passa pelo abdutor curto do polegar e sobre o M. flexor curto do mesmo, até a face palmar da mão (Figura 5.11).

A *epiderme* da raiz da mão prossegue de forma contínua no dorso e na palma da mão, vindo do antebraço. Sobre as duas articulações da mão aparecem os sulcos de flexão da epiderme com mais freqüência no lado palmar, aumentando sensivelmente em espessura no lado distal sobre a eminência tenar e hipotenar que, ao contrário do lado dorsal, normalmete não apresenta mais um desenho de veias. A epiderme do antebraço distal entra na epiderme da palma da mão. A pelugem da face dorsal prossegue através do retináculo extensor, e em sua delimitação distal, os tendões de extensão aparecem por baixo da pele. A *tabaqueira*, Fovea radial, é ligada por pontes na borda radial do carpo às partes de formação diferenciada da rede venosa dorsal da mão. Na face palmar, o tendão do M. palmar longo se estende por baixo da epiderme.

A *inervação sensitiva* da epiderme carpal é garantida, como no caso do antebraço distal, na face dorsal, através das ramificações do N. radial e do N. ulnar, e na face palmar, adicionalmente, pelo N. mediano. Na face dorsal, o N. cutâneo posterior do antebraço – a partir do N. radial – complementa a região de inervação.

Com exceção do osso semilunar e do osso trapezóide, algumas partes da raiz palmar da mão oferecem *pontos ósseos palpáveis*. Na face ulnar estão o osso pisiforme, como osso sesamóide

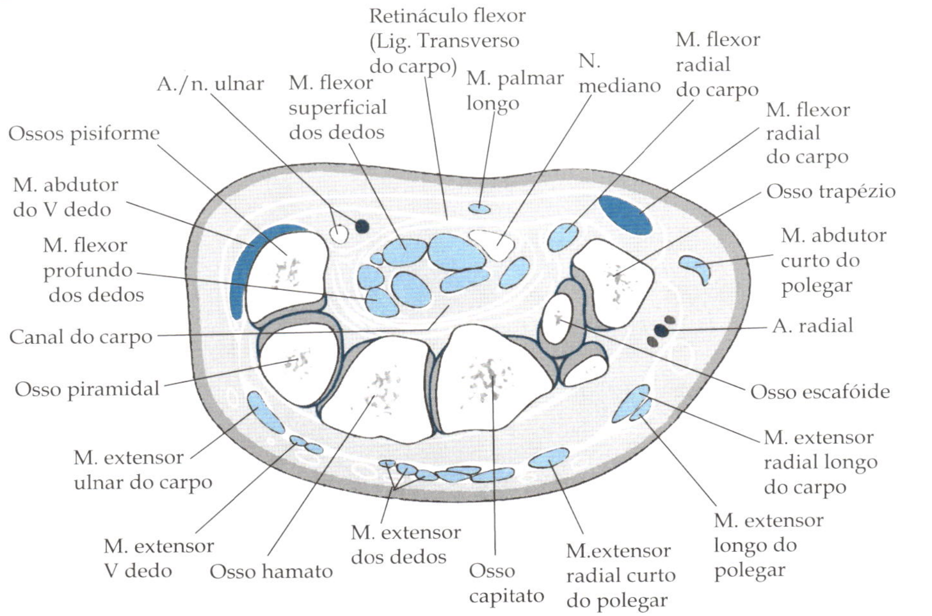

Figura 5.11 Corte transversal na altura do carpo proximal.

do M. flexor ulnar do carpo, e o gancho, hâmulo do osso hamato. Na face radial se destacam as irregularidades, os tubérculos do escafóide e do trapézio. Na face dorsal, entre os tendões de extensão, o capitato pode ser localizado mediante palpação; e na borda ulnar da raiz da mão, é possível palpar o osso pisiforme.

Parte média da mão

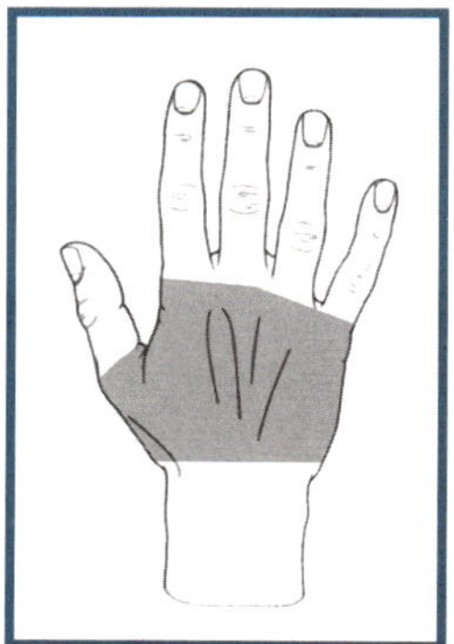

Figura 5.12

Os cinco ossos da parte média da mão, ossos metacarpos, são típicos representantes de ossos pequenos tubulares, e se constituem de *Base, Corpo,* e *Cabeça*. As bases situadas no lado proximal dos ossos da parte média da mão II-V sustentam áreas diferenciadas de articulação com os ossos do carpo e, adicionalmente, áreas de articulação entre ossos metacárpicos. A base do primeiro metacarpo sustenta uma área de articulação em forma de cume. Os corpos dos metacarpos possuem um formato transversal, praticamente triangular, e as cabeças têm forma esférica (Figura 5.13a e b).

O metacarpo apresenta, principalmente em sua seção distal, uma distinta curva transversal, com divergência para o lado distal dos ossos da parte média da mão e, dessa forma, ajuda a aprofundar o *arco da palma da mão* em forma de leque (Figura 5.14).

As *articulações da raiz da mão e parte média da mão*, articulação carpo-metacárpicas, dos dedos II-V, são articulações rígidas, *anfiartroses*, que permitem apenas movimentos de pequena gradação, e são fixadas através de fortes ligamentos – Lig. Carpometacárpicos – tanto em direção dorsal como palmar. As fendas das articulações formam em geral um espaço uniforme, que está em contato com as fendas de articulações intercarpais no lado proximal, e que é ampliado no lado distal através das cavidades articulares intermetacárpicas das articulações do mesmo nome. No caso das Art. intermetacárpicas, tratam-se também de articulações rígidas, anfiartroses.

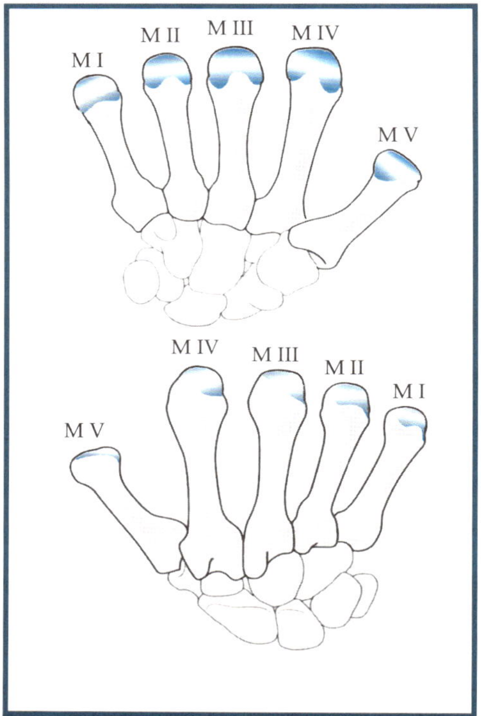

Figura 5.13 a e b Esqueleto da parte média da mão de **a)** lado dorsal e **b)** lado palmar.

A primeira articulação da raiz da mão à parte média da mão, *articulação do polegar* ou articulação carpo-metacárpica do polegar, representa uma articulação autônoma, com áreas de articula-

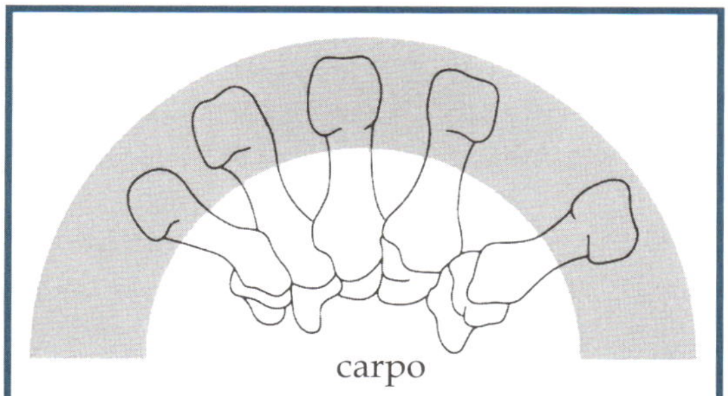

Figura 5.14 Apresentação esquemática do arco metacarpal da palma da mão.

No metacarpo, os músculos curtos ou *intrínsecos* da mão e dos dedos acompanham os músculos longos *extrínsecos* da mão e dos dedos vindos do antebraço, cruzando o *dorso* e a palma *da mão* com seus tendões. Os primeiros formam, circundados por septos de tecido conjuntivo, três espaços distintos na da palma mão. Devido à variedade de funções dos dedos laterais, o polegar e o dedo mínimo, existem os espaços *tenar do polegar* e *a hipotenar do dedo mínimo,* que circundam a zona central, do segundo até o quarto osso da parte média da mão. Tenar e Hipotenar formam, simultaneamente, uma almofada resistente para a região de preensão da mão. Embora dispostos em diferentes planos, todos os músculos curtos da mão e dos dedos pertencem aos grupos de músculos ventrais e palmares, e os flexores genéticos. Portanto, são também motoramente inervados pelos dois nervos ventrais da mão - N. mediano e N. ulnar (Figura 5.16).

O *dorso da mão* é identificado pelos tendões dos extensores divergentes em direção aos dedos. Ao contrário da palma da mão, as bainhas dos tendões extensores terminam após cruzar

ção em forma de cume, do grande osso polígono, osso trapézio, e do primeiro metacarpo. A cápsula de articulação da articulação trapézio-metacárpica é relativamente rígida, e reforçada por vários ligamentos trapézio-metacárpicos. A configuração das áreas de articulação permite a abdução e adução de 35 a 40°, bem como a flexão e extensão do polegar de 60° no total. A significante função opositora do polegar deve ser compreendida como movimento combinado. Além disso, há um componente de movimento rotatório, que tem sua dimensão reforçada pela subluxação das duas áreas de articulação em forma de sela. Uma combinação dos movimentos básicos abdução-adução e flexão-extensão possibilita o movimento circulante - circundução - do polegar (Figura 5.15).

Clínica: a capacidade de luxação da articulação tipo sela do polegar leva, no caso de sobrecarga crônica, a alterações patológicas precoces da articulação, anteriores àquelas encontradas no quadro de artrose da mesma articulação - rizartrose. Causa de grandes perdas na função de preensão da mão.

O dorso e a palma da mão formam a parte média da mão, atribuindo-lhe seu aspecto característico. O relevo superficial das áreas da mão, em especial, é definido pelos elementos do aparelho ativo de movimentos.

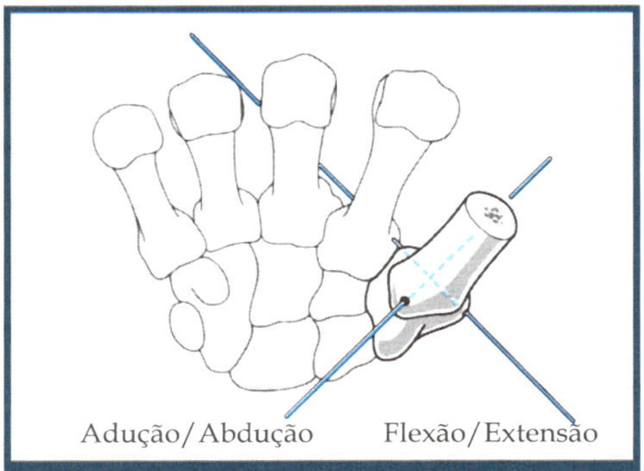

Figura 5.15 Eixos de movimentos da articulação polegar.

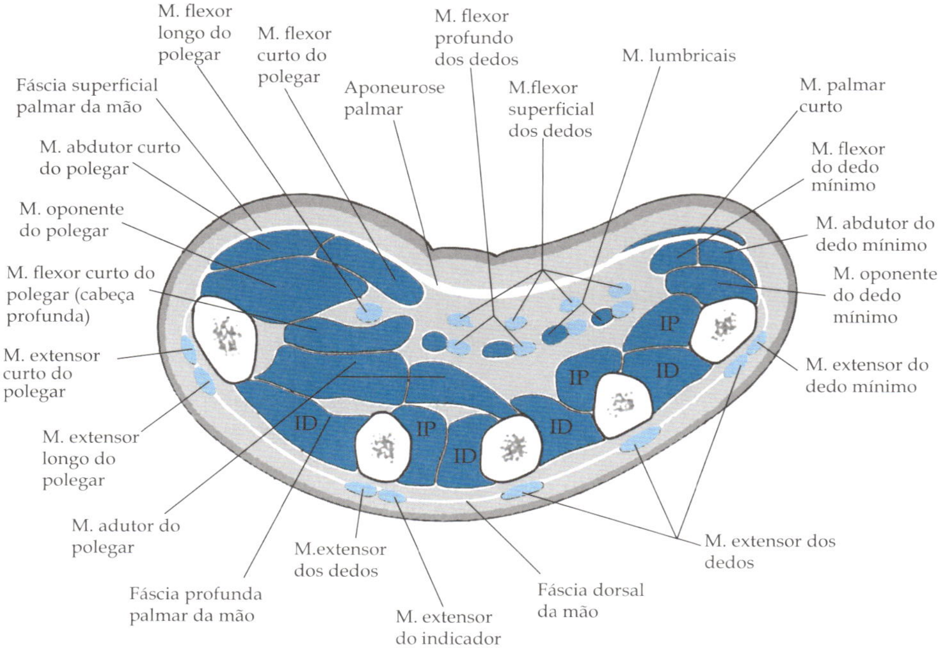

Figura 5.16 Corte transversal na altura do metacarpo.

o ligamento de fixação dorsal - retináculo extensor - sobre as bases dos ossos da parte média da mão. Como parte integrante da face do dorso da mão surge um tecido conjuntivo peritendíneo, que disponibiliza espaços deslizantes parecidos com bainhas sinoviais dos tendões extensores, através de uma distinta formação de camadas. A base desse tecido deslizante dorsal é o folheto profundo da fáscia dorsal da mão, que em seguida forma os túneis, abaixo do retináculo extensor, para os músculos extrínsecos da mão e dos dedos. No nível da porção distal do corpo dos metacarpos, ocorre uma ligação transversal dos tendões extensores através de conexões de tendões - conexões intertendíneas - que contribuem, como vias rígidas de tecido conjuntivo, para a estabilização radio-ulnar dos tendões extensores. Além disso, essas ligações de tendões provocam um acoplamento mecânico característicamente diferente do da extensão dos dedos II-V. O dedo indicador possui em geral um extensor adicional mais profundo, cujo tendão não apresenta ligação entre tendões e, dessa forma, possibilita uma extensão de maior rendimento, própria do dedo. Como um rudimentar extensor curto profundo como, observado em alguns antropóides, o dedo médio pode suportar um músculo extensor curto, cujo ventre muscular situa-se sobre o dorso da mão.

Os *músculos interósseos dorsais* correm cobertos pelos tendões extensores. Esses músculos, devido à sua posição dorsal em direção ao ligamento transversal profundo da palma da mão , Lig. Metacarpal transverso profundo, estão amplamente distribuídos no espaço intermetacárpico dorsal. O dorso ulnar da mão é delimitado pelo abdutor do dedo mínimo - M. abdutor do dedo mínimo - como parte do hipotenar do dedo mínimo. O dorso radial da mão deixa transparecer o primeiro músculo dorsal dos ossos intermediários de forma larga, e encontra seu limite extremo nos tendões dos dois extensores do polegar - M. extensor longo e curto do polegar - entre os quais o pulso da A. radial é palpável imediatamente ao lado distal do retináculo extensor, na Fóvea radial, sobre o osso trapézio (Figura 5.17).

A palma da *mão* abriga em várias camadas os músculos flexores extrínsecos e intrínsecos, e é delimitada, pelo lado radial ou em direção ao polegar, bem como no lado ulnar ou em direção do dedo mínimo, por um espaço tenar, claramente diferenciado, do polegar ou dedo mínimo. A camada mais profunda dos músculos curtos formam os *músculos dos ossos intermediários*, Mm. interósseos. Eles correm nos intervalos dos ossos da parte média da mão, denominado espaço interósseo. Esses músculos correspondem a flexores curtos que permitem movimentos adicionais de abdução e adução na articulação básica dos dedos. Os Mm. interósseos dorsais originam-se com cabeça dupla dos ossos adjacentes da parte média da mão e, desse modo, formam quatro ventres musculares. Os três Mm. interósseos palmares originam-se pelo lado ulnar do segundo e pelos lados radiais do quarto e quinto metacarpo, e são de constituição mais fraca que os músculos dorsais dos ossos intermediários. Vindo do lado palmar, todos os interósseos correm para a base da falange proximal dos dedos II a V e, além disso, inserem-se na aponeurose dorsal desses dedos (Figura 5.18a e b). Basicamente, os músculos dorsais dos

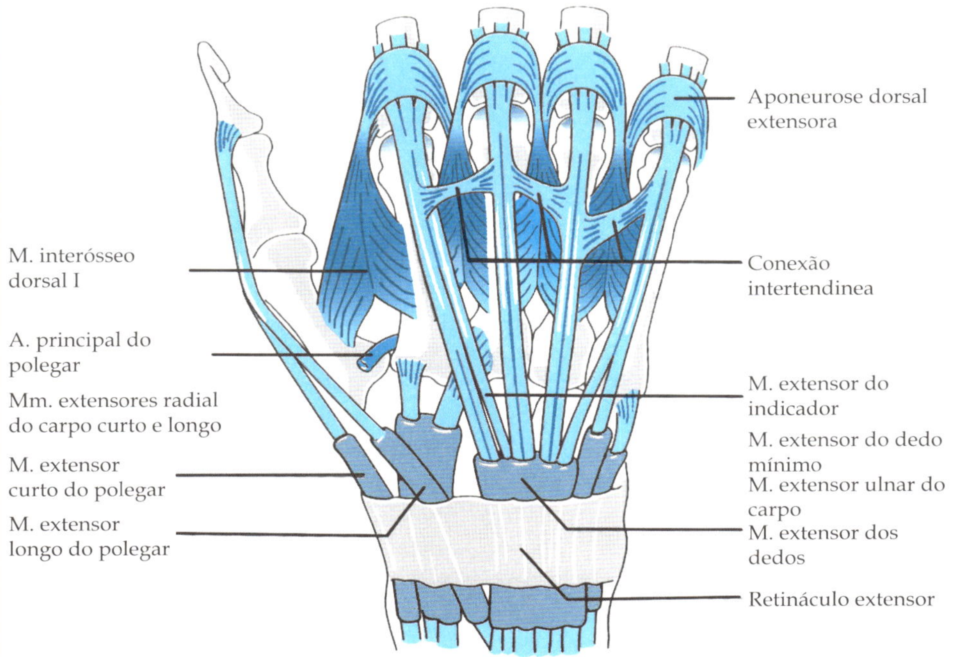

Figura 5.17 Aparelho de tendões extensores e Mm. interósseos da mão.

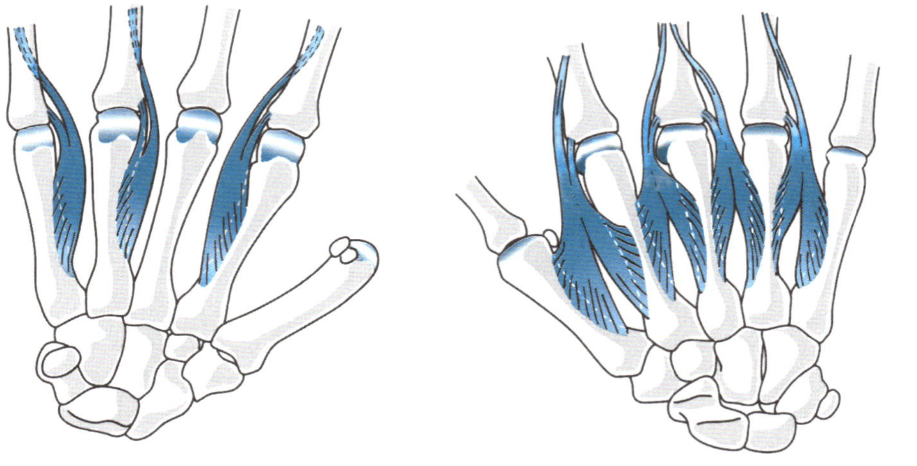

Figura 5.18 a e b Metacarpo com **a)** Mm. interósseos palmares e **b)** Mm. interósseos dorsais.

ossos intermediários são convergentes ao eixo do dedo médio, e os palmares divergentes ao eixo do dedo médio, de modo que os dorsais têm efeito abducente e os palmares efeito aducente. O terceiro feixe, somente ocupado por interósseos dorsais, é fixado por meio desses músculos na linha central.

Para a função de preensão da mão, é significativo o componente do movimento rotativo dos dedos, provocado devido à inserção lateral dos interósseos. Além do polegar, o dedo mínimo possui uma capacidade de rotação bem desenvolvida.

Ao contrário dos músculos de ossos intermediários, os quatro *músculos vermiformes*, Mm. lumbriacais, correm em direção palmar do ligamento transversal profundo da palma da mão. Esses se originam na borda radial dos tendões do flexor profundo do dedo, e entram em forma de feixe nesse lado na aponeurose dorsal do segundo ao quinto dedo. De acordo com sua posição, podem apoiar a flexão nas articulações proximais dos dedos e sua extensão nas articulações interfalangianas. Porém, mostram de forma eletromiográfica maiores atividades durante a extensão dos dedos em suas articulações proximais. Através da tração desses músculos é evidente que ocorra uma maior liberação dos tendões flexores profundos, facilitando a extensão dos dedos. Os Mm. lumbricais variam quanto à sua origem e ao ponto de partida, aumentando a freqüência de variações do primeiro ao quarto músculo. Devido à sua origem móvel, a partir dos tendões flexores profundos, são introduzidos no túnel do carpo durante a flexão dos dedos, de modo que suas partes proximais possam alcançar o canto do feixe distal (Figura 5.19).

Os músculos curtos da mão são cobertos pela *face profunda da palma da mão,* e da bainha cárpica de tendões, sobreposta do flexor profundo e superficial, que entra sem interrupção na bainha digital dos tendões, em direção ao dedo mínimo. O polegar possui uma bainha de tendões própria que circunda o tendão flexor longo do polegar em seu comprimento total. A bainha comum de tendões do segundo ao quarto feixe termina em geral na altura central

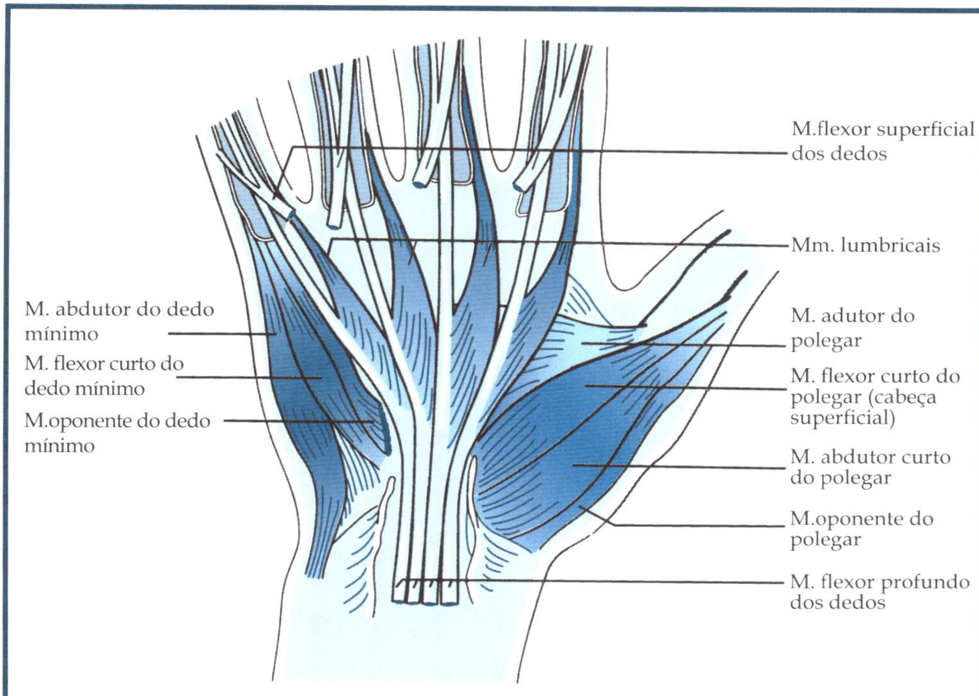

Figura 5.19 Metacarpo e Mm. lumbricais.

do metacarpo, e prossegue, após uma pequena interrupção, em sentido proximal às articulações básicas dos dedos, nas bainhas digitais de tendões (Figura 5.20).

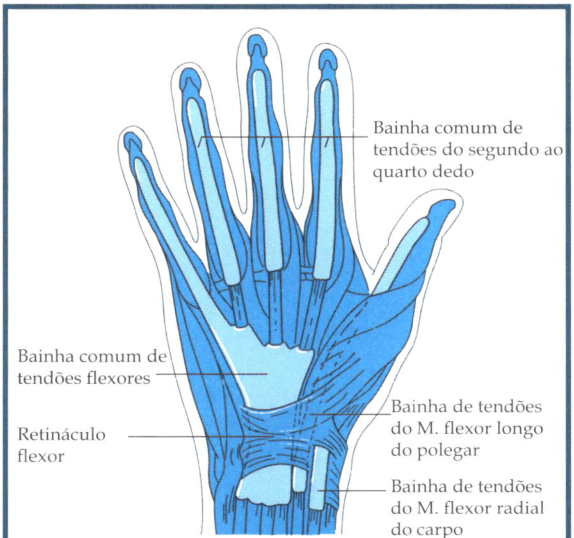

Figura 5.20 Bainhas de tendões flexores da mão.

Quatro músculos palmares curtos – M. abdutor curto do polegar, M. oponente do polegar, M. flexor curto do polegar e M. adutor do polegar – formam a região *tenar do polegar*, e, ao mesmo tempo, são expressão da mobilidade significantemente maior do primeiro feixe. Essa musculatura que circunda o primeiro metacarpo por completo, exceto uma pequena faixa dorsal, não só possibilita assim uma enorme mobilidade do polegar, mas também estabelece ativamente as articulações do polegar, sobretudo a articulação tipo sela do polegar. Os músculos do polegar originam-se principalmente (exceção: cabeças profundas) do retináculo flexor e dos dois ossos radiais da raiz da mão, escafóide e trapézio. Os mesmos correm em direção ao osso sesamóide lateral e medial e à cápsula da articulação articulatória proximal do polegar, bem como à falange proximal do polegar. Somente o M. oponente é inserido na borda radial do primeiro osso da parte média da mão. Além dos efeitos responsáveis pela denominação dos músculos tenares individuais, seus componentes de movimentos rotatórios são importantes para a função do primeiro feixe e, portanto, para a função de preensão. Deve ser destacado principalmente que o flexor curto do polegar, M. flexor curto do polegar, conduz o tendão do flexor longo do polegar entre suas duas cabeças, e realiza a forte oponência do polegar contra resistência (Figura 5.21).

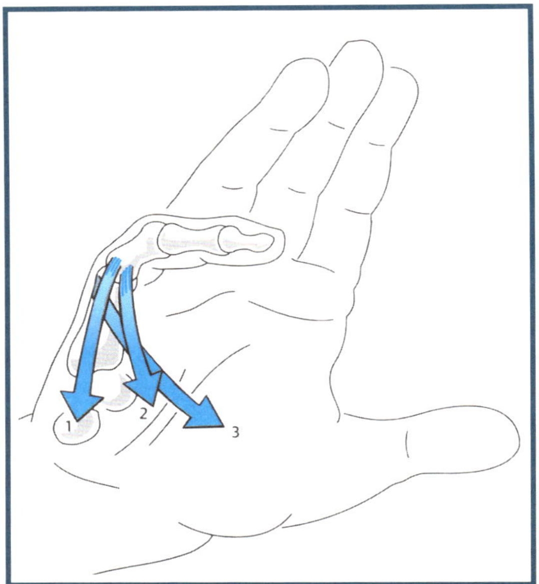

Figura 5.21 Esquema funcional da musculatura da região tenar do polegar.

Os três músculos da região *hipotenar do dedo mínimo* – M. abdutor do dedo mínimo, M. flexor do dedo mínimo, M. oponente do dedo mínimo - originam-se da borda ulnar do retináculo flexor e da denominada eminência ulnar do carpo (ossos hamato e osso pisiforme). Deve ser destacado o efeito do M. oponente em posição profunda, que, junto com os Mm. interósseo, é coberto pela face profunda da palma da mão. Devido ao seu curso inclinado em direção à borda lateral do quinto metacarpo, e de sua maior mobilidade da quinta articulação do carpometacarpo, esse músculo leva o quinto feixe a partir do nível plano dos outros ossos da parte média da mão à oponência ao polegar, e ao mesmo tempo intensifica a curva da palma da mão (Figura 5.22).

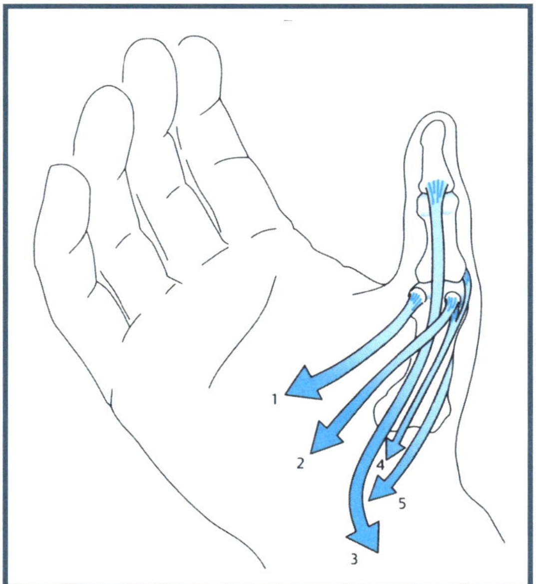

Figura 5.22 Esquema funcional da musculatura do espaço hipotenar do dedo mínimo.

Como camada de cobertura bruta, a *aponeurose palmar* da mão cobre o músculo curto da mão, bem como os tendões dos flexores de dedos. Essa placa de tecido conjuntivo, na qual pode entrar de forma extensiva um M. palmar longo inconstante, percorrendo o retináculo flexor, fixa-se no lado proximal nas vias de reforço transversais da face do antebraço, e se estende através de fibras longitudinais do segundo ao quinto dedo. Além disso, a aponeurose palmar possui vias de ligamentos transversais robustas, cujas partes são impelidas o máximo possível para a frente em sentido distal; o ligamento transversal superficial da palma da mão e o Lig. metacarpo transversal superficial são a base das denominadas *membranas natatórias*. A aponeurose palmar está ligada através de septos sagitais de tecido conjuntivo, que correm ao lado dos tendões flexores até o ligamento transversal profundo, e também à face profunda da palma da mão. Esses septos formam espaços funcionais metacárpicos profundos e, além disso, fazem a ancoragem das áreas cutâneas de preensão da palma da mão no esqueleto da parte média da mão. A aponeurose palmar forma, desse modo, um contra-leito estável da mão de preensão, que protege as partes macias inferiores (Figura 5.23).

Clínica: formação de fibroses e retrações, principalmente das vias fibrosas orientadas em sentido longitudinal da aponeurose palmar, têm como conseqüência a formação de cordões robustos e nódulos que podem ocorrer junto com uma contratura flexora dos dedos. Essa alteração patológica – descrita como *Morbus Dupuytren* – da aponeurose palmar freqüentemente resulta em enormes limitações à função da mão.

A aponeurose palmar delimita, por meio de septos de tecido conjuntivo em contato com as faces dos músculos curtos da mão, três espaços praticamen-

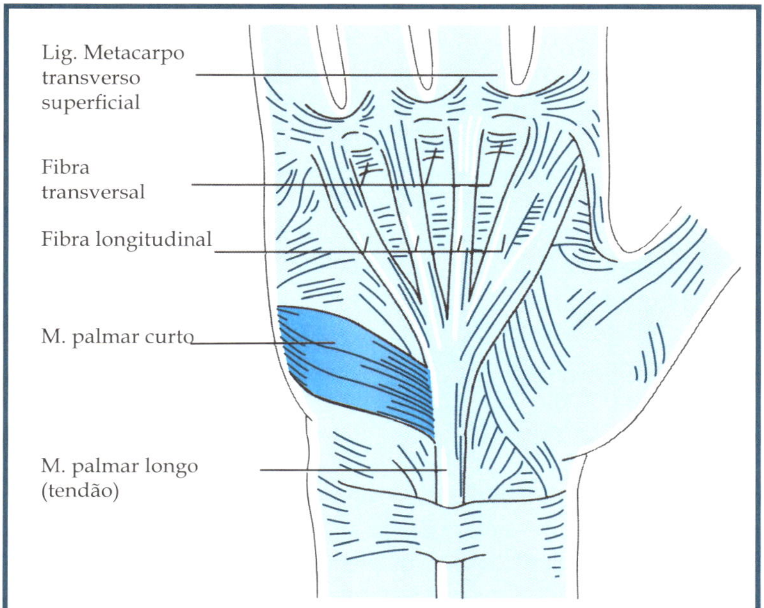

Figura 5.23 Aponeurose palmar da mão. M. palmar longo (tendão).

te fechados na região da parte média da mão: o *espaço tenar*, a *parte média da mão* e o *espaço hipotenar*. O espaço tenar é delimitado pelas faces da musculatura tenar, e segue pelo lado ulnar até o terceiro metacarpo. O espaço hipotenar, também circundado pela respectiva face do músculo, segue a partir do Os. pisiforme até a base da quinta falange proximal. Entre os dois encontra-se o espaço da parte média da mão, *espaço palmar mediano*, que iniciase no envoltório da bainha de tendões do carpo em direção proximal, e termina em direção distal em oito espaços deslizantes para os tendões flexores e os Mm. lumbricais, bem como as vias condutoras digitais. A delimitação de tecido conjuntivo em relação às câmaras laterais do tenar e hipotenar pode ser entendida como continuação do túnel do carpo.

Clínica: processos inflamatórios na região do espaço tenar ou hipotenar se restringem, inicialmente, a esses espaços revestidos por tecido conjuntivo. Inflamações do espaço da parte média da mão podem estender-se pelo lado proximal até o antebraço.

A *irrigação sangüínea* do *dorso da mão* ocorre através da A. radial e das ramificações metacárpicas, A. metacárpica dorsal, oriundas de seu R. cárpico dorsal. Aa. radiais e as A. metacárpica dorsal correm em conjunto com os tendões extensores em um espaço que é delimitado pelo lado palmar por uma camada profunda e, pelo lado dorsal, por uma camada superficial da face do dorso da mão, fáscia dorsal da mão. Essa está, como continuação da face do antebraço, em ligação com o retináculo extensor. Um pouco antes de alcançar o primeiro espaço de ossos intermediários, através do qual a artéria muda para a palma da mão, entrega a primeira artéria da parte média da mão – A. metacárpica dorsal I. No primeiro espaço de ossos intermediários, espaço do primeiro interósseo, originam-se dessa artéria as primeiras artérias dorsais dos dedos, Aa. digitais dorsais, para o lado dorsal do polegar e do dedo indicador radial. As outras artérias metacárpicas dividem-se do segundo ao quarto espaço dos ossos intermediários, cada uma em duas artérias dorsais de dedo. Nas Aa. metacárpicas dorsais afluem ramificações de ligação das artérias metacárpicas palmares – Rr. perfurantes.

Uma vez que os tendões extensores não formam, em geral, bainhas de tendões sobre o dorso da mão, o tecido conjuntivo entre os folhetos da *fáscia dorsal da mão* assume uma importância especial. Devido à estrutura destas camadas de faces em forma de lamelas, os tendões extensores recebem um *leito deslizante peritendíneo*, cujas características fisiológicas e patológicas correspondem às características das bainhas de tendões. Sobre a face superficial do dorso da mão, ramifica-se uma rede venosa, rede venosa dorsal da mão, que alimenta a V. cefálica e a V. basilar como sistema afluente e coletor. As ramificações sensíveis do R. superficial do N. radial e do R. dorsal do N. ulnar correm junto com as veias. Os dois nervos abastecem a metade radial e a metade ulnar da epiderme do dorso da mão.

As *vias nervosas dos vasos* da palma da mão correm em duas camadas, uma *subfascial* e outra *profunda*. As vias subfaciais encontram-se em uma camada fina de tecido conjuntivo adiposo, entre a aponeurose palmar e os tendões flexores, as vias profundas correm sobre a face profunda da palma da mão, cobertas pelo aparelho de tendões flexores e seus músculos acompanhantes.

Os vasos subfasciais são formados pelo *arco superficial* da palma da mão, arco palmar superficial, pela A. ulnar com suas ramificações e pelas veias acompanhantes. O arco superficial da palma da mão estende-se aos tendões dos extensores dos dedos, e pode entrar em contato com a A. radial através de um R. palmar superficial. A partir da convexidade do arco, originam-se a A. digital palmar própria V., e três das quatro Aa. digitais palmares comuns. As artérias de dedos em comum dividem-se, na altura das articulações proximais, em duas artérias de dedos palmares robustas, Aa. digitais palmares próprias (Aa. ulnares abastece, via de regra, 3½ dedos ulnares).

O N. mediano já se divide no túnel do carpo em suas ramificações, que divergem pelo lado distal tanto em relação ao espaço tenar do polegar (com exceção do M. adutor do polegar, da cabeça profunda do flexor curto do polegar) e também no Nn. palmares digitais comuns e, portanto, cruzam por baixo do arco superficial da palma da mão. Desses nervos palmares em comum originam-se as ramificações neurológicas para os músculos lumbricais I e II, e os Nn. digitais palmares próprios para a epiderme dos 3½ dedos radiais. O N. ulnar se divide em um R. profundo , na altura do osso pisiforme, para a musculatura do espaço hipotenar do dedo mínimo; em um R. superficial para o M. palmar curto e em ramificações epidérmicas para o 1½ dedo ulnar.

A camada profunda de vasos pertence ao *arco profundo da palma da mão*, arco palmar profundo, oriundo da A. radial. Antes de a A. radial alcançar a camada profunda da palma da mão, através do espaço interósseo I, ela libera no tenar do polegar a A principal do mesmo. Essa artéria se divide abaixo do M. oponente do polegar em duas Aa. digitais palmares próprias, uma para o lado ulnar e outra para o lado radial do polegar. O arco profundo da palma da mão está em direção mais proximal do que o arco superficial, e está ligado em seu polo ulnar ao arco superficial, por um R. palmar profundo. A partir do arco profundo da palma da mão, originam-se três a quatro Aa. metacarpales palmares, que estão em ligação com uma A. digital palmar comum do arco superficial da palma da mão. As condições dos vasos dos arcos da palma da mão, apresentadas aqui, somente são encontradas em um terço dos seres humanos. Assim, o arco superficial da palma da mão também pode ser formado exclusivamente pela A. ulnaris, por uma A. mediana do antebraço, por três artérias ou aparecer como arco aberto. Da mesma forma variam o arco profundo da palma da mão e as saídas das artérias dos dedos (Figura 5.24a e b).

A partir de um fino *sistema superficial de vasos linfáticos* e de um sistema profundo, a linfa é conduzida ao dorso da mão de modo semelhante à saída venosa, principalmente através dos espaços dos ossos intermediários. Aqui surgem as vias linfáticas que correm para o lado proximal junto com as veias. Vias linfáticas de porte pequeno acompanham as ramificações da A. ulnar e A. radial à profundidade da palma da mão.

A *epiderme* apresenta claras diferenças morfológicas no dorso e na palma da mão, que podem ser entendidas como expressão de uma carga mecânica diferente. Assim, o dorso da mão é coberto por uma epiderme relativamente fina e com pelugem que deixa transparecer tanto a rede venosa dorsal da mão, como também os tendões do M. extensor

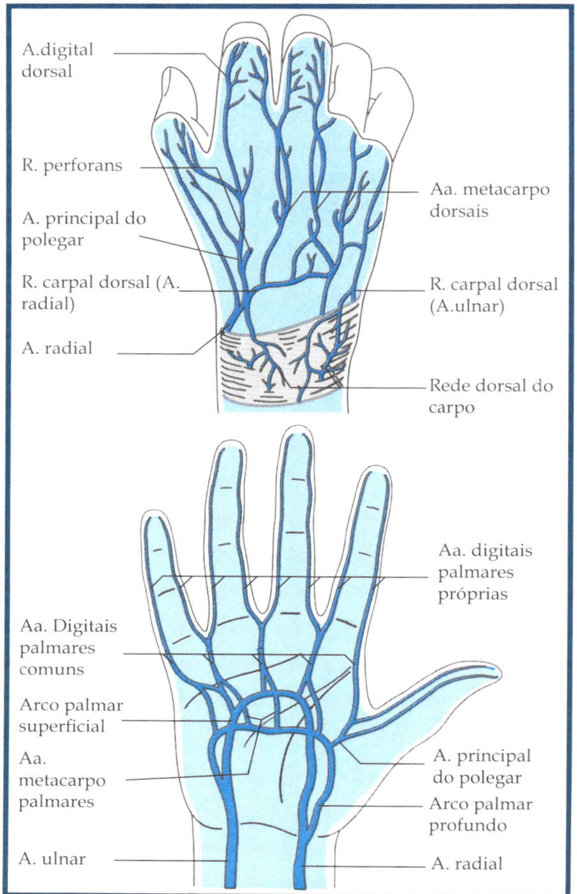

Figura 5.24 a e b Irrigação dos vasos arteriais de **a)** dorso da mão e **b)** palma da mão.

dos dedos. Sobre as cabeças do metacarpo, a epiderme sem pelugem sofre um engrossamento; porém, é bem deslocável ali, como também na parte restante do dorso da mão, e pode ser levantada em dobras. A epiderme da palma da mão está fixada na aponeurose palmar por fortes ligamentos de fixação, retináculo da cutis e, portanto, praticamente não deslocável. Através de septos fibrosos há sistemas de câmaras preenchidos com tecido adiposo no tecido conjuntivo subcutâneo do tenar e hipotenar; que, por um lado, servem, nos casos de preensão, para acolchoar as partes macias e, por outro, evitam a descamação da pele sob carga mecânica. Tenar e hipotenar são separados entre si por um sulco de pele estacionário, o sulco tenar (linha vital).

A inervação sensível do dorso da mão ocorre através das duas ramificações do R. superficial – do N. radial e do N. ulnar – que podem assumir uma ligação sobre o metacarpo central através de um R. ulnar comum do N. radial. Durante a formação das ramificações dorsais da epiderme, são observadas algumas variações, que se estendem de uma inervação, principalmente radial, até a inervação predominantemente ulnar dos dedos II a V. A palma da mão é abastecida em conjunto pelos três nervos da mão, sendo que o N. radial está inervando de forma sensível apenas o tenar radial do polegar; o N. mediano o tenar ulnar do polegar até o metacarpo IV; e o N. ulnar o quarto metacarpo radial, e o hipotenar do dedo mínimo (Figura 5.25a e b).

Pelo lado palmar, as cabeças dos quatro ossos ulnares da parte média da mão, e o dorso do primeiro metacarpal abaixo dos tendões do extensor curto do polegar, M. extensor curto e longo do polegar, e M. abdutor longo do polegar, podem ser facilmente *palpadas*. Os ossos dorsais da parte média da mão são palpáveis ao longo de seu comprimento total entre os tendões dos extensores dos dedos.

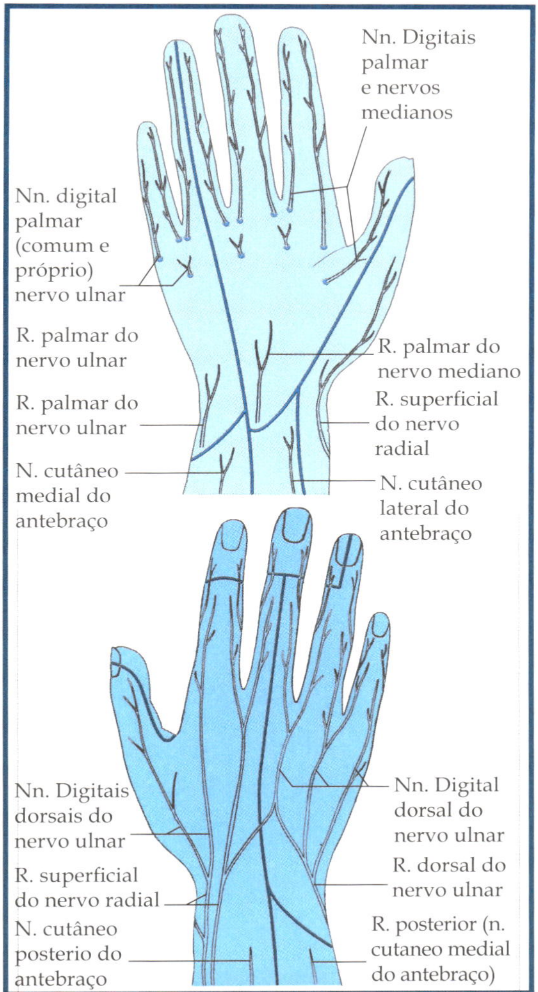

Figura 5.25 a e b Inervação da epiderme da mão de **a)** palmar e **b)** dorsal.

Dedos

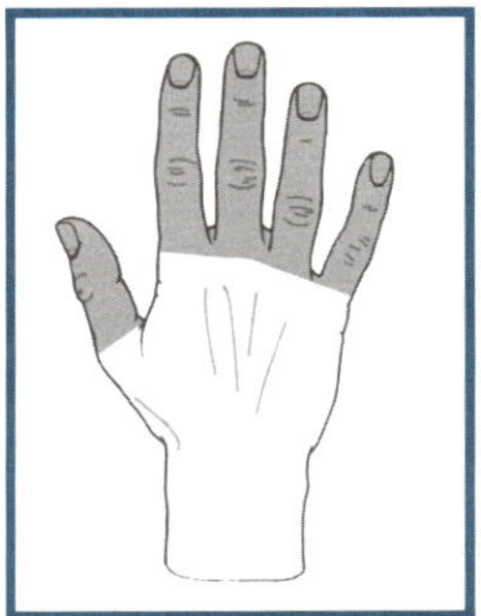

Figura 5.26

Os ossos dos dedos da mão são ossos tubulares curtos que facilitam a distinção entre uma base proximal, um corpo, e uma cabeça distal. Os dedos II a V constituem-se de uma *falange proximal, média e distal*; o *polegar* consiste de uma falange proximal e uma distal. As falanges proximais possuem, em sua base, um cótilo para as cabeças carpais. O corpo da falange proximal é achatado no lado palmar, para alojar o aparelho de tendões flexores, e curvado em forma convexa para o lado dorsal. A cabeça da falange possui a forma de um cilindro. As falanges centrais dos dedos II a V possuem, em sua base, um cótilo plano de colocação transversal, assim como as falanges distais. Essas apresentam, em sua cabeça, uma tuberosidade das falanges distais, que serve para a fixação dos tenares de tato das pontas dos dedos. Na articulação distal do polegar, aparecem com regularidade um *osso sesamóide medial* e um *distal*. Tais elementos ósseos embutidos em tendões musculares, osso sesamóide, às vezes são encontrados também nas articulações distais adjacentes (Figura 5.27a-c).

No caso de *articulações dos dedos*, distingue-se entre as *articulações distais*, articulações metacarpofalangianas, das articulações intermediárias dos dedos ou *articulações interfalangianas*. As articulações distais dos dedos II a V são articulações esféricas morfológicas, cujas cápsulas articuladas são reforçadas, pelo lado palmar, por uma placa palmar de cartilagem fibrosa, Lig. palmar. No lado medial, e lateral das cabeças das articulações metacárpicas, correm os *ligamentos colaterais*, Lig. colaterais, em direção às bases das falanges proximais, que têm origem no lado dorsal do eixo flexor das articulações. Dessa forma, os ligamentos com flexão crescente são tensionados, e estabilizam

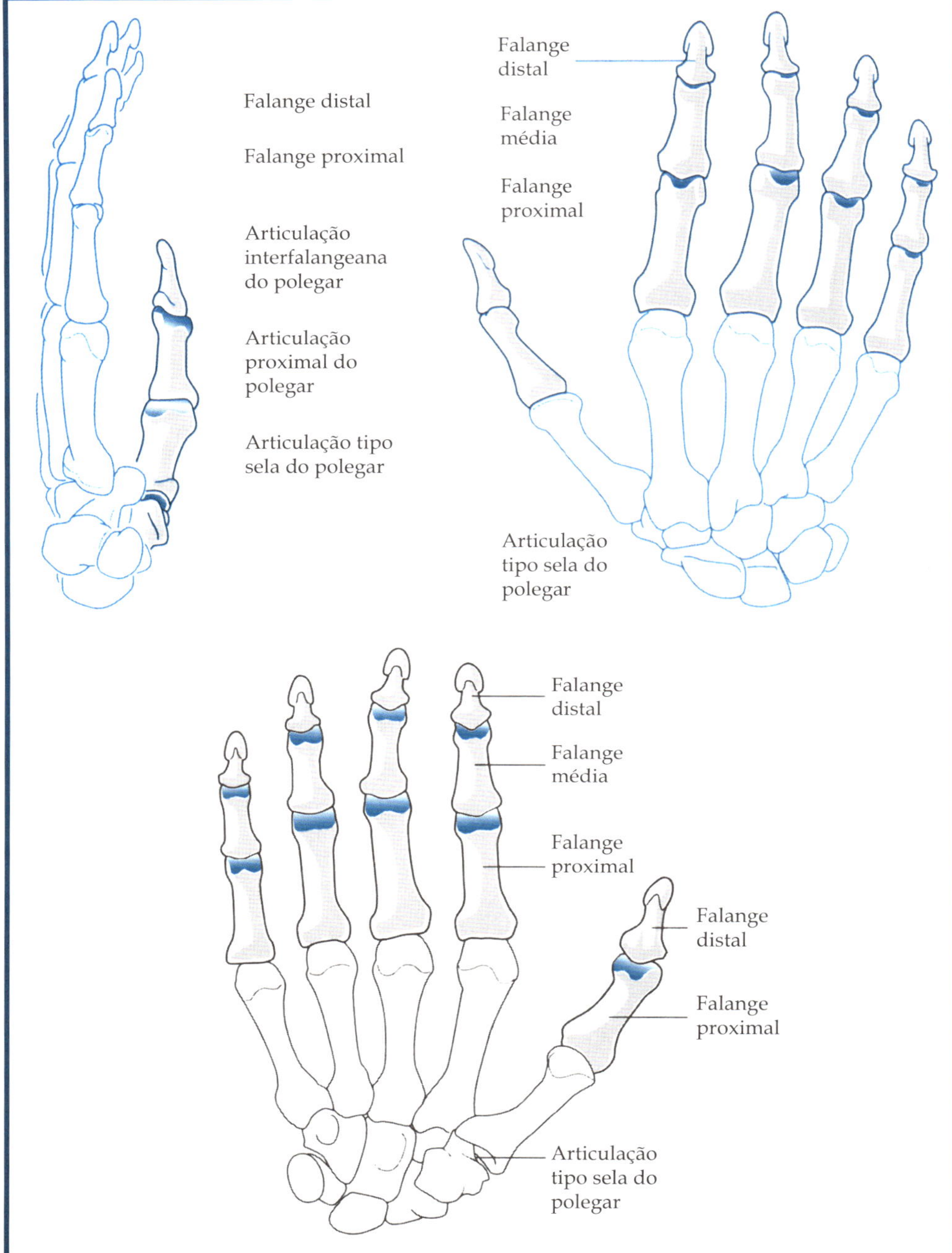

Figura 5.27 a-c Esqueleto dos dedos da mão de **a)** lateral **b)** dorsal e **c)** palmar.

os dedos flexionados em suas articulações distais. No caso de ligamentos colaterais relaxados nas articulações distais, são possíveis tanto *abdução* e *adução* ao redor de um eixo de movimentação dorsopalmar, como *rotação* passiva. A *articulação distal do polegar* à disposição dos ligamentos colaterais e da mobilidade corresponde, devido à sua configuração da área de articulações, mais às articulações interfalangianas.

A Articulação Interfalangiana Proximal (IFP) e a Articulação Interfalangianas Distal (IFD) são articulações flexoras morfológicas e funcionais que também apresentam ligamentos colaterais e reforços palmares, Ligamentos palmares. Nas articulações interfalangianas ocorrem *flexão* e *extensão* ao redor de um eixo de movimentação rádio-ulnar, e a articulação distal do polegar pode assumir uma *posição de hiperextensão* evoluída, individualmente diferenciada (Figura 5.28a e b).

No lado dorsal dos dedos e do polegar, encontram-se estruturas características do aparelho extensor, as aponeuroses dorsais. A *aponeurose dorsal* surge de um enlace de fibras dos tendões extensores longos com partes aponeuróticas dos músculos curtos da mão, que sofrem uma ampliação das funções. Os Mm. lumbricais e os Mm. interósseos formam, na região das articulações distais dos dedos, largas placas de tendões, que, por um lado, atravessam a falange proximal com um arco de fibras em direção distal da articulação distal e, por outro, entram em contato com suas partes fibrosas, que correm em sentido mais longitudinal com o tendão ou os tendões extensores, e dessa forma fazem surgir a própria aponeurose dorsal. Desse modo, os músculos curtos da mão alcançam o dorso dos dedos através da falange proximal, e se tornam extensores nas articulações das interfalangianas (Figura 5.29). Os tendões extensores, por sua vez, formam vários feixes fibrosos no dorso dos dedos, que circundam a articulação de interfalangiana distal através de vias laterais, para, finalmente, alcançar a falange proximal através de partes mediais que vêm chegando. Com isso, não existem vias de tendões passantes sobre o dorso dos dedos, e sim sistemas de fibras longitudinais que se completam em vários planos. Através dessas inserções alternadas e desses ligamentos adicionais, que se propagam lateralmente na aponeurose dorsal, é obtida uma alta estabilidade de posição do aparelho tensor no dorso dos dedos, sem que a flexão dos dedos seja impedida. Além disso, a aponeurose dorsal na falange final entra em contato com a matriz das unhas de tecido conjuntivo (cabresto

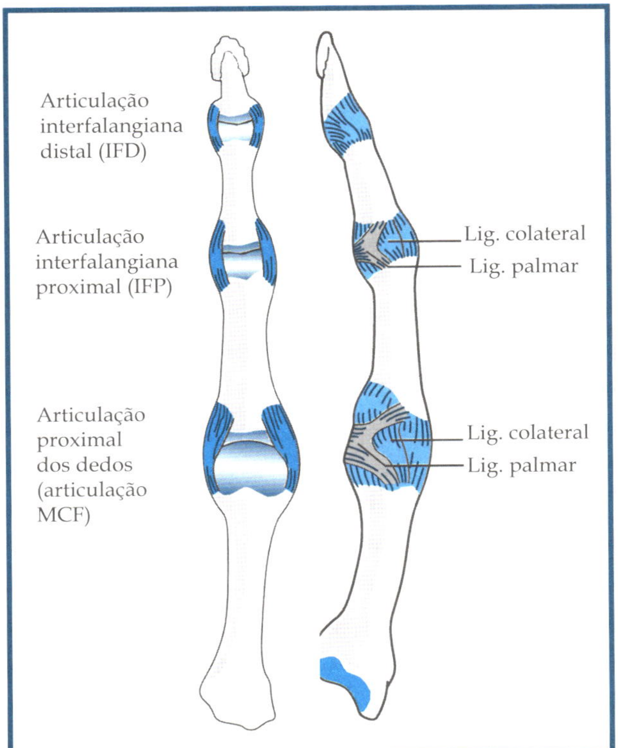

Figura 5.28 a e b Aparelho de ligamento de falanges de **a)** dorsal e **b)** lateral.

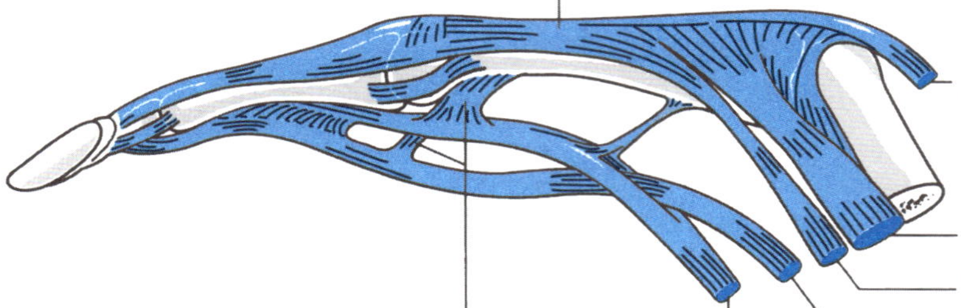

Figura 5.29 Aparelho extensor e flexor de falange.

da unha) através de vias de ligamentos curtos (Figura 5.30).

A aponeurose dorsal do polegar apresenta algumas particularidades, uma vez que aqui os dois tendões tensores do M. extensor longo do polegar, e o M. extensor curto do polegar, provocam uma formação de camadas duplas. Enquanto o tendão extensor longo do polegar corre como via fibrosa uniforme em direção à falange distal do polegar, instalam-se placas aponeuróticas dos músculos do tenar do polegar nos seus dois lados, e entre eles são inseridos os ossos sesamóide. O tendão extensor curto que corre debaixo desses ossos forma sobre a articulação distal do polegar uma fossa fibrosa (fossa de extensores) antes de inserir-se na falange proximal. A fossa de extensores fixa e guia o tendão extensor longo, que se reflete pelo lado ulnar em forma transversal.

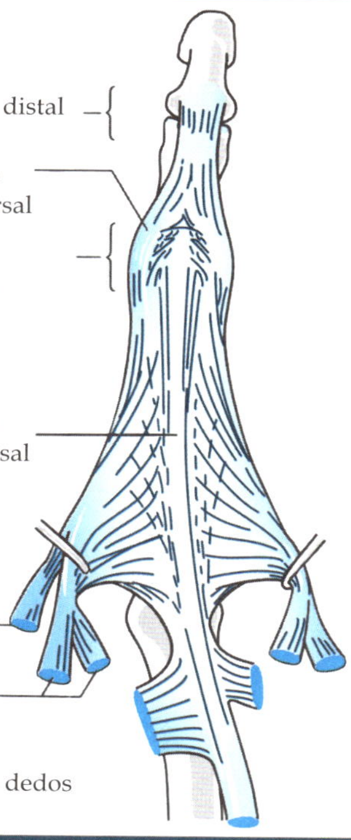

Figura 5.30 Aponeurose dorsal do dedo.

O lado palmar do dedo é formado morfologicamente pelos tendões flexores, as bainhas de tendões flexores digitais *sinoviais* e as estruturas auxiliares de ligamentos das bainhas de tendões digitais *de tecido conjuntivo*. Os tendões dos *flexores superficiais* e *profundos dos dedos*, M. flexor superficial dos dedos e M. flexor profundo dos dedos, correm sobrepostos até a articulação interfalangeana proximal. Nesse ponto, o tendão do M. flexor superfical dos dedos divide-se em dois feixes de fibras, que se inserem na falange central. Através dessa fenda do tendão flexor superficial dos dedos – tendão perfurado – passa o tendão do flexor profundo dos dedos

– *tendão perfurante* – até a falange distal dos dedos. O entrelaçamento dos dois tendões tem como efeito uma importante fixação funcional dos tendões flexores profundos mais longos na região da articulação interfalangiana proximal.

Enquanto as *bainhas de tendões digitais* do segundo ao quarto dedo, separados pela bainha de tendão do carpo em comum, se estendem até a falange distal , a quinta bainha de tendão digital freqüentemente entra, no caso de adultos, em contato com a carpal, de modo a estender-se em um saco sinovial contínuo do quinto feixe até a falange distal. As camadas fibrosas externas das bainhas de tendões digitais são identificadas por torções de reforço de tecido conjuntivo. Tanto nas seções interarticulares como nas regiões das articulações correm vias fibrosas de colágeno em forma de anel, Ligg. anular, ou de forma cruzada, Ligg. cruciforme, para segurar os tendões flexores apoiados nos leitos deslizantes sinoviais e, desse modo, assegurar a estabilidade dos tendões flexores e de suas bainhas sinoviais durante a excursão dos dedos. Os próprios tendões flexores são acompanhados por pontes de tecido conjuntivo tipo árcade, que garantem a irrigação sangüínea dos vasos dos tendões como Mesotendão. (Figura 5.31 e 5.32).

As condições morfológicas no *polegar palmar* distinguem-se principalmente pela passagem do tendão do M. flexor longo do polegar das condições existentes nos dedos longos (II a V). Enquanto o flexor curto do polegar, M. flexor curto do polegar, corre em direção ao osso sesamóide na articulação proximal do polegar, o tendão flexor longo do polegar chega à falange distal entre a cabeça superficial e a cabeça profunda do flexor curto. A bainha de tendão flexor digital do polegar forma, geralmente, uma unidade com a bainha de tendão do carpo. Também ocorrem, no polegar, vias de reforço em forma de anel da bainha de tendão de tecido conjuntivo, como ligamentos anelares, Ligamentos anulares, e entre o ligamento anelar proximal e um ligamento anelar distal corre um ligamento de reforço transversal que, passando do lado radial ao lado ulnar, está em ligação com a inserção do M. adutor do polegar, através do osso sesamóide ulnar.

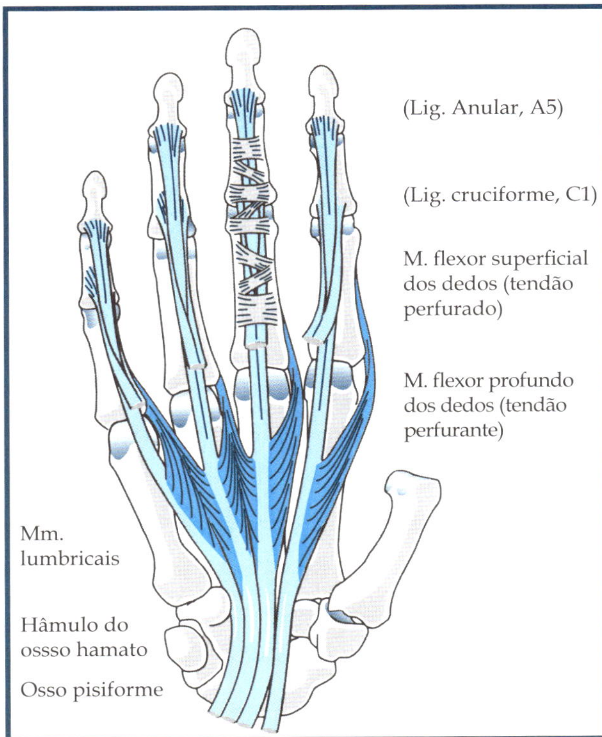

Figura 5.31 Tendões flexores de falange com ligamentos de suporte.

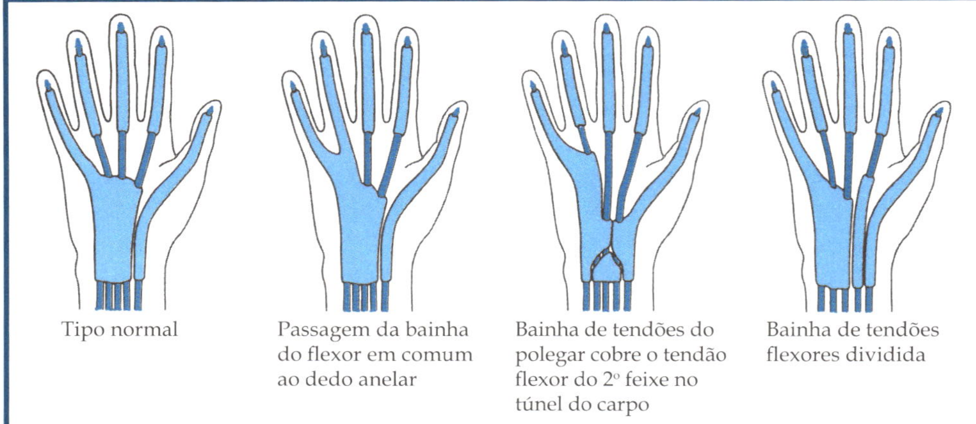

Figura 5.32 Variações das bainhas de tendões flexores da mão.

Clínica: perdas motoras dos músculos curtos e longos dos dedos provocadas por paralisias dos nervos motores resultam em quadros de perdas características. Após uma lesão do N. radial, os dedos na articulação proximal não podem mais ser estendidos. Os dedos estão estendidos de forma incompleta em suas articulações interfalangianas devido à resistência dos flexores longos, e pendem para baixo: *mão caída.* **No caso de paresia do mediano, as falanges mediais e distais do segundo e terceiro dedo não podem mais ser flexionadas, o polegar está colado ao dedo indicador estendido:** *mão do pregador*. **Finalmente, no caso de paresia ulnar, os músculos interósseos e os vermíformes ulnares falham. O tônus do extensor longo leva, então, a uma distensão nas articulações básicas, com flexão simultânea das articulações interfalangiana (peso excessivo do flexor longo):** *mão em garras* **(Figura 5.33a-c).**

As *vias neurológicas digitais dos vasos* correm no tecido conjuntivo da epiderme inferior dos dedos em cada lado, dorsal e palmar, como A. digital própria e N. digital próprio. Dessa forma, cada dedo é alimentado por quatro artérias e quatro nervos sensíveis. No caso dos dedos II a V, os vasos palmares regularmente possuem uma estrutura mais forte e, portanto, abastecem a falange distal e o apoio das unhas, bem como a interfalangeana. As artérias dorsais dos dedos originam-se das Aa. metacárpicas dorsais; as palmares do arco palmar superficial e da A. principal do polegar. As *veias* correm de forma independente às artérias, e no lado palmar são fracas, porém no lado dorsal possuem uma estrutura forte. As vias linfáticas dos dedos es-

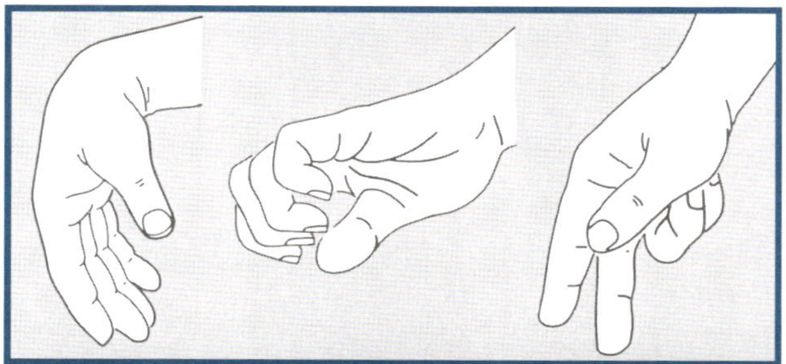

Figura 5.33 a-c Perdas motoras de **a)** N. radial (mão caída), **b)** N. ulnar (mão de garras) e **c)** N. mediano ("mão do pregador").

tão dispostas paralelamente às veias. O fluxo principal da linfa digital ocorre através das vias linfáticas do dorso da mão (Figura 5.34a e b).

Clínica: entre as artérias dorsais e palmares dos dedos surge uma grande variedade de anastomoses. Portanto, no caso de ruptura de vasos, deve-se tratar tanto a extremidade proximal como a extremidade distal do dedo.

Uma vez que não há uma face superficial nos dedos, processos inflamatórios poderão estender-se desde o tecido conjuntivo subcutâneo até o aparelho extensor e flexor, propagar-se nas bainhas de tendões palmares, e destruir ossos e articulações.

Os dedos longos e o polegar possuem um *aparelho de unhas* nos lados dorsais de suas falanges distais, consistindo da *placa de unha*, uma placa córnea de formação individual, e do sistema de formação e fixação da matriz da unha. A unha, inicialmente mais importante como ferramenta, serve principalmente como contraleito para a ponta dos dedos, resistente à apalpação com seus tenares de tato subcutâneos. A borda proximal da unha está em uma *bolsa de unha,* com profundidade de aproximadamente 5 mm. Suas bordas entram no *sulco da unha* – bolsa que está circundada por uma *parede de unha* na porção proximal

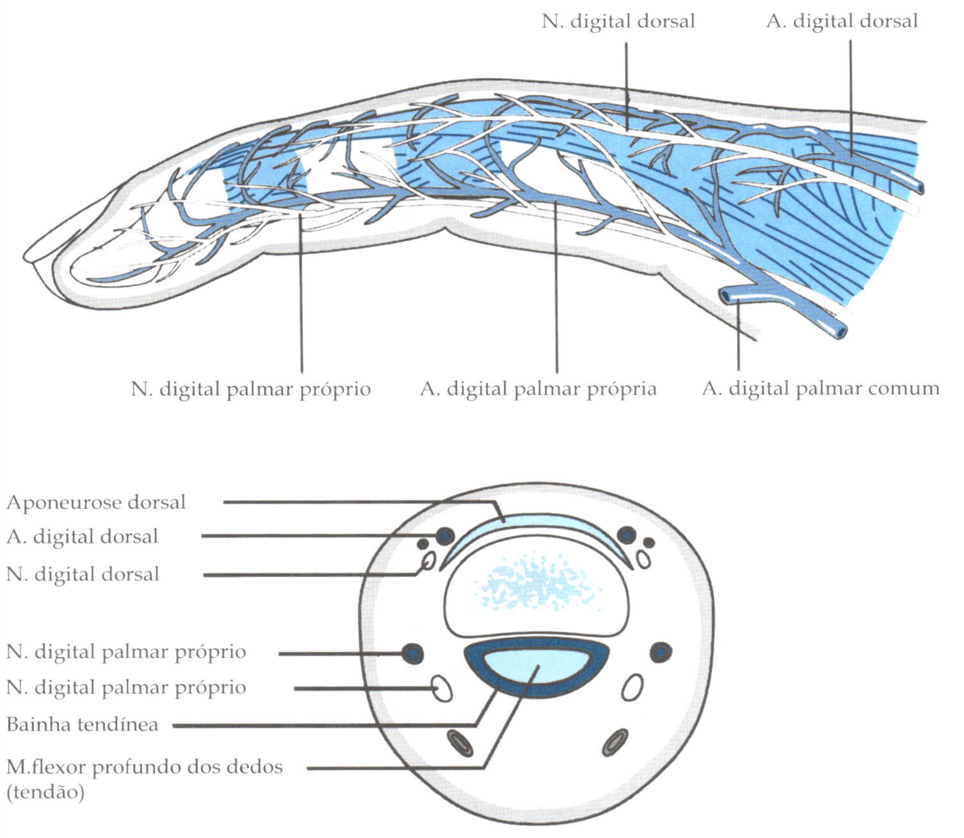

Figura 5.34 a e b Artérias e nervos do dedo em **a)** vista lateral e **b)** vista transversal.

e nos dois lados. O epitélio de placa córnea da parede da unha passa a ser um epitélio não córneo no sulco limitador proximal. A parede da unha prossegue sob a placa da mesma sobre o leito de seu tecido conjuntivo até o início de sua borda livre, em sentido distal. No lado externo da unha, o epitélio de placa córnea da sua *parede* se alastra como *cutícula*, para o seu dorso em direção distal. A cutícula fecha a bolsa da unha, evitando a penetração de corpos estranhos. Através da placa da unha aparece a zona de formação epitelial ou matriz germinativa, em forma de meia-lua, de onde origina-se uma placa com velocidade de crescimento de aproximadamente 0,1mm/dia.

A matriz epitelial da unha é circundada por uma matriz de tecido conjuntivo. Fibras dessa matriz de tecido conjuntivo alastram-se lateralmente no aparelho de ligamento capsular da articulação interfalangiana distal, e estão em contato com o tendão extensor a se inserir (cabresto da unha). Finalmente, sistemas fibrosos fixam o aparelho total da unha no periósteo dorsal e lateral da falange distal. A irrigação sangüínea do leito da unha ocorre através dos anastomoses das artérias do dedo, que se propagam como *arco arterial proximal e distal* em direção ao centro da placa da unha. O retorno do sangue ocorre através das veias dorsais do dedo. Ramificações dorsais dos nervos do dedo seguem para a altura da matriz epitelial da unha, inervado seu leito e suas partes macias e sensíveiscircundantes (Figura 5.35a e b).

Clínica: para um crescimento correto da unha, são indispensáveis o osso, o leito da unha e a própria unha intactos. A falange distal forma uma estrutura guia estável para a mesma. A perda de uma unha leva à fibrose de seu leito, de modo que a nova unha a crescer não encontra mais apoio.

A epiderme do dedo mostra uma morfologia dorsopalmar diferente, dependente da função, que

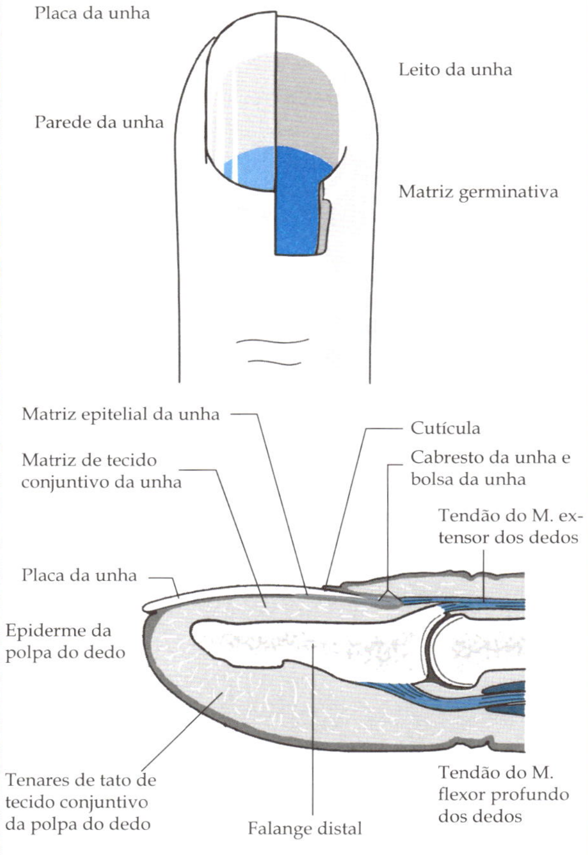

Figura 5.35 a e b Aparelho da unha do dedo em **a)** vista dorsal e **b)** vista sagital.

atinge principalmente o leito subcutâneo do tecido conjuntivo. A epiderme do dorso do dedo, geralmente com pelugem sobre o membro proximal e central, apresenta uma série de sulcos de torcida na região das articulações do dedo. Esses sulcos em geral são estacionários, e formam as reservas cutâneas para a flexão dos dedos. Além disso, provocam um engrossamento do cobertor de epiderme sobre as articulações interfalangiana e, dessa forma, constituem uma almofada de pressão passível de carga para o aparelho extensor de falanges. Na falange distal, a cútis entra nas direções auxiliares do aparelho da unha, e representa uma camada de proteção e delimitadora (cutícula) para a placa da unha. O lado palmar do dedo é subdividido por sulcos flexores resistentes, e forma, através de ligamentos de suporte, retináculo da cutis semelhante à palma da mão, tenares de tato formados por sistemas de câmaras de tecido conjuntivo. Os sistemas de câmaras subcutâneos dos *tenares dos dedos* formam a base morfológica para o sentido tátil da ponta dos dedos, que é reforçado pelo contraleito das placas das unhas.

Os Nn. digitais dorsais para a *inervação sensível* dos dorsos dos dedos originam-se para os dois e meio dedos radiais do N. radial (R. superficial) e para os dois e meio dedos ulnares, do N. ulnar. Os mesmos correm no dedo indicador e dedo médio apenas até a falange média. Os membros terminais dorsais desses dedos, e com isso também suas instalações de unha, são abastecidos por ramificações palmares de epiderme do N. mediano. O N. mediano abastece, no lado palmar, com exceção do dorso do polegar, os três e meio dedos radiais, em especial seus tenares de tato. O N. ulnar corre com seus nervos digitais palmares próprios até um e meio dedo ulnar, sendo abastecido em geral o falange distal dorsal do dedo anelar até a metade pelo N. digital palmar próprio do N. mediano.

Clínica: ao contrário dos nervos plurissegmentais da epiderme, os revestimentos segmentais da epiderme da extremidade superior podem ser deduzidos apenas através da falha dos segmentos espinhais cervicais e torácicos superiores. O um e meio feixe radial da mão corresponde ao segmento C6, o um e meio feixe ulnar ao segmento C8, e as partes restantes mediais permanecem no segmento C7 (Figura 5.36a e b).

Os ossos tubulares da falange são apalpáveis, em todo seu comprimento, pelo lado dorsal, exceto as falanges com unha, e cobertos, no lado palmar, pelo aparelho de tendões flexores e reforços palmares da cápsula da articulação.

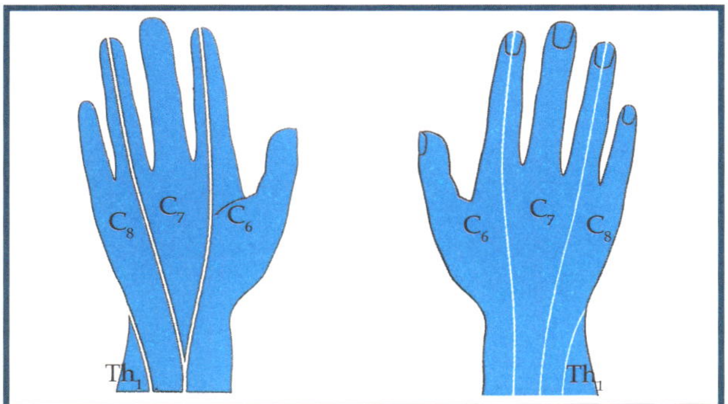

Figura 5.36 a e b Atribuição de segmentos da inervação sensível da mão do **a)** lado palmar e **b)** lado dorsal.

6 Funções da Mão

A mão é a nossa melhor e insubstituível ferramenta de preensão. Com sua ajuda, podemos intervir no meio ambiente de acordo com os nossos desejos. Seja para trabalhar com barro, amassar, modelar, esculpir algo ou simplesmente cortar legumes – para tudo isso são necessárias as nossas mãos. Reconhecemos seu valor apenas quando, devido a uma lesão (por menor que seja), nossa liberdade de movimentação fica limitada.

As funções motoras e sensíveis da mão são totalmente voltadas para a preensão, em que há uma grande variedade de possibilidades. Conforme Kapandji (1992), distinguimos os três seguintes grupos:

- Preensões estáticas;
- Preensões sob a influência predominante da gravidade;
- Preensões dinâmicas.

Preensões estáticas

As preensões estáticas, por sua vez, são divididas nos seguintes subgrupos:

- Preensões de dedos;
- Preensões da palma da mão;
- Preensões simétricas.

Preensões de dedos

Entre as preensões de dedos estão as preensões bidigitais e pluridigitais:

Preensões bidigitais

São preensões de precisão executadas por dois dedos. Elas possibilitam pegar e segurar os objetos menores. Distinguem-se os quatro seguintes tipos:

- Preensão com a ponta dos dedos (Figura 6.1): duas pontas de dedos seguram um objeto.
- Preensão com a polpa dos dedos: a preensão com a polpa dos dedos é semelhante à preensão com a ponta dos dedos, porém abrange uma

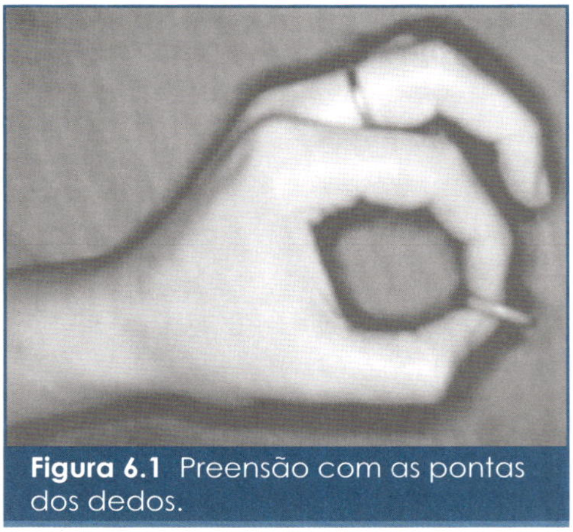

Figura 6.1 Preensão com as pontas dos dedos.

área maior, pois é realizada com a polpa inteira do dedo; por exemplo, quando se pega uma folha de papel.

- Preensão lateral dos dedos/polpa dos dedos: essa função de preensão também é chamada de preensão de chave ou preensão lateral, e executada principalmente pelo polegar e dedo indicador.
- Preensão interdigital: o objeto é segurado apenas pelos dedos, o polegar não participa da preensão; por exemplo, segurar um cigarro.

Preensões pluridigitais

As preensões pluridigitais capacitam realizar uma preensão firme, uma vez que ao lado do polegar são utilizados adicionalmente dois, três ou quatro dedos. Distinguem-se:

- Preensão tridigital: o polegar, o segundo e o terceiro dedos formam essa preensão. É necessária, por exemplo, para escrever ou abrir pequenos fechos.
- Preensão tetradigital: Objetos maiores são segurados com segurança - por exemplo, quando se abre um pote de geléia.
- Preensão pentadigital (Figura 6.2): todos os dedos são utilizados. O polegar ocupa diversas posições de oponência - por exemplo, quando se segura uma bola ou um pires.

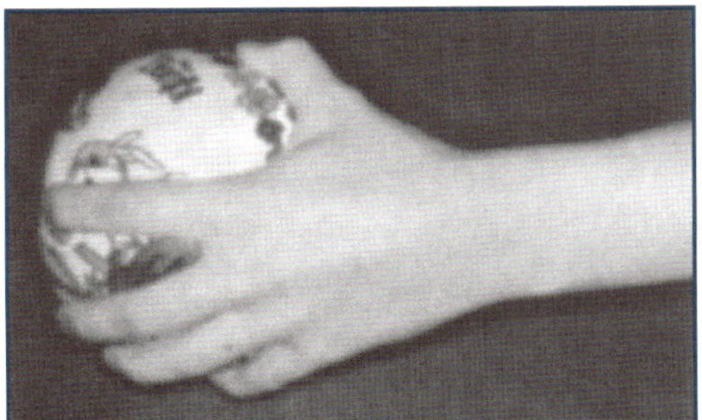

Figura 6.2 Preensão pentadigital.

Preensões da palma da mão

Ao contrário das preensões com os dedos, nesse tipo de preensão o objeto é pego também com a palma da mão, e com isso aumentam a estabilidade e a área da preensão. Preensões com a palma da mão podem ser realizadas de dois modos diferentes:

- Somente os dedos longos são utilizados - por exemplo, no ato de remar.
- Polegar mais os dedos longos são utilizados (Figura 6.3) - por exemplo, para segurar uma ferramenta.

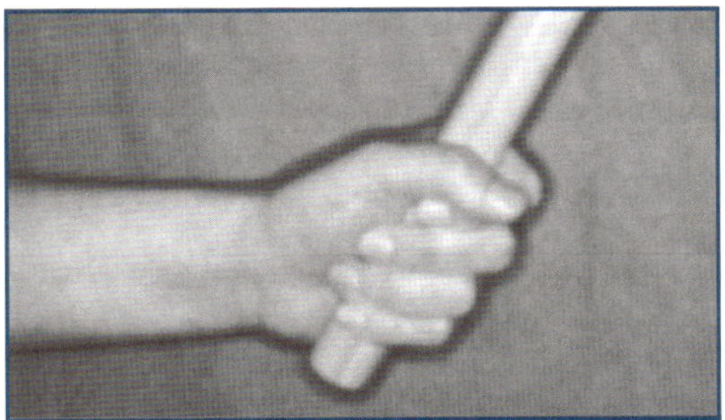

Figura 6.3 Preensão com a palma da mão.

Preensões dependentes da gravidade

O que caracteriza essas preensões é que não podem ser realizadas em estado de falta de gravidade (em condições experimentais), por exemplo, carregar uma bandeja, um balde d'água etc. Outros exemplos são: formar uma concha com as mãos e captar ou remover algo.

Preensões dinâmicas

As preensões dinâmicas destacam-se pelo fato de que, durante sua realização, estamos agindo simultaneamente, por exemplo ao escrever, cortar, comer com palitinhos ou tocar um instrumento.

7 Mão Funcional

A mão funcional (Figura 7.1) é a posição de mão que possibilita ao paciente atender às exigências da vida diária. Para tanto, as pontas do polegar, do segundo e do terceiro dedos devem se tocar. Esses três dedos assumem as preensões de precisão da mão. O quarto dedo e o quinto devem ser flexionados em seu grau final. Os dois dedos servem para preensões de força, e formam a parte móvel da mão, de modo que, além de exercer força, a mão possa ser fechada por completo. Somente assim o paciente está em condições de segurar coisas pequenas com a mão, por exemplo amendoins.

Caso não seja possível recuperar a amplitude final de mobilidade de extensão das articulações devido a uma lesão, deve ser feita a tentativa de recuperar o máximo possível a mão funcional para o paciente. Para que os pacientes possam realizar tarefas corriqueiras, não é necessário, em termos de mão funcional, poder flexionar o polegar, o dedo indicador e o mínimo em *amplitude final*. É suficiente quando as pontas dos dedos se tocam. No caso de exigências especiais, por exemplo tocar violino, naturalmente a mão funcional não é suficiente.

O objetivo fisioterápico mais amplo na terapia da mão, portanto, é a manutenção ou a recuperação da mão funcional. Caso ele não possa ser alcançado durante a terapia, a função da mão ficará prejudicada por um prazo prolongado. O paciente pode, por exemplo, deixar de receber moedas, uma vez que objetos pequenos cairão da sua mão. Também objetos maiores e pesados, como garrafas, podem oferecer dificuldades e escapar da mão (Figura 7.2).

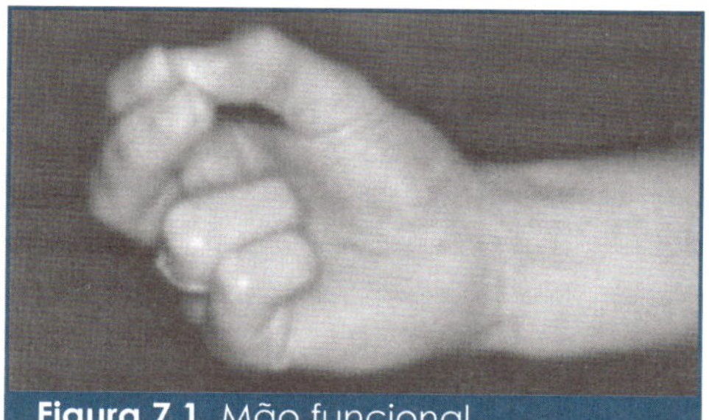

Figura 7.1 Mão funcional.

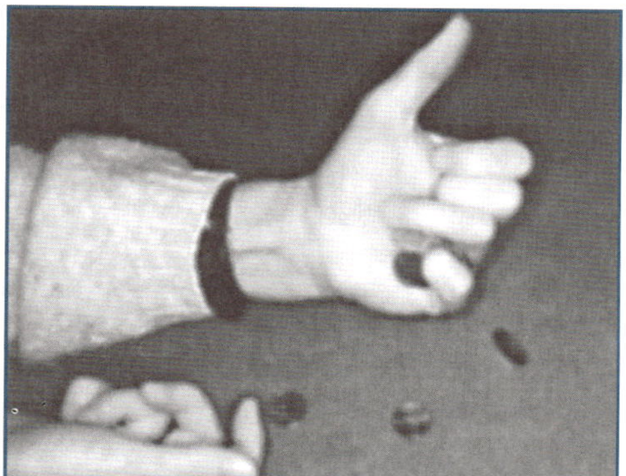

Figura 7.2 Mão funcional ausente devido à flexão restrita do dedo anelar. Objetos pequenos podem ser segurados somente com muita dificuldade, e mediante grande esforço.

Ataduras

8

No caso das ataduras, é importante que sejam mantidas no menor tamanho possível, para oferecer ao paciente a maior liberdade realizável de movimentos, não restringindo-o com ataduras. Somente as articulações afetadas devem ser colocadas em posição de repouso; isto é, no caso de uma lesão no pulso, os dedos podem ser movimentados livremente. A duração da posição em repouso da mão depende dos diversos tipos de lesões, porém deverá ser a mais curta possível, uma vez que todo tipo de atadura restringe a mobilidade da mão. Mesmo no caso de um pequeno esparadrapo, há alteração no uso das mãos.

As lesões dos pacientes serão tratadas após a cirurgia, conforme necessidade, com uma presilha. Como é comum, a profilaxia de edema inicia-se prematuramente nesse momento. A maioria dos pacientes recebe uma tala de gesso dorsal bem acolchoada no lado interno. Na tala encontra-se a articulação da mão em uma extensão de 20 a 30°, e os dedos em *posição intrinsic-plus* – uma posição de segurança em que os ligamentos colaterais estão estendidos e, portanto, não encolhem durante a colocação em repouso. (Figura 4.21).

A tala de gesso é enfaixada com uma bandagem elástica. Algumas lesões, como lesões dos tendões flexores ou extensores, exigem uma outra atadura. As posições especiais de repouso serão mencionadas separadamente nos respectivos capítulos.

No 1° dia do pós-operatório ocorre em geral a primeira troca. A tala de gesso é enrolada com material de estofamento, e esse é fixado ao gesso mediante uma atadura de enrolar. Assim, a tala de gesso pode ser enrolada e desenrolada com rapidez a qualquer momento.

Quando o paciente vem à fisioterapia, caso se possa retirar a atadura, deve ser observado o seguinte, :

- Na retirada das ataduras, devemos proceder com cuidado para que as feridas não se abram novamente, é aconselhável molhá-las eventualmente em um banho Braunol, e em seguida retirá-la.
- Trabalhar sob as condições de esterilidade possíveis (apoio limpo, luvas).
- Caso seja necessária uma pinça ou tesoura esterilizada, retirá-la de uma embalagem especial de ataduras.

A maioria das lesões são tratadas por nós como segue:

- A própria lesão é coberta com tule/gase com pomada, e uma ou várias compressas pequenas.

- Em um pacote de ataduras embaladas com máxima esterilidade, encontramos 4 compressas de gaze para as dobras entre os dedos, que absorvem a transpiração dos pacientes, evitando macerações, bem como uma compressa (10 x 10 cm), para prender as compressas individuais das dobras entre os dedos na articulação da mão, e uma faixa de gaze elástica nº6 para fixar todo o material da atadura na mesma. As faixas serão enroladas em voltas em forma de 8. Algumas das voltas devem ser circulares, para que não haja estrangulamentos.
- Caso seja necessária uma oclusão de dedos, cobrimos a lesão com tule com pomada e uma compressa pequena, e seguramos tudo com uma atadura de enrolar.
- As ataduras não devem fazer pressão e, em caso de dúvida, devem ser novamente enroladas se o paciente disser que estão apertando ou estrangulando.
- Finalmente, a tala de gesso acolchoada é aplicada com uma faixa elástica sobre a atadura.

Muitos pacientes gostariam de usar a atadura por mais tempo que o necessário. Eles se sentem mais seguros, uma vez que a atadura mostra ao mundo exterior que possuem uma lesão, e devem ser tratados com cuidado. Uma vantagem adicional é que os pacientes não são obrigados a expor publicamente um coto de dedos ou cicatrizes de grande extensão por exemplo. Nesses casos, é necessário muita sensibilidade para desacostumar o paciente ao uso da atadura. Muitos pacientes preferem um procedimento em etapas. Por exemplo, a atadura é primeiro deixada de lado em casa, em seguida na presença de conhecidos e, finalmente, no cotidiano. Portanto, devemos ceder um pouco às vontades do paciente, e procurar soluções individuais.

Avaliação 9

No caso de um *paciente atendido na enfermaria*, a solicitação de tratamento enviada ao setor de Fisioterapia é pré-requisito para o exame e a terapia, pois contém importantes informações prévias. Essa solicitação fornece os seguintes dados do paciente:

- Nome.
- Data de nascimento (idade).
- Endereço.
- Profissão.
- Hobby.
- Diagnóstico.
- Data da cirurgia e tipo de atendimento.

Paralelamente a ela, recebemos o *relatório da sala de operação*, que mais uma vez fornece informações sobre o atendimento, tais como, quais suturas de tendões foram utilizadas, se foi feita uma costura sem tensões, a estabilidade das estruturas individuais ou a extensão de mobilidade obtida, por exemplo, após uma tenólise na sala de cirurgia.

O exame começa assim que o paciente entra em nosso consultório. Além da postura corporal, em geral, será observado sua extremidade lesada como porta, ou incluí-la na movimentação. Ele segura sua mão e, usa uma tipóia como no pior dos casos, ou já levanta a mão?

No caso de *pacientes de tratamento ambulatorial*, observamos, adicionalmente, se utilizam a mão ao tirar o casaco, abrir a porta etc. Com que mão ele nos cumprimenta, com que mão pega aparelhos de exercício ou como enche uma xícara de café? Procuramos perceber todos esses detalhes.

Aspectos de anamnese em geral são diretamente perguntados ao paciente. Entre eles estão, por exemplo, o momento do acidente, como ele se deu e como o paciente foi tratado até o presente momento. (Em alguns casos, não é a primeira operação do paciente, ou ele foi tratado inicialmente de forma ambulatorial.)

Além disso, é nosso interesse saber se sente dores; se eventualmente toma analgésicos; se os recebe na enfermaria, ou os pede sob prescrição para tomar em casa; quais pode tomar conforme a necessidade.

Perguntas referentes à duração das dores ou sintomas, e como suavizá-los quando ocorrerem durante um determinado período ou durante uma determinada atividade, é o paciente quem nos responde.

Perguntamos também sobre seu *hobby*. Caso o paciente toque um instrumento, ele necessitará requerer a extensão completa da amplitude de movimento para continuar fazendo-o bem. Esse paciente certamente demandará mais tempo do que outros para se satisfazer com o funcionamento da mão recuperada. Caso o paciente, por exemplo, toque flauta, a perda de uma ponta do dedo, por menor que seja, já representa um problema, uma vez que não poderá mais tampar os furos da flauta corretamente. Esse paciente estará para sempre insatisfeito, ou precisará trocar de instrumento. Um violinista necessita da amplitude total de flexão de todos os dedos, e um pianista, além disso, deve poder abduzir com excelência os dedos, para poder tocar as oitavas.

Cada clínica ou consultório tem seus próprios arcos de elevação para exames, e um modo próprio de protocolar diagnósticos e acompanhá-los. A princípio, pode-se afirmar que não é necessário realizar todas as medições em todos os pacientes. A escolha depende do paciente e das informações de que necessitamos para a documentação de cada diagnóstico. Quantas vezes realizaremos um exame ou um rápido exame intermediário também dependerá do diagnóstico, do processo de cicatrização, da capacidade de resistência, da idade e do estado momentâneo do paciente. Alguns pacientes gostam que após cada tratamento seja feita uma mensuração. Outros ficam frustrados se não verificam melhora progressiva. Todos os diagnósticos são sempre realizados em comparação com o lado contralateral, e protocolados.

Diagnóstico visual

- Cor da pele.
- Irrigação sangüínea.
- Edemas ou pequenos inchaços.
- Pele córnea ou calos nas mãos.
- Percurso de cicatrizes, bem como quantidade e aparência das cicatrizes.
- Estão mantidos todos os dedos, ou quais foram amputados e em que altura?
- Alterações da superfície das unhas. Elas indicam enfermidades sistemáticas, por exemplo *Diabetes Mellitus*, *Morbus Raynaud* e doenças cardíacas/circulatórias.

Diagnóstico por tato

- Deslocamento das cicatrizes.
- Característica do edema: duro ou mole.
- Temperatura da extremidade na comparação lateral, se eventualmente a temperatura varia na palma da mão ou em cada dedo.
- Trófico: forte transpiração, úmido ou mais seco. Pacientes com lesão neurológica não transpiram nas regiões afetadas.

Mensuração da articulação

A mensuração da articulação é realizada conforme o procedimento indicado, em 1975, pela *American Academy of Orthopaedic Surgeons* como mensuração padrão internacionalmente uniforme, do método neutro-nulo.

Na região da mão são realizadas as mensurações com a ajuda de pequenos goniômetros, disponíveis em vários modelos. Dependendo dos valores de que precisamos, são averiguadas as seguintes medidas de movimentos:

- Extensão/flexão das articulações IFD, IFP e MCF dos dedos, bem como da articulação IF e MCF do polegar.
- Oponência do polegar (vide abaixo).

- Desvio ulnar/radial e extensão/flexão da articulação do punho.
- Pronação/supinação na articulação radio-ulnar proximal e distal.
- Extensão/flexão da articulação do cotovelo.
- Extensão/flexão, abdução/adução e rotação externa/rotação interna na articulação do ombro.

Para obter rapidamente uma visão sobre a mobilidade da pronação e supinação, o paciente pega um lápis com a mão e executa o movimento. Com isso, embora não tenhamos graus exatos, temos prontamente uma impressão da mobilidade das duas direções.

Medimos a *distância dos dedos da palma da mão* com a ajuda de uma régua ou de uma espátula. Na posição final, a espátula encosta-se verticalmente na ponta dos dedos, onde sua extremidade toca a palma da mão. A distância entre a ponta dos dedos e a palma da mão será marcada na espátula. Os valores obtidos dessa maneira são apenas para o uso interno, uma vez que faltam indicações exatas. Diferentemente da mensuração com uma régua, os resultados não são comparáveis; o método, porém, economiza tempo.

Movimentos de teste: o paciente executa o *punho grande e pequeno* ativamente. Nós verificamos o *movimento de oponência* do polegar ao colocá-lo contra a ponta de cada dedo longo. O movimento de oponência consiste de três seqüências individuais de movimento: abdução, flexão e rotação. Esse movimento de combinação ocorre nas três articulações do polegar.

Aviso: o polegar deve tocar as falanges médias dos dedos longos individuais. Fala-se em movimento de oponência completo quando o polegar alcança o cume do dedo mínimo ou a base do quinto dedo.

As três articulações participam na *circundução* do polegar, assim como no caso da oponência; o movimento principal, porém, ocorre na articulação tipo sela.

No caso do polegar distinguimos a abdução radial (abdução), que ocorre no plano frontal, palmar, e a abdução palmar (anteversão), que se dá no plano sagital.

Para a mensuração da *abdução* ou da *capacidade de abertura da 1ª comissura do dedo*, estão disponíveis três aparelhos diferentes:

- Transferidor;
- Fita métrica;
- Cilindro.

Para medir por meio de um cilindro, os pacientes empunham o mesmo, e tentam deslizá-lo para baixo, até onde for possível. A primeira dobra entre os dedos deve encostar por completo no cilindro. Para a mensuração podem ser adquiridos cilindros especiais, com unidades de medidas. Trabalhamos com cilindros normais de isopor, e então medimos a circunferência com uma fita métrica.

Caso seja necessário, realizam-se adicionalmente mensurações de articulações no cotovelo e no ombro. Porém, normalmente basta mandar que executem ativamente uma única vez os movimentos, e verificar se todas as direções dos movimentos estão livres: depressão/elevação, abdução/adução, preensão na nuca e preensão de avental.

No caso do ombro, as limitações normalmente ocorrem de forma secundária. Uma vez que, conforme Kapandji (1992), o ombro é a chave para a mão, essas limitações têm efeito direto sobre a função da mão. Caso ocorram, durante a verificação da mobilidade do ombro, movimentos de desvio, como rotação do tronco, o paciente pode encostar as costas na parede e executar os movimentos. Dessa maneira, ele pode perceber movimentos de desvio com mais facilidade, e corrigi-los.

Mensuração de força

Preensão rudimentar

Podemos medir a força com o *Dinamômetro Manual Jamar*, o *Metro Intrínseco* e o *Vigorimeter*. O Dinamômetro Manual Jamar (Figura 9.1) conquistou seu lugar como aparelho de precisão na Terapia da Mão, e é recomendado também pela *American Society for Surgery of the Hand*. A preensão pode ser ajustada em cinco posições diferentes. Todos os valores são registrados em um sistema de coordenadas, e no nosso caso indicados em quilogramas. Durante uma evolução normal de força, a curva resultante se destaca em forma de sino. Nisto, devem ser observados os seguintes aspectos:

- Na segunda e terceira posições, a força dos pacientes é maior.
- A mão dominante é em torno de 5 a 10% mais forte.
- Em geral, os pacientes do sexo masculino possuem mais força. No caso de mulheres, séries de testes resultam em uma média de valores entre 24 e 38,6 kg; e, no caso de homens, valores entre 30,4 e 70,4 kg (Waldner-Nilsson, 1997).

Segundo a *American Society for Surgery of the Hand* são realizadas mensurações em duas posições, cada uma com três medidas. São utilizadas a mão saudável e a mão lesada, alternadamente. O paciente deixa o cotovelo flexionado e perto do corpo, sem apoiá-lo sobre uma base. Os resultados serão somados, determinando um valor médio, que será anotado na ficha.

Teste rápido: caso se queira obter uma visão imediata sobre a força do paciente, pode-se estender-lhe as mãos cruzadas para apertar a sua mão. Os pacientes devem apertar nossas mãos com toda a força; assim obteremos uma impressão subjetiva. (Cuidado quando se trata de portadores de anéis, ou caso tenha sentado um paciente forte à sua frente – nesses casos escorregar o máximo possível para dentro da mão do paciente.)

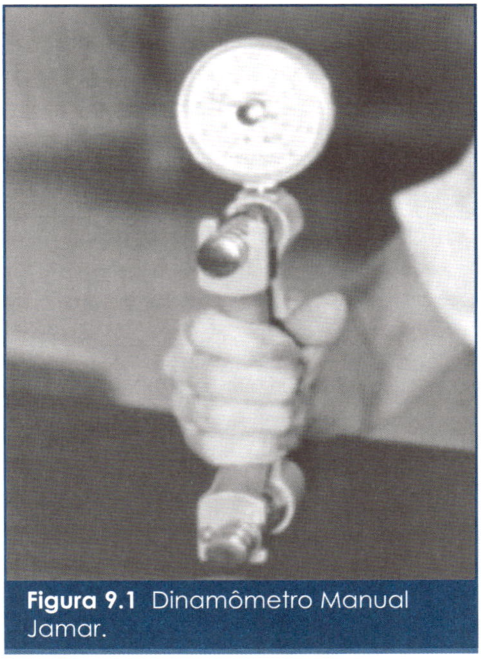

Figura 9.1 Dinamômetro Manual Jamar.

Preensão de precisão

Para medir a força das preensões de precisão, utilizamos um *Pinch-gauge* (Figura 9.2). Verificamos a força de:

- Preensão de chave ou preensão lateral.
- Preensão de três pontos.
- Preensão de dois pontos.

Novamente, realizam-se três mensurações, alternando-se a mão saudável e a mão lesada a cada medida. O valor médio será averiguado e anotado.

Teste rápido: para verificar rapidamente a força da preensão de ponta, o paciente forma um círculo com seu polegar e dedo indicador e tenta mantê-lo, enquanto nós tentamos romper este círculo com nosso dedo indicador. Obtemos novamente uma impressão subjetiva de sua força, porém sem valores comparativos objetivos.

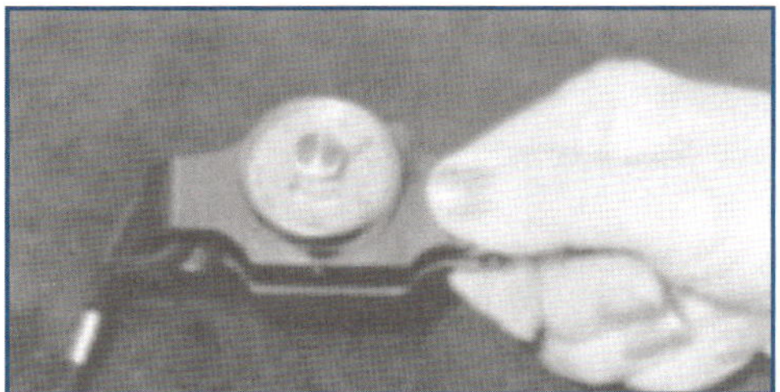

Figura 9.2 *Pinch-gauge* para mensuração da força da preensão de chave.

Mensuração da circunferência

Podemos realizar as mensurações da circunferência com uma fita métrica, com um volúmetro ou com anéis de dedo de diferentes medidas internas. No caso dos últimos, tratam-se de anéis de mensurações, como aqueles também utilizados em joalherias. A mais freqüente é a mensuração com uma fita métrica. Ela fornece informações sobre possíveis atrofias ou edemas. No caso da mensuração da circunferência, também foram convencionados determinados pontos de mensuração:

- Centro do braço.
- 5cm acima do epicôndilo medial.
- Extremidade distal do antebraço.
- Em direção proximal das articulações interfalangeanas proximais(IFP).

O diâmetro do dedo é medido acima das articulações interfalangianas com uma fita métrica ou através de anéis de dedos com diâmetros internos diferenciados. Uma vez que a mensuração com uma fita métrica é um pouco mais complicada, pode-se construir por conta própria, com a ajuda de uma régua, um aparelho de mensuração.

A mensuração volumétrica (Figura 9.3) consiste numa mensuração de água deslocada. Nesse caso, é importante que preenchamos o recipiente a cada mensuração com água morna, exatamente até a altura do tubinho de saída, e que a base esteja plana. Os pacientes devem imergir cuidadosamente o seu braço no recipiente, de modo que a dobra entre

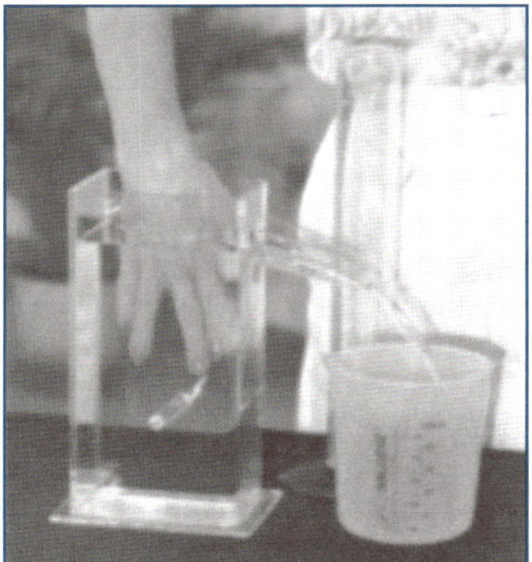

Figura 9.3 Mensuração volumétrica.

Quadro 9.1

Régua para mensuração da circunferência do dedo

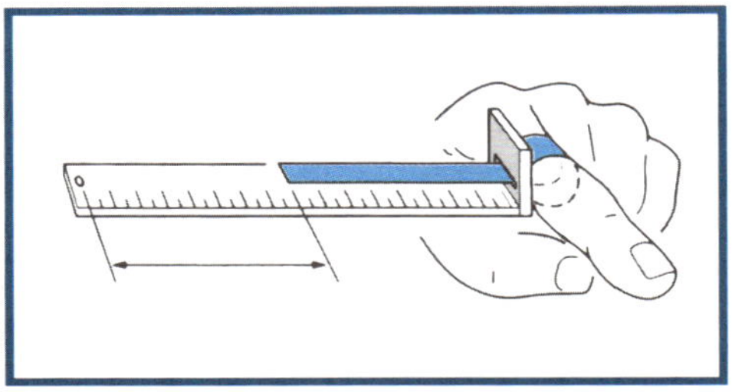

Materiais:

- Régua.
- Material termoplástico, como Otoform.
- Fita estreita.

Abre-se uma fenda no centro do pedaço de Otoform, que é fixado na extremidade esquerda da régua. Em seguida, cola-se uma fita na parte inferior da régua, puxada através da fenda até o zero, e cortada com exatidão (somente assim a medida estará correta). Para a mensuração, coloca-se o respectivo dedo sobre o pedaço de Otoform, passa-se a fita ao redor do dedo e faz-se a medida. A diferença entre a extremidade da fita e o zero corresponde à circunferência do dedo.

os dedos médio e anelar disponha-se sobre o pequeno cavalete previsto para tal finalidade. A água deslocada será depositada em um segundo recipiente e, em seguida, medida com a ajuda de uma escala com indicações em ml e protocolada. A mão dominante às vezes desloca um pouco mais de água, devido à musculatura mais forte.

Teste de sensibilidade

A sensibilidade é especialmente importante para nossas mãos. Como já foi dito, podemos reconhecer objetos e seus detalhes sem contato visual, por exemplo, através de forma, tamanho, posição, características da superfície e temperatura. Nossas pontas de dedos estão equipadas com uma grande densidade de fibras neurológicas, que, por sua vez, estão representadas por uma das maiores áreas de nosso cérebro (página 10).

Nos receptores da pele, distinguem-se as seguintes funções:

- Dor
- Tato
- Temperatura

O conjunto dessas funções é importante para nossas reações de defesa. A percepção da dor superficial também é uma delas. Esse mecanismo de defesa pode ser testado com a ajuda do método de distinção entre pontudo e rombudo. Ao tocar o paciente alternadamente com um alfinete de fralda, ou um clipe para papel, um com extremidade pontiaguda e outro com extremidade rombuda.

Para averiguar a sensação de dor do paciente, perguntamos objetivamente. Neste caso, a localização, a intensidade e o tipo de dor são de especial interesse. Os modos de sentir e de enfrentar a dor variam de paciente para paciente. Essas diferenças individuais dependem, entre outros fatores, da biografia e da cultura local. Estas são as seguintes perguntas feitas ao paciente:

- Quando ocorreu a dor pela primeira vez?
- Como ou através de que pode ser provocada?
- Quando ocorre (dor de repouso ou de esforço, dependendo da hora)?
- A dor pode ser localizada em um ponto ou se irradia?
- Como as dores se apresentaram (ardentes, reumáticas, pontiagudas, espasmódicas etc.)?
- Qual é a intensidade das dores (indicar valor em uma escala de 1 = fraco a 10 = forte)?
- O que o paciente faz para combater as dores? Como pode intervir nelas?

Estesiômetro *Semmes-Weinstein*

Realizamos o teste de contato com a ajuda do *Estesiômetro Semmes-Weinstein*. Trata-se de uma caixa de teste que consiste em vinte varetas de exames diferentes, e que foi apresentada, em 1960 por Semmes e Weinstein. Cada vareta está equipada com um monofilamento de náilon de espessura diferenciada, e identificada por um número. Os números de 1,65 a 6,65 representam o logaritmo da força multiplicada por dez, em miligramas, que dobra o monofilamento. Por exemplo, o filamento mais fino (1,65) dobraria com uma força de 0,0045g, assim que fosse pressionado contra a pele. Uma vez que o monofilamento dobra, assim que alcança uma determinada força que depende do diâmetro do filamento, o volume da pressão aplicada pode ser mantido constante (Diday-Nolle e Breier, 1997).

Para fins de teste, os monofilamentos são dispostos verticalmente, com a pressão crescente sobre os pontos da epiderme a serem testados, até o filamento dobrar. O paciente avisa quando sentir algo.

Avaliação do teste

1,65 - 2,83 percepção normal de sensibilidade.

3,22 - 3,61 sensibilidade reduzida de tato.

3,84 - 4,31 sensibilidade reduzida de proteção.

4,56 - 6,65 sem sensibilidade de proteção.

> 6,65 sem reação.

Discriminação de 2 pontos

Outra possibilidade para testar a percepção de contato é a discriminação de dois pontos. Aqui, distinguimos:

- Discriminação estática de dois pontos (*static* 2PD); e
- discriminação móvel de dois pontos (*moving* 2PD).

Static 2PD

Esse teste informa sobre a densidade de inervação das fibras neurológicas que se adaptam aos poucos, transmitindo as informações sobre a pressão constante ou o tato. É o teste clássico para determinar a sensibilidade funcional, já descrito por Weber, desde 1835.

Para realizá-lo, tocamos a ponta dos dedos exercendo leve pressão, alternadamente, com uma ou as duas extremidades do instrumento de teste (Figura 9.4). Se o paciente não estiver mais conseguindo perceber o instrumento de forma correta, aumentamos a distância entre os dois pontos. Nesse caso, ele percebe os dois pontos como um ponto só.

Conforme a *American Society for Surgery of the Hand*, o teste será interpretado como mostrado abaixo:

Distância percebida entre os dois pontos:

< 6 mm normal,

6-10 mm alta,

10-14 mm baixa densidade da inervação.

Caso o paciente perceba mais de um ponto, ele dispõe de uma sensibilidade de proteção.

Caso esse instrumento de teste não esteja disponível, o teste poderá ser realizado, em substituição, com a ajuda de um clipe aberto. Uma vez que a distância entre as extremidades do clipe não pode ser definida com exatidão, e portanto os resultados de teste não são comparáveis, essa alternativa serve apenas para proporcionar uma visão geral da situação sensível do paciente.

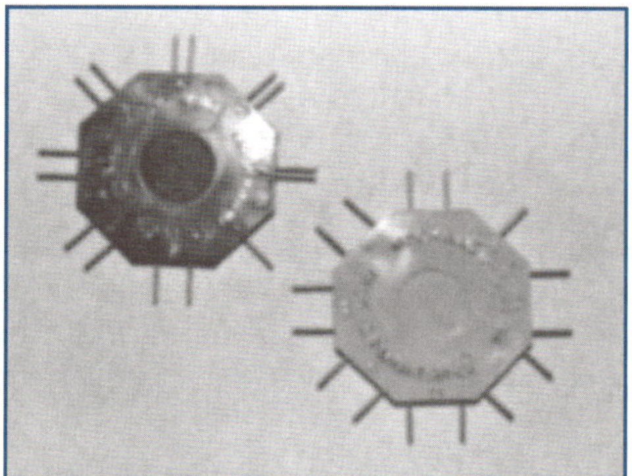

Figura 9.4 Instrumentos para Teste de *Static* e *Moving* 2PD.

Moving 2PD

Esse teste fornece a informação sobre as fibras neurológicas de rápida adaptação, as quais fornecem informações sobre os movimentos. A execução corresponde à descrição anterior da *Static* 2PD, com a diferença de que movimentamos o instrumento de mensuração do lado proximal ao distal. Nesse caso, também podemos utilizar um clipe de papel ou um outro objeto sem ponta. O paciente informa, a partir de que ponto no dedo, e se ele percebe o movimento.

A percepção térmica é verificada através do tubo de teste cheio de líquido quente ou frio. Incluímos no exame tanto as partes lesadas como as partes não lesadas, para que o paciente tenha a possibilidade de comparar os pontos com uma eventual percepção térmica alterada e não alterada.

Irrigação sangüínea

A irrigação sangüínea da mão ou dos dedos (Figura 5.24) é verificada exclusivamente pelos médicos. Eles verificam a porosidade das artérias com a ajuda do *teste Allen*. Para tanto, são apertadas as A. ulnar e A. radial, e o paciente bombeia a própria mão através de movimentos de fechar e abrir o punho, até que o sangue deixe a mão e sua superfície se torne pálida. Em seguida, a mão permanece aberta e o médico interrompe a pressão. Caso não haja distúrbios da irrigação sangüínea, o sangue afluirá rapidamente de volta às áreas da mão.

A pele retomará a cor rosada. As duas artérias devem ser examinadas, uma após a outra. A verificação ocorre de modo análogo na área dos dedos. Durante a avaliação fisioterápica, a irrigação sangüínea é avaliada mediante a cor (cianótica, pálida) e temperatura da pele (fria, fresca).

Teste funcional dos músculos

O teste da função dos músculos é importante para os terapeutas verificarem as medidas de terapia, e para os médicos obterem esclarecimentos de diagnóstico. Ele é realizado após a ruptura de músculos, tendões ou nervos, ou após paresias.

Nesse contexto, deve ser levado em consideração o desenvolvimento da força do músculo. Ela aumenta nos primeiros vinte anos de vida, fica estagnada durante cerca 10 anos no nível alcançado e, a partir daí, diminui aos poucos. Essa curva de desenvolvimento depende, além da idade, também do sexo. Em 1883, Galton descobriu que a força de meninos na idade de 2 a 19 anos aumenta rapidamente, acompanhando o peso corporal, aos poucos e continuamente até o 30º ano de vida. No caso de meninas, o crescimento da força é mais regular de 9 a 19 anos, em seguida mais lento até o 30º ano de vida. Até os 60º ano de vida, a força de homens e mulheres diminui progressivamente. Na idade de 40 a 45 anos, o declínio da força é menor nas mulheres.

A força muscular depende, portanto, da idade, do sexo, e também da constituição física e da atividade de cada paciente. Pacientes que sofrem grande desgaste corporal, como os trabalhadores de uma plataforma de perfuração, naturalmente terão forças bem diferentes dos que, por exemplo, são funcionários de escritório.

Somente os músculos atingidos por lesões ou doenças serão testados, uma vez que normalmente não é necessário realizar todos os testes de músculos. Como em todos os testes, será feita a comparação com o lado sadio.

Durante a realização do teste funcional dos músculos, devemos observar que:

- movimentos de desvio (compensatórios) ou com auxílio de outros grupos musculares sejam eliminados;
- resistências sejam executadas somente no fim do movimento;
- a musculatura não seja restringida em sua extensão de movimentos, através de preensões de fixação incorretas.

A documentação ocorre em uma folha de teste, com a ajuda de uma escala de M 5–M 0.

M 5 = Movimento completo de extensão contra a gravidade, com resistência máxima.

M 4 = Movimento de extensão contra a gravidade, com resistência leve.

M 3 = Movimento de extensão contra a gravidade.

M 2 = Movimento de extensão, com eliminação do próprio peso.

M 1 = Contração fraca sem participação das articulações.

M 0 = Sem contração.

10 Objetivo da Terapia da Mão

A fisioterapia serve para a reabilitação dos pacientes. O Centro Suíço de Estudos de Reabilitação define o conceito reabilitação deste modo:

> "Por reabilitação entende-se a utilização coordenada de medidas medicinais, sociais, pedagógicas, profissionais e técnicas para melhorar a função, o treinamento e a reeducação, bem como a adaptação de incapacitados em seu meio ambiente, no sentido de obter a melhor capacidade funcional e autonomia no cotidiano, e um lugar adequado na sociedade. Abrange também todas as medidas que são apropriadas a reduzir as conseqüências da incapacitação, e para promover a integração social de pessoas incapacitadas." (Baumgartner e Botta, 1997.)

A maior meta fisioterápica do tratamento no âmbito da Terapia da Mão é restaurar a mobilidade funcional ativa (página 78). Todos os resultados que não correspondam a essa meta impedem o paciente de realizar seus movimentos diários, e forçam-no a utilizar mecanismos compensatórios. Metas a serem sempre lembradas, por exemplo, a influência positiva da reabsorção do edema, formação de cicatrizes etc., bem como as respectivas medidas a serem tomadas, serão descritas nas próximas seções.

11 Profilaxia de Edemas e Contraturas

Após qualquer lesão ou cirurgia ocorre um edema. Trata-se de um acúmulo maior de líquidos no espaço intersticial, que em casos normais desaparece depois de 3 a 5 dias.

Em seguida a um processo cirúrgico, a lesão é tratada, conforme o caso, com um dreno Redon, uma presilha e/ou uma atadura de pressão. Essa é a primeira medida para profilaxia de edema.

Deitado, a mão ou o braço é colocado em posição elevada. A elevação pode ser feita através de uma faixa presa no punho, que pode ser fixada no estrado da cama, através de talas de apoio especiais ou dois travesseiros.

Aviso: a mão deve estar acima do nível do coração, isto é, o cotovelo deve ficar acima do ombro e a mão acima do cotovelo. O cotovelo deve encontrar-se apenas em leve posição de flexão.

Ao levantar-se da cama, o paciente é instruído a manter sua mão na posição mais alta possível. Como deixar a mão pendurada ocasiona dores, os pacientes automaticamente a levantam.

Aviso: no caso de forte flexão do cotovelo, não fica assegurado o refluxo do líquido. Um braço muito elevado prejudica a irrigação sangüínea.

Passado o efeito da anestesia na área dos dedos, o paciente pode, ou deve, movimentar os dedos não imobilizados. A partir do primeiro dia pós-cirúrgico, ele é solicitado a movimentar seu cotovelo e ombro a cada hora, fazendo movimentos de bombeamento dos dedos imobilizados com o braço levantado. Esses exercícios precoces de movimentação ativa promovem o refluxo venoso, e reduzem os estados de edema. Além disso, servem para a profilaxia de contraturas.

Caso o paciente apresente um edema maior, apesar de todas as medidas de precaução, apresenta-se, na maioria das vezes, o seguinte quadro: a circunferência da mão ou do dedo aumenta, eventualmente a formação das rugas da pele anula-se, ou até permanece um pequeno sulco após pressionar-se o edema. Pode haver uma diferença térmica em relação ao lado são, e a pele às vezes apresenta um leve brilho.

Todo edema prejudica a mobilidade e causa dores ao paciente. Portanto, o tratamento deve ser eficaz e realizado o mais rápido possível, para não prolongar o pós-cirúrgico (tratamento) e nem facilitar o desenvolvimento de outras complicações (contraturas, entre outros). É nossa tarefa interromper o círculo vicioso ligado à formação de edemas. O paciente sente dores, deixa a mão imóvel e ocorre um edema. Disso resultam reações do tecido e espasmos nos vasos que, por sua vez, também provocam dores. Assim, reinicia-se o círculo.

Medidas fisioterapêuticas

Para promover o refluxo da linfa e do sangue:

- Movimentos de bombeamento dos dedos com os braços elevados;
- aparelhos de exercícios que exijam movimentos acima da cabeça, ou em posição neutra do braço;
- ataduras Roban ou Coban (página 28);
- meias de dedos (página 27);
- luvas de compressão (página 27);
- drenagem linfática manual (página 45);
- aplicações cuidadosas de gelo (página 42).

Antes de qualquer tratamento, passamos os dedos pela extremidade atingida e por cada dedo, iniciando individualmente do sentido distal para o proximal - com cuidado, caso seja necessário. Essa medida incentiva o transporte de remoção do líquido do tecido e é relaxante, pois promove o bem-estar do paciente. A reabsorção do edema também pode ser auxiliada com uma cuidadosa massagem das membranas nas dobras entre os dedos.

Aviso: isso pode tornar-se desagradável para o paciente, e eventualmente até causar-lhe dores.

Tratamento de Cicatrizes 12

Lesões podem ser bastante diferenciadas. O mecanismo da lesão, por exemplo, pode ter um papel importante. Além de lesões provenientes de arranhão, corte, perfuração, mordida, causadas por objeto perfurante e de contusões, também pode tratar-se de queimaduras etc. A profundidade da ferida também varia bastante, de modo que outras camadas da epiderme sempre são lesadas. Cada lesão apresenta diferentes bordas de ferida (lisas ou irregulares). Às vezes, os ossos ou tendões também estão lesados, ou formam-se hematomas na região subcutânea e nas áreas adjacentes da epiderme, por exemplo após lesões contundentes. Nas chamadas lesões de injeção, a ferida apresenta impurezas, como também no caso de acidentes com cortadores de grama e outras lesões complexas. Nem toda ferida deixa uma cicatriz visível permanente; lesões de arranhões, por exemplo, saram sem formação de cicatrizes.

Cicatrização das lesões

Como nos outros tecidos do ser humano: lesões superficiais da pele, tendões, nervos e ossos, todas as outras lesões cicatrizam através de reparação, quer dizer, pela formação de tecido conjuntivo não específico.

A cura de lesões ocorre em três fases diferentes, temporalmente sobrepostas. Tratam-se das fases exsudatória, proliferativa e reparatória. São influenciadas pelos fatores de irrigação sangüínea, defesa imunológica, nutrição, edemas e hematomas.

Irrigação sangüínea

As pontas dos dedos que são bem irrigadas saram com mais rapidez do que, por exemplo tendões, que pertencem aos tipos de tecido de má irrigação sangüínea.

No caso de pacientes com distúrbios da irrigação sangüínea ou de irrigação sangüínea insuficiente (diabetes, arteriosclerose etc.), a cura é retardada ou até prejudicada.

Sob temperaturas quentes agradáveis, as lesões cicatrizam com maior rapidez do que sob temperaturas frias, desagradáveis. (Os pacientes mantêm as mãos feridas automaticamente quentes, uma vez que lhes é mais agradável.)

Defesa imunológica

A defesa imunológica, no caso da cicatrização de lesões, não pode ser subestimada. Pacientes com AIDS ou diabetes, pacientes após quimioterapia, com idade avançada ou pacientes debilitados por infecções, apresentam uma cicatrização retardada ou prejudicada.

Pela nutrição, pode-se influir no processo de cicatrização. As vitaminas A e C, bem como as proteínas, aceleram a síntese de colágeno. A vitamina C reduz o risco de infecção. Um comprometimento da irrigação sangüínea local do tecido pode resultar de uma deficiência de ferro.

Edemas

Através de edemas distintos, aumenta-se a pressão hidrostática dos capilares, dificultando a irrigação sangüínea. Todas as medidas para reduzir edemas diminuem a pressão, melhoram a irrigação sangüínea e, portanto, aceleram o processo de cicatrização.

Hematomas

Hematomas prolongam a cicatrização de lesões e formam uma base nutriente para bactérias. Favorecem infecções, caso o paciente não apresente resistência. Porém, bactérias também são necessárias para a cicatrização, uma vez que aceleram o seu processo. Sua participação, no entanto, não deve ser excessiva.

Mesmo concluída a cicatrização externa das lesões, a formação de cicatrizes está longe de ter se encerrada. Enquanto uma cicatriz aparece vermelha ou avermelhada na parte externa, a transformação da cicatriz interna ou a cura da cicatriz ainda não está concluída. O processo de cura pode durar mais de um ano.

A cura de cicatrizes é dividida em duas fases principais:

1ª fase: produz-se ligação química das moléculas de colágeno, e sua formação em fibras de colágeno.

2ª fase: transforma-se a estrutura dos feixes de colágeno em conformidade com a espécie típica ao tecido.

Dizem: "A cicatriz define o resultado do tratamento". Por que algumas cicatrizes permitem movimentos deslizantes após a fase de transformação e outras ficam aderidas ao tecido subcutâneo? Porquê isso ocorre ainda não foi bem esclarecido. Caso uma cicatriz esteja aderida ao tecido subcutâneo, podem ocorrer restrições aos movimentos, e o tratamento será mais prolongado. As aderências ocorrem freqüentemente, sobretudo após lesões dos tendões extensores. Por isso inicia-se precocemente o tratamento de cicatrizes, antes da remoção dos pontos de sutura.

Condições estéreis (luvas etc.) são indispensáveis para o tratamento de cicatrizes. Assim que a atadura possa ser removida, deslocamos as bordas da cicatriz com o máximo cuidado, movimentando-a para a esquerda e para a direita. Após a remoção dos pontos de sutura, a mão do paciente recebe um banho morno (geralmente em Braunol), as crostas e a pele antiga são retiradas ao máximo, e iniciamos o tratamento das cicatrizes, aplicando-se pomadas cicatrizantes especiais sobre elas. Mediante leves movimentos circulantes, a pomada é espalhada e a cicatriz fica um pouco relaxada. Deslocamos a cicatriz um pouco mais para a esquerda e para a direita, aumentando ao mesmo tempo a intensidade e a duração do movimento.

Após três semanas, alcança-se um teor suficiente de colágeno da cicatriz. Com isso, deve-se deslocá-la também para cima e para baixo, e realizar a massagem a partir de várias posições da articulação, uma vez que sempre encontramos uma tensão diferente do tecido subcutâneo. Tentamos estender a cicatriz com muito cuidado, com a ajuda de nossas mãos e também de forma mais demorada com o auxílio de talas. Foi constatado que durante a fase de transformação de cicatrizes, elas podem ser alongadas e mobilizadas, e aderidas mediante uma leve e demorada distensão.

Através do tratamento de cicatrizes, gostaríamos de influenciar positivamente sua transformação, evitar aderências ao tecido subcutâneo, esperando que formem-se cicatrizes suaves, de fácil deslocamento, e insensíveis. Para a dessensibilização, dispomos de várias possibilidades (vide Capítulo 19).

Os pacientes são instruídos a massagear suas cicatrizes a cada hora, ou pelo menos quatro vezes ao dia. Para que não esfreguem pele sobre pele, devem utilizar uma pomada. Uma pomada ou creme que tenham em casa é suficiente; alguns utilizam gordura de ordenha etc. Banhos de parafina auxiliam no tratamento de cicatrizes, uma vez que o tecido cicatrizante se torna mais macio e relaxado. A pele fica tenra e bem cuidada.

No caso de *cicatrizes hipertróficas* ou *cicatrizes de queimaduras*, atendemos os pacientes com luvas de compressão, meias de dedos (*Digi-sleeves*) ou Roban (Coban Wrap, página 28). Desse modo, podemos combater a propensão à hipertrofia, e as cicatrizes ficam macias e elásticas.

Aviso: como o tecido cicatrizante é sensível e o risco de queimadura de sol é mais iminente, a cicatriz não deverá ser exposta diretamente aos raios de sol. Aconselhamos aos pacientes que mantenham a mão na sombra ou apliquem um protetor solar com alto FPS (Fator de Proteção Solar).

13 Autotreinamento dos Pacientes

Para que o tratamento seja eficaz, o paciente também deve realizar determinados exercícios em casa. Para isso, ele recebe um programa de tarefas, que será adaptado individualmente, caso a caso. Esse programa pode conter, por exemplo:

- Medidas que reduzem edemas;
- mobilizações das articulações;
- aplicações de frio ou calor (páginas 42-43);
- exercícios com massa terapêutica ou *Theraband* (página 22);
- movimentos cotidianos, por exemplo lavar louça ou meias em água morna.

É importante informar ao paciente quantas vezes e durante quanto tempo ele deve executar as diversas medidas propostas. Temos a possibilidade de instruí-lo verbalmente, ou entregar-lhe um programa por escrito com todas as indicações. Mostrou-se aconselhável determinar todos os programas de exercícios em relação a todas as medidas em uma única folha de papel, e marcar os exercícios necessários para o paciente em questão.

Lesões e Doenças da Mão

14

Fraturas

Definição

Trata-se de uma interrupção da continuidade do osso.

Causa

Ação de força direta ou indireta.

Sintomas

- Edema
- Dores
- Dor de pressão
- Posição axial incorreta
- Posição de rotação incorreta
- Partes ósseas visíveis em caso de feridas abertas

Diagnóstico

Para obter um diagnóstico seguro, é necessário um exame radiológico em vários níveis. No caso de fraturas de dedos, cada um deverá ser radiografado individualmente em dois níveis, com regulagem lateral exata. Somente assim o médico poderá ter certeza de que não está deixando de ver fraturas ou deslocamentos existentes.

Formas de fraturas

Fraturas da mão são denominadas de acordo com a localização, o tipo de fratura e a situação das partes moles.

Localização: fratura da raiz da mão, da parte média da mão ou da articulação proximal.

Os *tipos de fratura* distinguem-se entre:

- Fratura transversal: na maioria dos casos devido à ação de força direta (batida sobre o osso).
- Fratura diagonal.
- Fratura de torção ou em espiral: os dois tipos ocorrem por ação de força indireta ou lesões de rotação. Os fragmentos normalmente são instáveis, de modo que, durante o processo de cicatrização, é mais provável que ocorram más posições axiais, ou erros rotatórios.
- Fratura de esmigalhamento: ocorre em razão de ação de força intensa (acidentes de trabalho em máquinas, lesões de contusão, lesões provenientes de explosão ou tiros).
- Fratura de compressão ou de torção: tipos típicos de fratura de ossos esponjosos. Por causa da torção, ocorre uma perda de comprimento do osso.
- Fraturas de extração: pequenos fragmentos do osso são extraídos por forças de tração que atuam através de ligamentos, ou na inserção dos tendões.

- Fraturas com participação da articulação: nesse caso são atingidas as regiões ósseas que formam as articulações. Distingue-se entre fraturas unicondilar e bicondilar, bem como fraturas das cabeças ósseas com fragmentos múltiplos.
- Fraturas – luxação: combinação de fratura e luxação. A luxação pode ocorrer em diversos sentidos.
- Caso ocorra uma fratura da base do osso em crianças ainda em fase de crescimento, encontra-se normalmente uma participação da epífise. Salter-Harris a distribui como descrito na Tabela 14.1.
- Fraturas patológicas: nesses casos, o tecido ósseo tem predisposição, por exemplo devido a um tumor ósseo, quisto, uma osteoporose, entre outros. As chamadas fraturas espontâneas sem trauma definido podem ser a conseqüência.
- Fraturas de fadiga (estresse): devido a microtraumas por esforços incomuns, ocorre uma ruptura incompleta da continuidade do osso. A fratura de marcha é um exemplo típico.

Situação das partesmoles: distingue-se entre fraturas fechadas e abertas.

Tabela 14.1 Tipos de participação da epífise em fraturas da base óssea em crianças

Tipo 1	Desvio da epífise
Tipo 2	Desvio da epífise e fratura de bordas da metáfise
Tipo 3	Fratura da epífise intraarticular
Tipo 4	Fratura transversal deslocada através da epífise, placa de crescimento, metáfise
Tipo 5	Fratura de torção da placa de crescimento

- Fratura fechada: é aquela em que não há ferimento na pele. Apesar disso, os tendões ou o aparelho de ligamentos da cápsula podem estar lesionados na parte interna.
- Fratura aberta: trata-se de uma lesão combinada, em que ocorreu uma danificação da epiderme, dos tendões, nervos, vasos e/ou dos músculos. As danificações das partes moles, no caso de fraturas abertas, são divididas em quatro graus (Tabela 14.2):

Tabela 14.2 Classificação do dano nas partes moles no caso de fraturas abertas (conforme Tscherne e Oestern, 1982)

Grau 1	Esmagamento da pele com pequenas lesões das partes moles; insignificante contaminação da lesão; fraturas simples
Grau 2	Ruptura na pele; lesão definida na pele e nos tecidos moles; média contaminação da lesão; todas as formas de fratura
Grau 3	Alongamento das partes moles; muitas lesões nos nervos e vasos; alta contaminação das lesões; alongamento dos ossos
Grau 4	Amputação total e parcial; ruptura das estruturas anatômicas mais importantes; isquemia completa

Cicatrização de fraturas

O objetivo da cicatrização de fraturas é cobrir a fenda da fratura. Ossos humanos são capazes de uma cicatrização específica aos órgãos. Esta cicatrização pode ser *primária* ou *secundária*.

Cicatrização primária de fraturas: não ocorre formação visível de calo. As partes quebradas estão uma em frente à outra, tão adjacentes que os vasos não podem encravarem-se nem pelo periósteo (externo) nem pelo endósteo (interno). A cicatrização primária também é denominada cicatrização de fratura angiogênea, uma vez que parte dos vasos dos osteomas.

Cicatrização secundária de fraturas: nesse caso, forma-se um hematoma de fratura entre os fragmentos, que preenche a lacuna entre as peças fraturadas. Nesse hematoma de fratura brotam vasos pelo lado periósteo (externo) e pelo lado endósteo (interno), bem como tecido conjuntivo, e forma-se um calo de tecido conjuntivo. Como resultado desse processo de transformação, surge o denominado calo de fixação, um tipo de rede de malha irregular, que ganha estabilidade através do sentido longitudinal das estruturas.

Caso seja garantida uma posição suficiente de repouso da fratura, o osso, bem como o tecido adjacente, será irrigado o necessário e, não havendo ocorrência de infecções ou outros fatores de interferência, o calo formado inicialmente de forma exagerada retorna a uma medida normal.

Objetivos

- Transposição da fenda da fratura.
- Ausência de dores.
- Restauração da amplitude total de movimento de extensão.
- Recuperação ou manutenção da força da mão e dos dedos.
- Reintegração às atividades cotidianas normais.

Para alcançar esses objetivos, e evitar complicações durante o processo de cicatrização, é necessário um diagnóstico correto o mais breve possível, e uma reposição cautelosa, porém detalhada, com fixação estável. Em seguida, deve vir uma mobilização *precoce* – respeitando o preceito de que as articulações devem ser imobilizadas *tanto tempo quanto necessário*, porém em *tempo tão curto quanto possível*. Em relação às articulações não colocadas em repouso, isso significa que o paciente não só pode como deve movimentá-las imediatamente, de acordo com nossa indicação e de forma autônoma.

Terapia

Basicamente, fraturas são atendidas de modo conservador ou cirúrgico. A seguir, estão indicadas as respectivas possibilidades de tratamento.

Conservador: as peças fraturadas estão exatamente uma à frente da outra ou podem ser repostas sem problemas. Em geral, ocorre uma colocação em repouso mediante uma tala dorsal de gesso no antebraço. No caso de fraturas especiais da mão, utiliza-se uma tala de gesso de dedos na palma da mão ou uma tala de *Stack* para colocação em repouso. No caso dos respectivos procedimentos, imobilizam-se apenas os dedos atingidos, para que não haja restrições aos movimentos ou às aderências nos dedos adjacentes.

Cirúrgica: a Terapia da Mão oferece as seguintes possibilidades para tratar as fraturas:

- *Fios Kirschner (Fio K)*: esse tratamento de osteossíntese com fio é aplicado na mão com bastante freqüência. Não é possível exercer uma forte compressão sobre a fenda da fratura, porém ela será suficiente para a cicatrização. A fixação de fio K não deve prejudicar a mobilização precoce; isto é, as articulações não pertinentes devem ser movidas com toda a liberdade. Como após determinado tempo os fios Kirschner devem ser removidos, é mais fácil para os médicos sentir a posição deles através da epiderme. Nos pacientes, porém, isso provoca uma sensação desagradável. Nós, como terapeutas, devemos tomar cuidado pra que, durante nossa fixação, não apertemos as extremidades dos fios. As dores causadas dessa maneira podem ser evitadas.

- Em casos raros, os fios Kirschner perfuram a epiderme por dentro. Até encontrarem seu caminho através da epiderme, os pacientes se queixam de dores agudas. Ao aparecer o fio, mesmo não podendo ser retirado ainda, recomenda-se aplicar um esparadrapo ou uma pequena atadura como proteção, para que o paciente não enrosque no fio Kirschner ou que a lesão seja contaminada por ele.
- *Fio Kirschner mais haste intramedular*: mediante a combinação dos dois procedimentos, obtém-se uma maior estabilidade da fratura.
- *Osteossíntese com parafuso ou placa*: no caso de fraturas oblíquas ou em espirais, elas são estabilizadas de forma excelente através da osteossíntese com parafusos de tração, enquanto que no caso de fraturas transversais ou de defeito, é utilizada uma osteossíntese com placas.
- *Parafuso de Herbert*: esse possui uma extremidade de rosca vertical e uma achatada; na parte média é liso. Com isso, os médicos têm condições de unir os fragmentos de forma exata e sob compressão (Figura 14.1). A cabeça do parafuso é aprofundada na subcortical do osso; assim o parafuso não precisa ser removido. É utilizado, entre outros, após fraturas do osso escafóide.

Complicações

Durante a cicatrização de fraturas podem ocorrer as seguintes complicações:

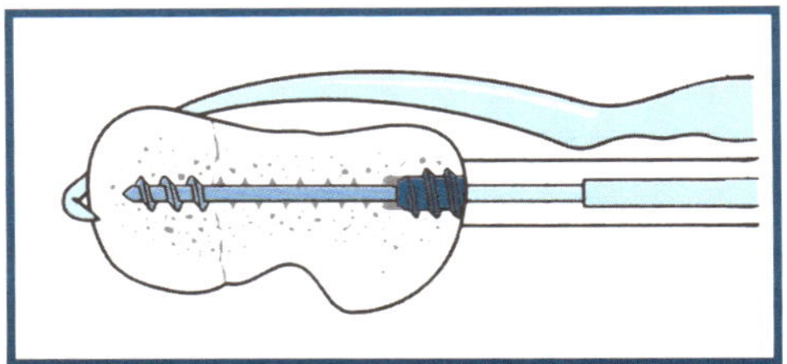

Figura 14.1 Tratamento cirúrgico do osso escafóide com um parafuso de Herbert.

- Dores contínuas
- Interferência na reabsorção de edemas
- Articulações rígidas (contraturas)
- Aderências
- Perda de força da mão
- Distrofia simpático-reflexa
- Pseudo-artroses

Fraturas distais do rádio

Pacientes com uma fratura distal do rádio são normalmente atendidos e tratados na Cirurgia Geral de Acidentes. Portanto, abordaremos este assunto de forma breve. A grosso modo, as fraturas são divididas em fratura em extensão (área da articulação inclinada para lado dorsal) e fratura em flexão (área da articulação inclinada para lado palmar).

Causa

Queda sobre a mão estendida ou, em casos raros, sobre a mão dobrada. Trata-se tanto de acidentes de trabalho como também de esporte, lazer, trânsito ou domésticos. Até os cinqüenta anos, homens e mulheres são igualmente afetados; depois a porcentagem de ocorrência entre as mulheres cresce. As alterações devido à osteoporose, durante a menopausa, são apontadas como causas para esse crescimento.

Sintomas

- Edema
- Dores
- Restrição de movimentos
- Mudança de posição da mão
- Distúrbios na sensibilidade na região do N. mediano

Terapia

A meta dos médicos é alcançar a restauração mais exata possível das áreas de articulações, sob observação das condições de eixos e comprimentos.

Fisioterapia

A fisioterapia orienta-se pelo tratamento médico (conservador ou cirúrgico) e abrange as seguintes medidas:

- Profilaxia e redução de edemas
- Profilaxia de contraturas
- Promoção da mobilidade das articulações da mão
- Medidas para reintegração às atividades cotidianas

Todas as articulações móveis adjacentes serão imediatamente movimentadas. Caso o médico libere a articulação da mão para fisioterapia, ela será mobilizada: através de movimentos passivos, sutis, exercícios sobre o plano inclinado, sobre um canto de mesa, uma bola ou um cilindro, e exercícios no Treinador Ativo. Para aumentar a força, o paciente trabalha com um *Theraband* ou com halteres, e no Treinador Ativo com pesos diversificados. Para a força dos dedos serão acrescentados exercícios com parafina ou massa de modelar terapêutica, e vários treinadores de mão.

Complicação

A Distrofia Simpático Reflexa ocorre como complicação mais freqüente, principalmente no caso de mulheres. (vide página 194).

Fraturas da raiz da mão

Lesões no punho, muitas vezes, não são levadas a sério pelos pacientes, que às vezes demoram bastante para procurar um médico. Porém, justamente quando o paciente cai sobre a mão estendida, deveria ser excluída uma fratura da raiz da mão, através de um exame médico minucioso (Tabela 14.3).

Tabela 14.3 Freqüência de fratura dos ossos da raiz da mão

Localização da fratura	Freqüência (%)
Escafóide	78,8
Piramidal	13,8
Trapézio	2,3
Hamato	1,5
Semilunar	2,4
Pisiforme	1,0
Capitato	1,0
Trapezóide	0,2

Fratura do osso escafóide

A fratura do osso escafóide é a mais freqüente da raiz da mão. Mais de 90% dos casos são homens jovens entre o 20º e 30º ano de vida. Muitas vezes são goleiros de futebol ou de handebol. Os 10% restantes compõem-se principalmente de crianças e mulheres mais idosas.. O terço proximal do osso tem uma irrigação sangüínea menor e, portanto, precisa de mais tempo para cicatrizar após uma fratura, uma vez que os vasos de irrigação entram no osso, principalmente pelo lado distal. Infelizmente, é nesse ponto que ocorrem as fraturas mais freqüentes.

Por causa de sua posição anatômica, o osso escafóide possui cinco ossos adjacentes e, portanto, participa de todos os movimentos da articulação da mão. Em conjunto com o trapézio, é responsável pela transmissão de força entre o polegar e o rádio.

Causa

Queda sobre o lado radial estendido da mão.

Sintomas

- Edema e dor de pressão na tabaqueira, imediatamente no processo estilóide do rádio.
- Dores ao torcer o polegar.
- Desvio radial doloroso da mão.

Diagnóstico

Para uma visão exata, é necessário o exame radiográfico em quatro níveis. Caso não possa ser interpretado de forma inequívoca, faz-se uma imobilização durante duas semanas e, em seguida, um novo controle radiológico. A Tabela 14.4 apresenta a classificação das fraturas do osso escafóide (conforme Herbert) em seis tipos.

Terapia

Conservador: imobilização do osso escafóide em gesso, com inclusão da articulação proximal do polegar. Uma vez que não está plenamente esclarecido se o movimento rotatório do antebraço retarda a cicatrização do osso, ou até prejudica-a, os tipos de atendimento ainda variam muito. Alguns pacientes recebem braço de gesso durante a duração total do tratamento, outros são inicialmente providos com um braço de gesso durante três semanas, e em seguida recebem um antebraço de gesso. Outros pacientes, por sua vez, são providos com um antebraço de gesso desde o início. O tratamento depende do médico e do hospital onde o paciente é atendido. A duração da imobilização se orienta pelas radiografias e pelo tipo de fratura. Ela varia entre três e doze semanas.

Tabela 14.4 Tipos de fraturas do osso escafóide conforme Herbert

Tipo A1	Fratura do tubérculo
Tipo A2	Fratura não deslocada da parte central do osso escafóide
Tipo B1	Fratura oblíqua
Tipo B2	Fratura oblíqua instável (deslocada) da parte central do osso escafóide
Tipo B3	Fratura do pólo proximal
Tipo B4	Fratura bastante deslocada (por exemplo fratura-luxação peri-semilunar transescafoidal)

Fisioterapia

Ao final da imobilização, a fratura se encontra estável para exercícios. Como proteção contra novas lesões e esforços excessivos, todos os pacientes recebem, independentemente do atendimento inicial, uma tala removível de antebraço de gesso ou material termoplástico. Na Fisioterapia, a mobilidade da mão está em primeiro plano, além de todas as medidas conhecidas, como profilaxia de edemas. Tentamos trabalhá-la com cuidado e de forma lúdica. O paciente se exercita por conta própria no Treinador Ativo, rola sobre uma bola ou treina, caso sejam permitidos exercícios de resistência, com halteres em um plano inclinado ou junto a um canto de mesa. Observar e aceitar o limite de dor do paciente.

Cirúrgica: o tratamento cirúrgico ocorre com o auxílio do parafuso de Herbert.

Os pacientes são providos com uma tala dorsal de antebraço, de gesso, durante três semanas. Após a imobilização, o paciente deverá evitar maiores esforços da mão durante oito a dez semanas.

Fisioterapia

A Fisioterapia corresponde ao tratamento após uma fratura do osso escafóide provida de forma conservadora (vide acima); além disso, é realizado o tratamento de cicatrizes.

Complicação: pseudo-artrose do osso escafóide

Definição

Fala-se de uma pseudo-artrose (formação incorreta de articulação) quando, após uma fratura, a transposição óssea ainda não se deu após seis meses ou mais. Conforme Herbert, as pseudo-artroses do osso escafóide são classificadas em seis tipos diferentes (Tabela 14.5).

Tabela 14.5 Classificação da pseudo-artrose conforme Herbert (Hoffmann, 1997)

Tipo 1	• pseudo-artrose com transposição fibrosa, rígida • sem colapso cárpico • sem indícios degenerativos
Tipo 2	• pseudo-artrose sem deslocamento • pouca mobilidade patológica • fraco colapso cárpico • alterações degenerativas não identificáveis pela radiologia
Tipo 3	• pseudo-artrose com deslocamento regular • mobilidade patológica intensificada • alterações de reabsorção • colapso cárpico evidente • função do punho clinicamente limitada • indícios de artrose manifestados por exame radiológico
Tipo 4	• pseudo-artrose com considerável deslocamento dos fragmentos • fortes alterações de reabsorção • forte artrose radiocárpica • colapso cárpico fixado • função da articulação da mão restrita, cada vez mais limitada clinicamente
Tipo 5	• pseudo-artrose com considerável deslocamento, e crescente desagregação do fragmento proximal (necrose isquêmica) • artrose em estágio avançado • colapso cárpico documentado • limitação clínica crescente da mobilidade do punho
Tipo 6	Fratura bastante deslocada (por exemplo fratura-luxação peri-semilunar transescafoidal)

Causas

- Fratura não tratada.
- Formação retardada de calo.
- Imobilização insatisfatória.
- Interferências na irrigação sangüínea.
- Infecções.

Sintomas

Uma pseudo-artrose do osso escafóide pode deixar de apresentar sintomas durante anos. Às vezes, os problemas são provocados por acidente corriqueiro. Os problemas podem ser:

- Edema na região radial-dorsal da raiz da mão.
- Dores na região da articulação da mão no caso de esforços e movimentos.

Terapia

Cirúrgico: as possibilidades de tratamento cirúrgico orientam-se, assim como os prognósticos resultantes, por cada tipo específico de pseudo-artrose. Do saneamento da pseudo-artrose através de denervação até a artrodese do punho, tudo é possível.

Fisioterapia

Para a Fisioterapia, na cirurgia realizada, é fator decisivo que as medidas necessárias estejam de acordo com o respectivo cirurgião. Partes integrantes fixas da fisioterapia são, entre outras:

- Tratamento de edemas.
- Exercícios isométricos com resistência, melhoria da mobilidade da articulação e da mão após a remoção do gesso (exceto após uma artrodese do punho).
- Treino de força (discutido e atendido com o médico atendente).

Fratura do osso piramidal

Normalmente trata-se de uma extração dorsal do osso piramidal; raras vezes o próprio corpo ósseo é atingido.

Terapia

Conservador: indicado para uma imobilização de uma a duas semanas em uma tala dorsal de gesso. No caso de uma fratura do corpo, é necessária uma imobilização de repouso de três a quatro semanas.

Cirúrgico: caso os fragmentos ósseos estejam deslocados, é indicada uma cirurgia.

Fratura do trapézio

Terapia

Conservador: posição de repouso durante três a quatro semanas.

Cirúrgico: no caso de deslocamento, tratamento cirúrgico.

Fratura do osso hamato

Fratura do osso hamato se verifica freqüentemente em jogadores de golfe ou tênis. A dor acima da região hipotenar é um típico indício de uma fratura do osso hamato. Com o auxílio de uma radiografia especial do túnel do carpo, ou da tomografia computadorizada, pode ser feito um diagnóstico certo.

Terapia

Conservador: imobilização durante quatro semanas.

Cirúrgica: procede-se a um tratamento cirúrgico quando há envolvimento da articulação do carpometacarpo IV/V, ou os fragmentos ósseos estão deslocados.

Fratura do osso semilunar

Distingue-se entre fraturas do corpo ósseo e fraturas de extrusão, ou de separação. Essas fraturas, no entanto, são raríssimas.

Terapia

Conservador: o punho é imobilizado durante três a quatro semanas.

Cirúrgica: no caso de deslocamento dos fragmentos.

Complicação: mal do semilunar (*Morbus Kienböck*)

Definição

Trata-se de uma necrose asséptica óssea do semilunar. O mal do semilunar foi descrito por Robert Kienböck, em 1910. Ele trabalhava como radiologista em Viena.

Causas

- Fratura não percebida do osso semilunar: uma doença profissional identificada entre operários constantemente sujeitos a microtraumas, como durante o trabalho com britadeira ou furadeira de impacto, quando os pacientes podem comprovar dois anos de trabalho de turno completo.
- Deformidade da Ulna (Variante de Hultén): 60% dos pacientes com o mal do semilunar, confirmam esta causa. Através da deformação da Ulna, o osso semilunar fica exposto a condições irregulares de pressão.

Sintomas

- Dores crescentes no punho, que inicialmente se manifestam só em caso de esforço, mais tarde também em estado de repouso.
- Limitação de mobilidade.
- Redução da força.

Diagnóstico

Uma vez que o mal do semilunar não pode ser distinto de outros problemas do punho, é imprescindível um exame radiológico para chegar a um diagnóstico correto. Por parte da radiologia, o mal do semilunar é classificado em quatro estágios, conforme Decoulx (Tabela 14.6).

Terapia

Caso o paciente, independentemente do estágio do mal do semilunar, não apresente problemas, são feitos apenas exames regulares de controle. Porém, no caso de crianças e adolescentes com uma deformidade da Ulna, deveria ser feita uma redução do rádio. Dessa maneira, o processo de necrose poderá cessar.

Tabela 14.6 Classificação dos estágios radiológicos do mal do semilunar conforme Decoulx

Estágio I	• Sem alterações ou com pouca condensação óssea perceptível • Contornos externos mantidos • Clarificação cística
Estágio II	• Deformação iniciante • Desintegração do osso semilunar
Estágio III	• Lesão do osso lunar • Colapso cárpico
Estágio IV	• Conforme Estágio III • Adicionalmente, artrose da articulação da mão

Conservador: Em estágio inicial, recomenda-se uma imobilização de gesso no antebraço. No entanto, a duração da imobilização varia de forma expressiva. Vai de 3 semanas a 2-3 meses. O objetivo é evitar um progresso da necrose do osso semilunar, e normalizar parcialmente a estrutura óssea para que o paciente fique livre de dores.

Cirúrgica: devido à patogênese diferenciada, seguem-se estratégias cirúrgicas diferenciadas:

- Redução do rádio: a deformidade da Ulna deve ser compensada, devendo ocorrer uma diminuição de pressão para o osso semilunar.
- Artrodese ETT (Artrodese Escafóide-Trapézio-Trapezóide): o osso semilunar deve ser relaxado também nesse caso. As forças axiais que atuam sobre a raiz radial da mão são desviadas. Essa cirurgia é feita no caso de pacientes em idade adulta e em estágio I-II, caso não haja deformidade da ulna. Em seguida, o punho é imobilizado por uma tala dorsal de antebraço de gesso durante seis semanas; a seguir, inicia-se a Fisioterapia.
- Ressecção do osso semilunar: um implante de titânio ou uma interposição de tendão servem como enxerto ósseo. Esse procedimento será escolhido, no caso de pacientes adultos, nos estágios I e II, quando for comprovada uma avascularização total.
- Artrodese da articulação da mão: no caso de pacientes com fortes sensações de dor e limitações de mobilidade (compare Estágio IV). A artrodese da articulação da mão ocorre com uma osteossíntese com placas. Em seguida, faz-se uma imobilização durante 2 a 4 semanas.

Fisioterapia

Nós, terapeutas, entramos em ação para mostrar aos pacientes o tratamento das cicatrizes e o enrijecimento; eventualmente, a mobilidade dos dedos deve ser ampliada, e a força dos dedos restabelecida. O punho é mobilizado de acordo com a cirurgia realizada. Em caso de fortes edemas, podemos trabalhar com todas as medidas que reduzam edemas.

Fratura do osso trapezóide

Essas fraturas são extremamente raras.

Terapia

Conservador: imobilização durante 3 a 4 semanas.

Cirúrgico: quando os fragmentos ósseos estão deslocados.

Fisioterapia

Os tratamentos fisioterápicos, no caso de fraturas da raiz da mão, são realizados em geral em conformidade com as mesmas diretrizes. É importante a estreita colaboração e boa comunicação com os médicos atendentes, para que se permaneça informado sobre a extensão dos movimentos permitidos em cada fratura. A fisioterapia está dividida em duas fases: durante a imobilização e após a remoção do gesso.

1ª fase: durante a imobilização

- Controlar mobilidade do ombro; e eventualmente ampliá-la.
- Tratamento de edemas.
- Exercícios isométricos resistidos.
- Controle da mobilidade ativa e passiva dos dedos; eventualmente, mobilizar. Para tanto, verificamos:

- Punho pequeno e grande.
- Mobilidade do polegar (desde que permitida) e a
- Mobilidade das articulações MCF. As articulações proximais dos dedos deveriam ser móveis, de grau final. Caso isso não seja possível, o gesso deverá ser corrigido.
- Abdução e adução dos dedos longos.

2ª *fase*: após a remoção do gesso

- Banho de mão.
- Cuidado com a mão e pele.
- Tratamento da cicatriz e enrijecimento (após lesão aberta).
- Tratamento de edemas.
- Exercícios de movimentos ativos e passivos.

Uma vez que os dedos longos podem ser movimentados durante a imobilização e, com isso, em geral não apresentam limitações de movimento, podemos reforçar a nossa concentração sobre a mobilização do punho. Ele apresenta muitas vezes, especialmente no início do tratamento, consideráveis limitações de mobilidade.

Nós movimentamos o punho do paciente de forma ligeira e leve, observando o limite de dor do mesmo, com movimentos passivos da articulação da mão dentro da amplitude total. Com isso, a mobilidade se amplia por si só.

O paciente exercita-se no Treinador Ativo e rola sua mão sobre uma bola de ginástica. Ao mesmo tempo, o cotovelo deve permanecer em contato com a base de apoio, caso contrário o paciente acaba executando movimento compensatório, isto é, ele não mais movimenta o punho, principalmente, e sim seu cotovelo.

Posteriormente, ele pode treinar com um halter pequeno junto ao canto da mesa, ou em um plano inclinado. Esses exercícios servem também como treinamento de força. Controlamos e treinamos:

- Flexão e extensão.
- Pronação e supinação.
- Desvios ulnar e radial do punho.

Com a ajuda de técnicas especiais da terapia manual, podem-se obter grandes progressos em relação à mobilização.

Fraturas da parte média da mão

As fraturas da parte média da mão são classificadas em:

- Fratura das cabeças ósseas.
- Fratura subcapital do metacarpo (fratura do colo).
- Fratura do corpo (fratura transversal, oblíqua ou de torção).
- Fratura da base óssea.

Distinguimos a fratura da base do osso I da parte média da mão como segue (Figura 14.2 a-c):

- Fratura de Bennett (fratura-luxação intra-articular da articulação tipo sela).
- Fratura de Rolando (fratura de esmigalhamento em forma de T ou Y).
- Fratura de Winterstein ou pseudofratura de Bennett (fratura oblíqua extra-articular).

Causas

Na maior parte dos casos, por ação direta de força (após agressões físicas, entre outros).

Sintomas

- Edema no dorso da mão.

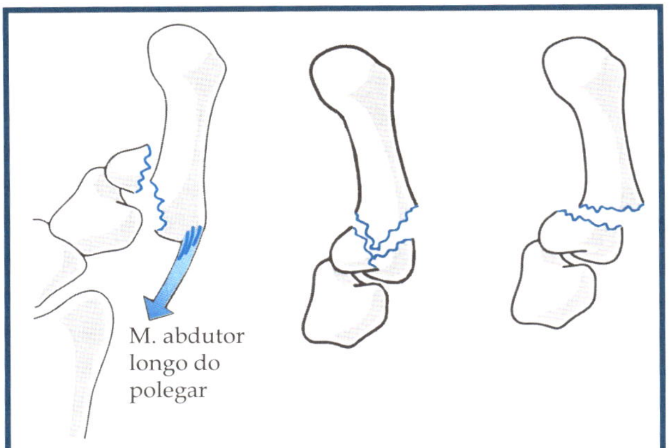

Figura 14.2 a-c Fraturas proximais dos ossos do metacarpo I. **a)** Fratura de Bennett, **b)** de Rolando e **c)** de Winterstein (conforme Thomine, 1988).

- Dores.
- Restrições à mobilidade.
- Más posições axiais.

Diagnóstico

São feitas radiografias em três níveis, com ajuste dorsal-palmar, oblíquo e lateral.

Fraturas das cabeças ósseas

Cirúrgico: tratamento com fios K, pequenos parafusos ou placas. Graças a esse tratamento de osteossíntese, a fisioterapia pode ser iniciada no 1º dia pós-cirúrgico, com uma mobilização precoce.

Fratura subcapitato

A fratura subcapitato pertence às formas mais freqüentes de fratura de mão, uma vez que o colo é o ponto mais fraco do osso. Na maioria das vezes, o osso V é atingido da parte média da mão.

Terapia

Conservador: através da tração palmar dos Mm. interósseos ocorre, nessa fratura, um deslocamento das cabeças ósseas pela face flexora. No caso de um deslocamento até 50º realiza-se em geral um tratamento *conservador*. Os pacientes são providos com uma tala dorsal de antebraço de gesso, de modo que os dedos possam se movimentar. Após a mão desinchar (aproximadamente uma semana), o gesso é removido. Um tratamento funcional é feito em seguida. Após quatro semanas é novamente possível a carga total.

Cirúrgico: tratamento com fios K intramedulares. Os pacientes recebem uma tala dorsal de antebraço de gesso, onde a mão se encontra em posição *Intrinsic-plus*. As articulações MCF devem ser movimentadas livremente.

No caso do tratamento cirúrgico, existe o risco do desalihamento das fibras de colágeno dos tendões extensores, e o enrijecimento das articulações MCF.

Fratura do corpo

Conservador: em geral ocorre uma imobilização do antebraço durante três semanas, com uma tala dorsal de gesso, podendo-se movimentar os dedos livremente. Os pacientes serão instruídos que poderão movimentar os dedos precocemente (no 1º ao 2º dia pós-cirúrgico). Damos especial atenção às articulações MCF, uma vez que são as primeiras a sofrer limitações de mobilidade.

Fratura proximal do primeiro metacarpo da parte média da mão

A fratura-luxação intra-articular da articulação na base do primeiro osso da parte central da mão é denominada pelo cirurgião dublinense, Edward H. Bennett (1837-1907) como fratura de Bennett (Figura 14.2a). Ele a descreveu em 1882.

Causa

Queda sobre o polegar flexionado. O polegar sofre um entorse conforme o percurso do eixo longitudinal, e ocorre uma fratura de três cantos na articulação proximal do primeiro metacarpo. O corpo é puxado em direção proximal através da tração do M. abdutor longo do polegar, e da tração do M. adutor do polegar em direção à palma da mão, enquanto uma pequena peça óssea triangular permanece na borda ulnar da base.

Terapia

Cirúrgica: a fratura de Bennett é tratada cirurgicamente com a ajuda de arames K ou parafusos. A mão é imobilizada durante três semanas em uma tala dorsal, onde o polegar se encontra em posição de oponência.

Após seis semanas, são removidos os fios K; os parafusos não precisam ser removidos.

Fisioterapia

Podemos remover a tala para o período da terapia após a primeira semana pós-cirúrgica, e iniciar os exercícios de movimentação sem esforço. A fratura encontra-se estável para exercícios, porém não estável para suportar esforços.

Aviso: deve ser observado o limite de dor do paciente.

- Redução de edemas, caso estejam presentes.
- Verificar a mobilidade do ombro e do cotovelo.
- Controlar e, eventualmente, melhorar a mobilidade do punho.
- Controlar a mobilidade dos dedos longos (articulações IFD, IFP e MCF), eventualmente mobilizá-las.
- Durante a movimentação da articulação do polegar, inicialmente fixamos a posição de oponência do polegar abaixo da articulação, e a preservamos durante os exercícios.
- Fazer oponência do polegar aos dedos longos, sem grandes esforços.
- Banhos de mão.
- Tratamento da cicatriz e enrijecimento.

Após a remoção dos fios K, iniciamos a evolução da força da mão mediante:

- Jogos de encaixe.
- Exercícios com clipes.
- Exercícios no Treinador Ativo com peso crescente, entre outros.

O polegar continuará a ser mobilizado, caso ainda apresente déficits.

Fraturas dos dedos

As fraturas dos dedos estão entre as mais freqüentes na região da mão. Distingue-se entre fraturas na região da:

- Falange distal com fratura da coroa de unha, corpo de unha e fratura da base, e

- falange média e proximal.

Causas

- Em geral por aplicação de força direta, como trauma de hiper-extensão por exemplo;
- Aplicação de força indireta, por exemplo, entorces axiais;
- Lesões por falhas no uso de fresadora ou serra circular.

Sintomas

- Edema (edema externo quando a falange distal é atingida , e muitas vezes hematoma subungueal).
- Dores.
- Posições axiais incorretas.

Nos casos de fraturas do corpo da falange média e proximal, ocorrem desvios axiais no sentido do dorso da mão, ou no sentido do lado flexor que age com maior força através dos músculos, funcionando como freios.

Fraturas da falange distal

As fraturas das falanges distais na maioria dos casos não apresentam complicações. Durante cinco a dez dias, faz-se uma imobilização em uma tala de gesso de dedos.

Importante: todos os dedos não atingidos devem poder se mover livremente. Antigamente, muitas vezes o dedo lesado era fixado com um dedo adjacente e imobilizado. Esse procedimento tinha conseqüências fatais para a mobilidade de dedos.

Em seguida, o paciente é provido com uma tala de Stack para proteger a ponta do dedo. A articulação IFP deve continuar podendo se movimentar livremente.

Caso ocorra, por exemplo, um hematoma subungueal após fratura da coroa da unha, um pequeno pedaço dela é extraído (trepanação), sob anestesia, do seu centro e desse modo é colocada uma drenagem.

Aviso: qualquer dano causado à falange distal, por mínimo que seja, é percebido pelos pacientes. Caso seja prejudicada a função de preensão ou o tato, os pacientes deixam de usar o respectivo dedo depois de pouco tempo. Portanto, mesmo a menor cicatriz (se houver) deve ser muito bem dessensibilizada.

Se for necessário um tratamento cirúrgico, ele normalmente ocorre por meio de uma fixação com fio K, por exemplo após fraturas com deslocamento, ou fraturas intra-articulares com extrusão óssea do tendão extensor.

Fraturas da falange média e proximal

Caso não haja deslocamento dos fragmentos, o paciente será provido com uma tala, exatamente como ocorre no tratamento da articulação distal. Se a fratura se mostrar estável o suficiente, o paciente poderá mover seus dedos desde o início, sem aplicar força.

Aviso: uma vez que a força dos flexores é predominante, deve ser observado o alongamento, especialmente na articulação IFP, já que é mais difícil trabalhar com ela.

Caso ocorra um escorregamento da fratura, será necessária uma cirurgia e uma aplicação de gesso durante três semanas, até que a estruturação óssea possa ser visível através de radiografia, e eventualmente, uma tala removível como proteção é indicada durante mais oito a dez dias.

Fisioterapia

- Tratamento do edema, utilização de meias para as mãos ou Roban.
- Mobilização da articulação, em que cada articulação é mobilizada de forma individual, com fixação em cada uma das articulações.
- Exercícios de fortalecimento.
- Tratamento da cicatriz (caso exista).
- Parafina.
- Massa terapêutica .
- Providenciar aparato para unir o dedo lesado ao dedo adjacente.
- Providenciar talas Quengel (estendida e flexionada) para os ossos estáveis da fratura.

O prognóstico de fraturas é positivo. Se, no entanto, a fratura estiver em combinação com uma luxação, o prognóstico já não é tão bom.

As articulações luxadas permanecem inchadas, o que leva a uma deficiência visível e a uma pequena limitação dos movimentos.

15 Entorses, Luxações e Lesões de Ligamentos

Definições

Entorse: trata-se de uma distensão ou torção dos ligamentos da cápsula da articulação. Devido a estiramentos, ocorrem rupturas do aparelho de ligamentos, que podem ou não ser parciais.

Para poder compreender a extensão do efeito de força e suas conseqüências, é importante conhecer a anatomia das diversas articulações. As articulações em dobradiças e esféricas da mão são estabilizadas de forma variada mediante ligamentos e articulações adjacentes (vide página 46) anatomia das articulações dos dedos.

Principalmente lesões dos dedos ou da mão, causadas por acidentes esportivos ou quedas sem grandes conseqüências, muitas vezes não são levadas a sério. Os pacientes aplicam uma compressa de gelo para refrescar, aplicam pomadas utilizadas no esporte, e aguardam a dor diminuir e tudo voltar ao normal. Se os pacientes levassem seu "acidentezinho" corriqueiro mais a sério, as condições para uma Terapia seriam mais favoráveis, e os resultados finais do tratamento melhores.

Luxações: numa luxação, ou deslocamento, a continuidade entre o osso que forma a articulação é interrompida por completo. A cápsula da articulação, na maioria dos casos, é completamente rompida. A lesão é ligada parcialmente a extrações ósseas dos ligamentos ou fraturas (fratura-luxação). Distingue-se entre luxações *completas* e *incompletas*, ou subluxações. Ao contrário das completas, as áreas de articulações das subluxações permanecem ainda parcialmente em contato. O contato não é interrompido por completo.

Lesões de ligamentos e luxações da região proximal da mão ("Raiz da Mão")

Como a anatomia na região da articulação da mão é muito complexa, no caso de lesões, normalmente são atingidas várias estruturas. A luxação do semilumar ocorre com maior freqüência, e pode estar associada a uma fratura do escafóide (fratura-luxação De Quervain) ou a fraturas dos outros ossos da região proximal da mão.

Na ocorrência de problemas de ligamentos na região da articulação da mão, é de suma importância a dissociação escafóide. Essa dissociação escafóide é a conseqüência de uma ruptura ou insuficiência do aparelho de ligamentos. Distingue-se entre uma forma aguda e outra crônica.

Dissociação escafóide-semilunar aguda (DES)

Causas

- Queda sobre a mão estendida.
- Modalidades esportivas com bola (impacto da bola sobre a mão).

Ocorre a ruptura dos ligamentos palmares, principalmente do Lig. inteósseo entre os ossos escafóide e semilunar. Também podem ser atingidos o Lig. radio-escafóide-semilunar, Lig. radio-escafóide-capitato e o ligamento dorsal escafóide-semilunar. A conseqüência é um deslocamento dos eixos dos ossos do carpo um contra o outro e, portanto, um aumento do ângulo escafóide-semilunar para mais de 70°. Normalmente, este ângulo está entre 30° e 60°. A dissociação escafóide-semilunar pode ocorrer em combinação com uma fratura do osso escafóide.

Sintomas

- Dor de pressão.
- Dor de movimento na região correspondente da região proximal da mão.

Diagnóstico e terapia

Além de radiografias em vários níveis, realiza-se uma artroscopia caso exista um diagnóstico suspeito. Se for confirmado o diagnóstico de uma DES, o osso escafóide é fixado ao osso capitato com a ajuda de um fio de Kirschner. Em seguida, faz-se uma imobilização por gesso, durante quatro semanas.

Dissociação escafóide-semilunar crônica

Causa

A instabilidade se desenvolve aos poucos, ao longo de anos. Pode ser condicionada por traumas ou provocada por alterações degenerativas.

Sintomas

- Perda de força.
- Dores ao apoiar a mão.
- Estalos ao movimentar a articulação da mão.

Terapia

Tratamento cirúrgico do paciente. A Fisioterapia subseqüente depende da cirurgia realizada, e deve ser discutida com os médicos atendentes.

Luxação semilunar

Ocorrem diversas rupturas de ligamento ao redor do osso semilunar. Elas podem se dar isoladamente ou em combinação com fraturas (fratura-luxação De Quervain).

Causas

- Queda sobre a mão estendida (luxação dorsal semilunar).
- Queda sobre a mão flexionada (luxação palmar semilunar).

Pode ocorrer uma redução espontânea e, com isso, o diagnóstico é dificultado.

Sintomas

- Edema.
- Dor de pressão acima do osso semilunar.
- Dores durante movimento.
- Eventuais interferências na sensibilidade na região do N. mediano.

Terapia

Na maioria dos casos, procede-se com um tratamento cirúrgico das estruturas de ligamento rompidas.

Fratura-luxação De Quervain

Aqui, ocorre uma fratura do osso escafóide. A parte proximal do osso escafóide permanece no osso semilunar, a parte distal é luxada com a raiz da mão voltada para o lado dorsal.

Terapia

Devido ao risco de novas luxações, ao observar esse diagnóstico sempre constata-se a necessidade de cirurgia. O tratamento de osteossíntese do osso escafóide (parafuso de Herbert, vide fraturas página 97), sutura de todas as estruturas de ligamentos, e fixação do osso da raiz da mão na posição anatomicamente correta. No gesso do osso escafóide, imobilização durante quatro semanas. Em seguida, tratamento com uma tala removível e início da fisioterapia.

Fisioterapia

Pode-se iniciar cuidadosamente a fisioterapia no punho após quatro semanas, uma vez que existe o risco de que os fios de Kirschner rompam em condições de grande esforço. Antes de iniciar a terapia, verificamos se é necessária a profilaxia de edemas, e se a mobilidade das articulações não imobilizadas deve ser aumentada. Quanto ao tratamento, vide fratura de escafóide (vide página 101).

Os fios de Kirschner são removidos aproximadamente após sete semanas, e a Fisioterapia pode ser intensificada.

Entorses e luxações das articulações carpometacárpica

Como as articulações carpometacárpica IV e V permitem maior movimento, em comparação às articulações carpometacárpica II e III, elas são atingidas com maior freqüência por luxações. Ao se tratar uma luxação das articulações carpometacárpica II a V, fala-se de luxação em série. É a conseqüência de uma forte ação de agressão (acidente de motocicleta). Luxações isoladas são relativamente raras; em sua maioria ocorrem como fratura-luxação (vide fratura de Bennett, página 107).

Causas

- Forte ação de agressão (por exemplo, um acidente de motocicleta).
- Em combinação com lesões de esmagamento.

Sintomas

- Edema.
- Dores.
- Degrau palpável no dorso da mão.

Em algumas situações a formação de um degrau não pode ser detectada, devido à formação intensa de edemas. Vista de lado, a curva acentuada, comparada com a vista do lado da mão não lesada, chama a atenção.

Diagnóstico

Para formar um diagnóstico, são necessárias radiografias com ajuste lateral para identificar a formação de degrau com exatidão.

Terapia

A redução pode ser executada tanto de forma *conservadora* como cirurgia, através de fios K. A mão é imobilizada durante dez dias. Após seis semanas, são removidos os fios de Kirschner. Sem tratamento, luxações podem provocar dores nos pacientes, com sua evolução pode tornar-se necessária uma artrodese como última solução.

Fisioterapia

Durante a imobilização, os pacientes devem mover as articulações não atingidas ativamente e de forma autônoma, até a remoção dos fios de Kirschner. Somente em casos problemáticos deverá ser prescrita a Fisioterapia. As seguintes medidas são tipicamente tomadas:

- Mobilização ativa e cuidadosamente passiva das articulações.
- Programa de exercícios para o paciente: Treinador Ativo, exercício de rolagem sobre uma bola, aparafusar canos d'água, jogos de encaixe etc.
- Caso a estabilidade das articulações seja suficiente, podem-se iniciar os exercícios para aumentar a força. Para tanto, é indicado por exemplo amassar parafina, ou exercícios com fitas *Theraband* (vide página 22).

Luxação da articulação

A fratura-luxação ocorre com maior freqüência, conforme Bennett (vide página 109).

Além disso, podem ocorrer luxações e subluxações. Lesões de ligamentos e cápsulas serão tratadas o mais rápido possível, para evitar uma nova cirurgia posterior dos ligamentos, uma vez que depois de uma cirurgia de ligamento, a mobilidade prevista é naturalmente pior do que a mobilidade após o tratamento primário.

Sintomas

- Edema.
- Dor de pressão.
- Má posição na articulação.

Terapia

Também neste caso anseia-se por uma redução fechada. Porém, caso haja um impedimento de redução, ocorre um tratamento cirúrgico da luxação.

Entorses e luxações das articulações proximais dos dedos

Distorções das articulações proximais dos dedos

Causa

Estiramento das estruturas.

Terapia

Os pacientes utilizam gelo para resfriamento, e iniciam os exercícios de mobilidade o mais cedo possível. Dica para casa: compressas de ricota fresca com acetato de alumínio e arnica (vide página 41).

Rupturas dos ligamentos laterais das articulações proximais dos dedos

O dedo atingido com maior freqüência é o indicador, com participação do ligamento lateral ulnar, seguido pelo dedo mínimo com participação do ligamento lateral radial.

Causa

Prendê-los, por exemplo, em portas, armários, bolsos de calças etc., sendo os ligamentos já pré-estendidos pelas articulações MCF flexionadas.

Sintomas e diagnóstico

Apresenta-se, na comparação lateral, uma nítida estabilidade. O teste é feito em flexão passiva máxima das articulações MCF, já que os ligamentos laterais nesse caso estarão estendidos.

Controle radiológico em três níveis, para excluir extrações ósseas.

Terapia

Durante três semanas, imobilizar numa tala de gesso na posição *Intrinsic-plus*. Em seguida, iniciar o tratamento funcional.

Fisioterapia

Objetivos típicos e medidas são:

- Medidas de redução de edemas.
- Mobilização das articulações.
- Alívio da dor. Como as dores podem persistir por meses, os pacientes terão reclamações durante muito tempo.

Luxações das articulações proximais de dedos

Exatamente como ocorre nas rupturas de ligamentos laterais, também no caso de luxações ou subluxações das articulações MCF, o dedo indicador é o mais atingido, seguido pelo dedo mínimo. Isso se deve à posição anatômica marginal de ambos.

Causa

Forte hiperextensão.

Sintomas

- Má posição típica.
- Cabeças ósseas da parte média da mão palpáveis na palma da mão, e, eventualmente,
- interferências na sensibilidade na extensão do feixe radial de vasos e nervos.

Terapia

Conservadora: o paciente é provido de uma tala de gesso de antebraço-dedos durante duas semanas, permitindo movimentos. E realiza exercícios por conta própria.

Cirúrgica: reposição das articulações após eliminação de impedimentos existentes, e sutura da placa palmar. Também por duas semanas, provisão de uma tala de gesso de antebraço-dedos, com a qual o paciente consiga realizar movimentos.

Entorses e luxações da articulação proximal do polegar

Causa

A causa mais freqüente é a queda sobre o polegar abduzido, ou a circunstância de se ficar preso com o polegar durante a queda, o que provoca uma hiperabdução na articulação e, portanto, leva a uma ruptura parcial ou completa do ligamento lateral *ulnar*. Esses mecanismos de acidente ocorrem com freqüência ao andar de bicicleta, esquiar (o chamado polegar de esqui) ou jogar bola.

A ruptura parcial ou completa do ligamento lateral *radial* é provocada por uma hiperadução na articulação. Isso, porém, ocorre com pouca freqüência, como quando ocorre uma queda, ou ao bater em algum lugar com o polegar. Através da hiperextensão e ação de força axial, pode ocorrer uma luxação da articulação proximal do polegar ou uma subluxação. Nesse caso, trata-se normalmente de uma luxação voltada para o lado dorsal. Raras vezes observa-se hiperflexão como mecanismo de acidente. Os mecanismos de lesões podem ocorrer combinados.

Em todos os casos de lesões do polegar, o objetivo primordial é recuperar a estabilidade da articulação. Caso o paciente tenha um polegar instável, esse, como jogador adversário, não poderá construir um contra-apoio em relação aos dedos longos, e o paciente não estará mais em condições de segurar objetos de maneira correta, por exemplo garrafas, ou executar uma preensão forte de ponta ou de chave.

Rupturas do ligamento lateral ulnar

Sintomas

- Instabilidade ulnar do polegar.
- Dor de pressão ou de extensão.

Diagnóstico

- São descartadas extrações ósseas através de diagnóstico radiológico.
- Caso a capacidade de abertura lateral seja maior que 30° em relação ao lado não atingido, será necessário um tratamento cirúrgico tanto em extensão como em posição de flexão de 30°. No entanto, serão considerados também os problemas clínicos do paciente antes de se indicar uma cirurgia.

Terapia

Conservadora: havendo instabilidade inequívoca, o tratamento *conservador* é ineficaz, já que as extremidades do ligamento raras vezes se encontram uma à frente da outra. O ligamento lateral rompido pode ser colocado na aponeurose do M. abdutor longo do polegar, ou interposto na fenda da articulação. Portanto, normalmente é necessária uma intervenção cirúrgica.

No caso de um entorse, isto é, estabilidade do polegar preservada, faz-se uma imobilização com uma tala, durante três semanas. Com a tala, o paciente poderá flexionar o polegar.

Cirúrgica: geralmente executa-se uma sutura do ligamento. Por outro lado, em se tratando de extrações ósseas, faz-se uma sutura de distenção transóssea ou uma fixação com o auxílio de fios de Kirschner. Em seguida, realiza-se uma imobilização durante três semanas. Nesse ínterim, o paciente pode movimentar-se com a tala.

É necessária uma reconstrução do ligamento no caso de instabilidades sem dores, de uma plástica de ligamento após lesões mais antigas, ou tendência à subluxação sem indícios de artrose. E artrodese na ocorrência de posição de subluxação da articulação com indícios existentes de artrose, ou no caso de uma artrose existente.

Fisioterapia

Os principais objetivos da fisioterapia após uma ruptura do ligamento lateral ulnar são estabilizar a articulação proximal e proporcionar movimentos sem dores. As seguintes medidas típicas do tratamento são:

- Promover a reabsorção de edemas.
- Mobilizar a articulação do polegar e fortalecer a musculatura.

- Tratar cicatrizes.
- Elaborar programa de exercícios para o paciente (jogos de encaixe, vareta de flexão).

Dica para casa: entre as atividades que apóiam o processo de cicatrização estão trabalhos de costura, bordado, bater uma massa de fermento e apertar as bordas da massa na assadeira com o polegar etc.

Luxação da articulação proximal do polegar

Causas

Trata-se quase sempre de luxações dorsais (vide acima).

Terapia

A articulação luxada é reduzida. Havendo algum impedimento para a redução, por exemplo o tendão flexor longo, partes da cápsula da articulação etc., esse deverá ser removido através de uma cirurgia antes da redução.

Entorses e luxações das articulações distais e médias dos dedos longos

O texto a seguir trata de distorções e luxações na região das articulações distais e médias dos dedos longos. Como as articulações finais e centrais se correspondem em termos de estrutura, o texto que segue se refere aos dois tipos de articulação. As lesões das articulações proximais serão abordadas em uma das seções subseqüentes.

Entorses das articulações distal e média dos dedos longos

Causa

Estiramento das estruturas do aparelho de ligamentos capsulares.

Sintomas

- Edema.
- Sensibilidade à pressão acima da articulação.
- Dor ao movimento.

Aviso: uma boa estabilidade da articulação dos dedos longos fica preservada nos entorses, na região das articulações distais e médias dos dedos.

Diagnóstico

Através do grau de capacidade de abertura das articulações na comparação lateral, o médico intera-se sobre a extensão da lesão ocorrida. As radiografias em dois níveis facilitam a elaboração de um diagnóstico, e mostram se existe uma participação óssea.

Fisioterapia

O objetivado pela terapia são dedos com boa mobilidade, ausência de dores, e estabilização razoável das articulações.

Os pacientes são instruídos a resfriar os dedos com gelo e, assim que as dores o permitam, movimentá-los ativamente. Para alcançar a extensão de movimentos de grau terminal, mostramos aos pacientes como devem fixar os dedos embaixo de suas articulações e isolar a respectiva articulação IFD e IFP (vide página 117). As articulações às vezes permanecem engrossadas durante muito tempo, ou até para sempre, uma vez que se formam cicatrizes nos ligamentos e/ou na cápsula.

Dica para casa: compressas de ricota fresca com acetato de alumínio e arnica promovem a reabsorção do edema.

Rupturas dos ligamentos colaterais

Causa

Ação de força lateral (o ligamento lateral radial é atingido com maior freqüência do que o ulnar).

Sintomas

- Dores de pressão acima do ligamento lateral.
- Edema.
- Dores na extensão ao fazer o teste de abertura lateral.

Terapia

Conservadora: no caso de uma ruptura parcial, o paciente pode resfriá-la com gelo e iniciar precocemente movimentos por conta própria. Tratando-se de uma ruptura completa de ligamento, o paciente será provido de uma tala de gesso de dedos durante uma semana, e neste período não poderá movimentar a articulação atingida.

Cirúrgica: realização de uma sutura de ligamento.

Fisioterapia

Assim que seja removida a tala de gesso de dedos, os seguintes objetivos típicos valerão, tanto para a terapia *conservadora* como para a terapia *cirúrgica*:

- Reduzir edemas.
- Mobilidade excelente e sem dores com estabilização simultânea das articulações.
- Evitar contraturas de flexão e extensão.
- Proteger ligamentos laterais contra novas lesões.

O paciente pode usar gelo para o resfriamento, porém deve colocar o braço em posição elevada. Esticamos os dedos, os equipamos com Roban ou meia de dedos, e tentamos ativar a reabsorção de edemas através de leve pressão lateral sobre a fenda da articulação.

Para alcançar os nossos objetivos, é importante iniciar os movimentos o mais cedo possível. Especial atenção deve ser dada à obtenção da posição extensora no grau final da amplitude de movimento. Exercícios de extensão passiva, executados simultaneamente a uma leve tração da articulação, ajudam nesse caso.

Cuidado: não executar exercícios muito intensos ou demorados, para que os edemas não cresçam e, conseqüentemente, as dores aumentem.

O paciente recebe um laço de acompanhamento como proteção contra novas lesões, ou os dedos são ligados por uma atadura de fita de dois dedos.

Rupturas da fáscia palmar

Causa

A ruptura da placa palmar ocorre através de ação de força (com ou sem extrusão óssea), e poderá estar associada a com uma fratura-luxação.

Sintomas

- Hiperextensão das articulações.
- Dores.
- Edema.

Terapia

É importante recuperar a estabilidade do dedo, porque, caso contrário, existe o perigo de que o paciente desenvolva uma deformidade tipo pescoço de cisne. Também nesse caso são novamente possíveis os procedimentos *conservador* ou cirúrgico.

Conservador: durante duas semanas, tratamento com uma tala de gesso que permita a flexão, porém evite a extensão até o final do arco de movimento através de um extensor. Os pacientes movimentam os dedos por conta própria.

Cirúrgico: tratamento de todas as estruturas lesadas.

Fisioterapia

A fisioterapia é necessária quando um paciente movimenta pouco ou tem medo de usar a mão lesada. Por falta de movimento, podem ocorrer contraturas e tornam-se necessárias as cirurgias subseqüentes. Entre os objetivos típicos e as medidas estão:

- Medidas de redução de edemas.
- Mobilização das articulações.

Os pacientes podem praticar esporte após seis semanas, caso o médico julgue conveniente.

Luxações das articulações distais e médias dos dedos longos

Nos casos de luxações na região dos dedos longos, distingue-se entre os sentidos de luxação dorsal, palmar e lateral:

- Luxação dorsal: devido à ação de uma força axial, ligada a uma hiperextensão, ocorre uma ruptura distal da placa palmar, de modo que o membro central luxa para o lado dorsal. Eventualmente, os pacientes repõem a articulação espontaneamente no local do acidente através de uma tração em sentido longitudinal.
- Luxação palmar: o membro central luxa em sentido palmar, pela ação de uma força dorsal sobre o dedo, e/ou por um mecanismo de rotação atuante com a articulação central flexionada. Ocorre a ruptura de um ligamento colateral e da placa palmar, bem como uma lesão do freio central. Atenção: pode-se desenvolver uma deformidade tipo "casa de botão", condicionada por um trauma.
- Luxação lateral: uma ação de força lateral provoca a ruptura de um ligamento colateral e da placa palmar.

Sintomas

- Típicas posições incorretas das articulações.
- Edemas.
- Dores.

Terapia

Conservadora: redução e tratamento com uma tala dorsal de gesso por uma a duas semanas, conforme o tipo de luxação.

Cirúrgica: caso um tendão ou uma parte da placa palmar escorregarem para a região entre as áreas da articulação, a redução poderá ocorrer somente após remoção do impedimento de redução e da restauração de todas as estruturas rompidas.

Fisioterapia

Tanto no caso da terapia *conservadora* como da *cirúrgica*, o paciente pode, após redução do edema dos dedos, iniciar os exercícios de movimentação com a tala, depois de dois ou três dias. No caso do procedimento cirúrgico, ainda é realizado o tratamento das cicatrizes.

Aviso: nos casos de tratamento de edema com gelo, Roban, meia de dedos etc.: como as articulações são pequenas, por menor que seja o edema, ele sempre representará um grande empecilho à mobilidade dos dedos.

16 Lesões de Tendões

Lesões de Tendões Flexores

Definição

Os tendões flexores superficiais e profundos são rompidos parcial ou totalmente.

Causa

- Lesões por cortes, por exemplo por uma faca, uma serra, um caco de vidro, a borda de uma lata etc. (muitas vezes acompanhados de lesões associadas, lesões de artérias ou fraturas ósseas).
- Lesões por esmagamento.
- Lesões por mordedura.
- Distensão muscular extrema que pode levar a uma ruptura.
- Perda óssea na base da falange distal.

Sintomas

Ausência de habilidade flexora dos dedos:

- Havendo o rompimento somente do *tendão flexor profundo*, o paciente pode flexionar a articulação média. A articulação distal não pode ser flexionada, ela se encontra em posição estendida.
- Em contrapartida, estando somente o *tendão flexor superficial* atingido pela ruptura, o tônus flexor será reduzido, de forma a não permitir a realização do arco de movimento total.
- Estando *ambos* os tendões atingidos, nem a articulação média nem a distal podem ser flexionadas.
- Quando há um rompimento parcial dos tendões atingidos, havendo resistência, o movimento não é possível ou somente possível com dor.

Diagnóstico

O diagnóstico ocorre, quando a lesão o permite, mediante a função auxente do respectivo tendão flexor. Às vezes ele só é possível de forma intra-operatória. Pode-se tratar de um rompimento parcial dos tendões quando a verificação da flexão com resistência não é possível ou é dolorosa. Em caso de dúvida, opera-se.

Terapia

Os tendões flexores são divididos em cinco zonas (Figura 16.1). Em virtude das condições anatômicas serem distintas e, conseqüentemente, também o procedimento dos tendões flexores, podem-se obter resultados de tratamento diferenciados em lesões similares.

A Zona 2 foi considerada especialmente crítica por S. Bunnel, em 1944, como "terra de ninguém". Em virtude dos resultados pós-cirúrgi-

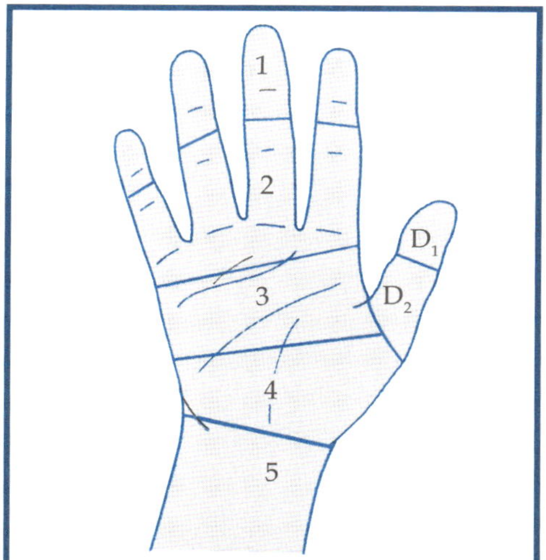

Figura 16.1 Divisão em zonas nas lesões de tendões flexores.

cos, não devem ser realizadas suturas primárias nesta área. Hoje se fala de "uma terra de qualquer um", mas, lesões de tendões flexores sob qualquer hipótese deveriam ser tratadas primariamente por um experiente cirurgião de mãos.

Hoje em dia objetiva-se um tratamento primário das estruturas lesadas, tão logo a situação do ferimento o permita. Para os cirurgiões, é importante obter a informação quanto ao posicionamento do dedo no momento do acidente. Com base no mecanismo do acidente, os cirurgiões sabem onde localizar tendões amputados e em qual direção necessitam abrir o ferimento. Tendo se rompido o tendão flexor em posição flexora, o tendão amputado será localizado distalmente no ferimento. Se, por outro lado, o tendão se rompeu com o dedo estendido, o tendão amputado encontrar-se-á em posição distal do próprio ferimento (Figura 16.2).

Os cirurgiões se esforçam para realizar uma sutura fim-a-fim, com a intenção de evitar uma perda longitudinal do tendão ou mantê-la a um mínimo possível. Na maioria das vezes ocorre uma sutura conforme Kirchmayr-Kessler (Figura 16.3).

Os ligamentos anelares, principalmente A2 e A4, precisam ser suturados e reconstruídos, a fim de impedir que os tendões sofram um "efeito de tendão em arco" (quando o tendão

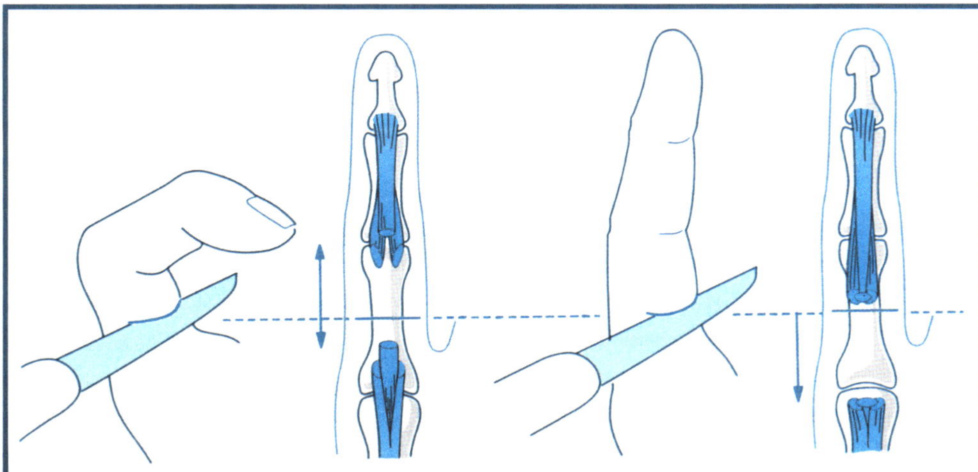

Figura 16.2 a e b Abertura cirúrgica do dedo ferido de acordo com o mecanismo do acidente. Rompimento do tendão flexor **a)** em flexão e **b)** em extensão.

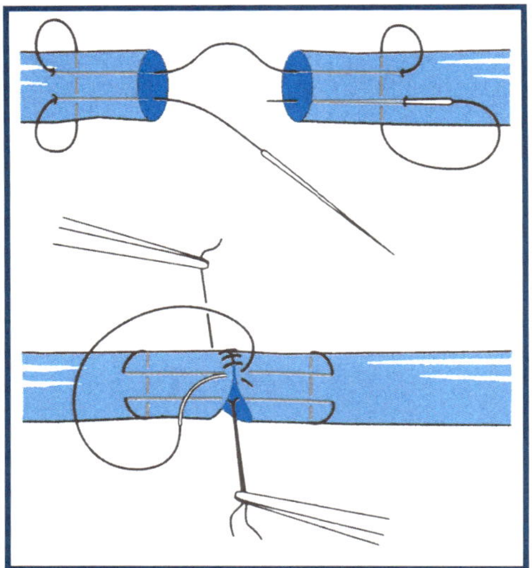

Figura 16.3 Sutura conforme Kirchmayr-Kessler.

realiza então o movimento mais curto). Se, em virtude de rompimento de ligamentos anelares, não for mais possível a ação do tendão flexor, ficam reduzidas a transmissão de força e a amplitude do movimento.

Conceitos para a terapia recuperadora

No tratamento de tendão flexor, são apresentados quatro procedimentos distintos. O tratamento pós-cirúrgico é descrito no capítulo Fisioterapia. Os quatro conceitos são:

1. Controlled Passive Motion de Kleinert et al.

   Este é o modo de tratamento mais conhecido e usual. O conceito terapêutico foi apresentado em 1967, no 22º Congresso da American Society for Surgery of the Hand.
2. Early Active Movement of Flexor Tendon. A taxa de rupturas pós-operatórias neste procedimento é relativamente alta (2 a 4%).
3. Princípio de Hoffmann-Ellio. Consiste num tratamento preventivo modificado. Tratando-se de pacientes motivados e cooperativos, alcançamos bons resultados com esse procedimento. Contraturas flexoras das articulações IFP raramente ocorrem.
4. Tratamento passivo. Este tratamento é aplicado em crianças pequenas e em adultos com baixa confiança na terapia. É comum que os pacientes não se exercitem sozinhos, e que a mão esteja imobilizada entre as sessões de terapia.

Objetivo

Nosso objetivo principal em todos os conceitos terapêuticos é chegar a um tendão com habilidade móvel e evitar aderências, a fim de possibilitar uma reintegração sem problemas ao dia-a-dia.

Informações para a Fisioterapia em sutura flexora primária

Informações importantes para a Fisioterapia são obtidas pelo diálogo com o cirurgião ou através do relatório cirúrgico. Antes de iniciar o tratamento, devem ser levantadas as seguintes informações:

- Tipo de ferimento: ocorreram lesões associadas (nervos, vasos, ossos)?
- Tipo de tratamento?
- Qual(is) tendão(ões) foi(foram) suturado(s)? (respect. quais?)
- Qual a técnica de sutura?
- As suturas estão livres de tensão? (Eventual perda de extensão do tendão.)
- Foram reconstruídos ligamentos anelares?

Fisioterapia após sutura primária de tendão flexor: Tratamento de Kleinert

Tratamento pós-cirúrgico: o paciente é tratado com uma tala de gesso dorsal de antebraço (Figura 16.5), que termina em posição distal no topo dos dedos. As articulações encontram-se nas seguintes posições:

- Punho: flexão 20 a 30º.
- Articulação metacarpofalangiana: flexão 60 a 70º.
- Articulação interfalangiana: é possível extensão total.

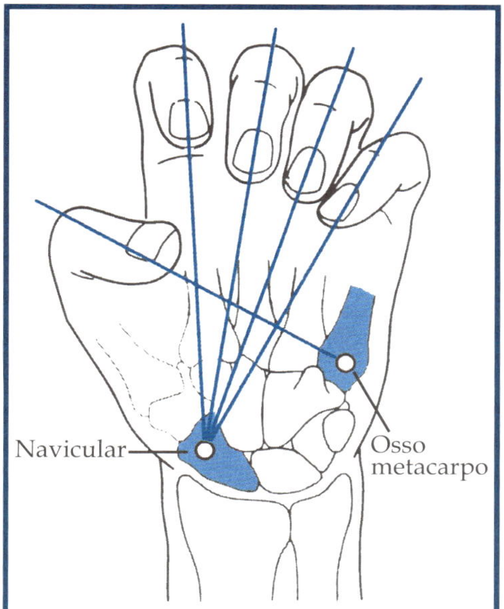

Figura 16.4 Direção de tração dos elásticos sentido escafóide (dedo médio) e sentido base do osso metacarpo V (polegar).

As unhas dos dedos ou topos dos dedos operados recebem um laço de *nylon*, ao qual é preso um elástico. Como alternativa para o laço de *nylon*, ou caso um laço se rompa durante o tratamento, pode ser colado um pequeno gancho ou um colchete sobre a unha.

Os elásticos são fixados em direção ao *escafóide* na bandagem, com o auxílio de um alfinete de segurança. Eles correspondem aos eixos longitudinais alongados dos dedos, que em flexão se encontrariam na mesma altura do escafóide. O elástico é bem tracionado em posição flexora, porém não muito rígido (Figura 16.4).

Fisioterapia (1ª Fase)

Primeiro dia pós-cirúrgico até a remoção do gesso (após aproximadamente três semanas):

O tratamento é iniciado no primeiro dia pós-cirúrgico. Antes de iniciar os exercícios, é necessário esclarecer o paciente sobre seu ferimento, a reconstrução e o posterior tratamento. Dessa forma, ele sabe quando poderá utilizar sua mão novamente, e o que o aguarda nas próximas semanas. Ele é informado que pode ocorrer ruptura da sutura dos tendões, se as determinações terapêuticas não forem respeitadas.

Tratamento de edema: o paciente é solicitado a movimentar seu cotovelo e seu ombro ereto e acomodar seu braço em posição elevada, quando estiver deitado na cama ou sentado à mesa (vide página 91).

O paciente estende os dedos de forma **ativa** contra a resistência do elástico, sendo que no início ele pode afrouxar um pouco a tração dos elásticos com a mão saudável. É colocada uma pranchinha estreita entre o gesso e o lado dorsal do dedo, a fim de poder controlar um pouco melhor uma extensão reta nas articulações IF (Figura 16.5).

Outra possibilidade para facilitar a extensão nas articulações IF consiste em,

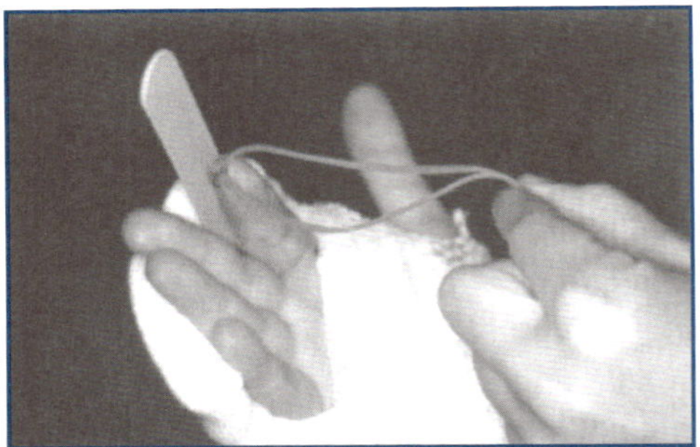

Figura 16.5 Extensão ativa do dedo após lesão de tendão flexor.

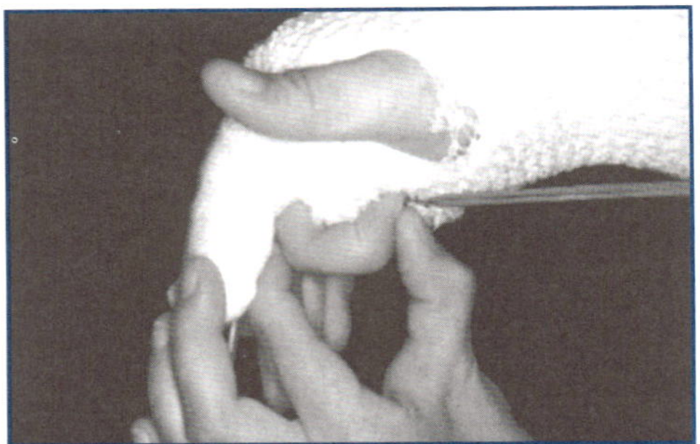

Figura 16.6 Flexão estendida passiva do dedo.

com o auxílio do terapeuta ou da mão não operada, conduzi-las a uma posição de flexão e fixá-las ali. O paciente é orientado, a partir dessa posição flexora fixa, a estender as articulações interfalangianas proximais e interfalangianas distais.

A seguir, os elásticos puxam o dedo de forma *passiva* de volta à posição flexora. O terapeuta (e posteriormente o paciente) movimenta o dedo de forma passiva em posição flexora estendida. A flexão fica incompleta através da tração dos elásticos, de forma que a sutura do tendão não é muito sobrecarregada (Figura 16.6).

Treinamento autônomo: enquanto o paciente for tratado de forma passiva, ele virá três vezes ao dia à Fisioterapia, para que seja propiciada a correta realização dos exercícios.

Adicionalmente, faz-se necessário um treinamento autônomo intensivo, de hora em hora, em que ele repita sozinho os exercícios descritos.

Após a alta hospitalar, o paciente virá uma vez ao dia ou três vezes por semana à Fisioterapia. A freqüência depende tanto da confiabilidade quanto do local de domicílio do paciente. Após conclusão da cicatrização, os fios são puxados (aproximadamente oito a dez dias).

Aviso: quanto maior a mobilidade dos dedos, tanto maior o risco de rupturas! Trata-se do chamado *soft Healer*. As forças de adesão entre os tendões amputados são reduzidas no período de cicatrização.

Por esse motivo, os pacientes com boa mobilidade exercitam os dedos somente três a quatro vezes ao dia, a fim de não forçar demasiadamente a sutura do tendão. O médico responsável decide se o tratamento com a bandagem de gesso será prolongado (por exemplo para quatro semanas).

Fisioterapia (2ª Fase)

Após a remoção da tala:

A remoção do gesso ocorre após aproximadamente três semanas. O paciente recebe um banho de mão, e a mão ferida é tratada com pomada cicatrizante e de tratamento (Bepanthen Roche por exemplo), a fim de que a pele fique elástica. Também se inicia o tratamento da cicatriz (vide página 93).

O paciente agora pode conduzir sua articulação da mão da posição de flexão de 20 a 30° para a posição neutra. Ele será auxiliado pelo fisioterapeuta na execução do movimento. Caso necessário, a articulação da mão será mobilizada. Para tanto, os dedos deverão ser mantidos relaxados; caso contrário, o esforço pelo emprego de força e as forças atuantes sobre a sutura dos tendões serão muito intensas. A partir da posição neutra na articulação da mão, o paciente estende seus dedos ativamente (dedos saudáveis e feridos, juntos). A seguir, flexiona os dedos sem emprego de força - contra a resistência do ar, como dizemos. O *limite da dor* precisa ser imprescindivelmente observado! (Figura 16.7a e b).

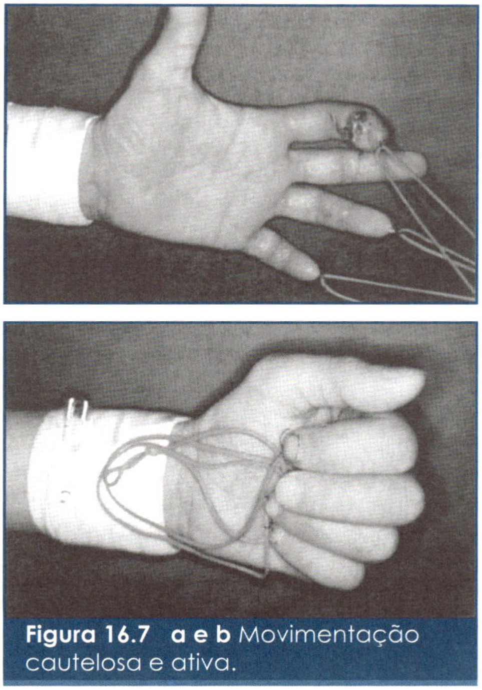

Figura 16.7 a e b Movimentação cautelosa e ativa.

O terapeuta movimenta os dedos passivamente em posição flexora final do arco de movimento. O paciente é instruído a repetir o programa de exercícios em casa, de hora em hora. A mão **não** está liberada para uso.

Os elásticos permanecem nos dedos feridos por mais três semanas. Os elásticos são fixados em uma pequena bandagem de punho na direção do osso escafóide. Alguns pacientes utilizam uma munhequeira ou um relógio de punho firme para a fixação dos elásticos.

Pode ser aplicada a bandagem Roban, *Coban-Wrap*, com os dedos ainda edematosos, proporcionando uma leve compressão. Eventualmente, toda a mão é envolvida com o Roban. Em casos de intensos inchaços, o médico assistente eventualmente indica drenagem linfática manual.

A experiência já nos mostrou que a pomada Hydrastis auxilia bem na regressão do edema. Ela é aplicada em camadas finas nos principais pontos de drenagem do sistema linfático: no punho, na dobra do cotovelo, sob a axila e no pescoço, no chamado *Terminus*. Como a pomada é raramente indicada, o paciente precisa estar preparado se for o caso de comprá-la.

Após quatro a cinco semanas, a sutura do tendão está tão resistente que, em articulações de dedo muito contraturadas, pode ser iniciado cautelosamente o tratamento de contratura. O início depende da cooperação do paciente. Necessitamos da resposta do paciente sobre como o dedo reage aos alongamentos cuidadosos. Nunca alongar com violência ou empregando força excessiva, pois o tendão ainda pode romper-se.

Os elásticos são removidos após cinco a seis semanas. A mão está liberada para atividades cotidianas leves, como comer ou escrever. O paciente ainda não deve abrir tampas com rosca (creme de barbear, tubos de pasta de dente com a tampa muito apertada) ou botões de jeans com a mão afetada, já que esses fechos são muito difíceis de abrir e podem causar o rompimento dos tendões. Após oito semanas, em geral, o tendão está resistente a rompimentos. O esforço pode então ser aumentado lentamente. A mobilidade dos dedos continua a ser trabalhada, e prossegue-se com o tratamento das contraturas.

São realizados exercícios de flexão e extensão no punho, com dedos levemente flexionados e relaxados. Os dedos relaxadamente flexionados fazem parte da extensão dorsal no punho; e os dedos levemente estendidos fazem parte da flexão palmar.

Enquanto o terapeuta se volta às articulações IFD e IFP, o paciente está em condições de realizar movimentos flexores isolados das articulações individuais. Dessa forma, melhora a mobilidade dos tendões do Flexor superficial e profundos dos dedos (Figura 16.8).

O cerramento do punho divide-se em três categorias (Figura 16.9 a-c):

- Cerramento total do punho (flexão de todas as articulações dos dedos);
- Cerramento parcial do punho (flexão das articulações MCF e IFP em articulações IFD estendidas);
- Posicionamento em gancho (flexão das articulações IFD e IFP em articulações MCF estendidas).

Por meio de medições, analisamos o nível da mobilidade dos tendões flexores no interior das bainhas sinoviais, durante os diferentes cerramentos de punho. As medições resultam no seguinte:

- O M. flexor profundos dos dedos atinge sua excursão máxima em relação às bainhas sinoviais e aos ossos, quando há cerramento completo do punho;
- O M. flexor superficial dos dedos alcança sua excursão máxima quando há cerramento parcial do punho;
- A posição em gancho leva à máxima mobilidade dos tendões do M. flexor superficial dos dedos, e flexor dos dedos um em relação ao outro.

Disso resulta que todas as formas de cerramento de punho precisam ser exercitadas, a fim de se estimular positivamente a mobilidade dos tendões das musculaturas flexoras.

Após oito semanas, em geral, as suturas dos tendões suportam esforços. O risco de uma ruptura da sutura agora é relativamente restrito, de forma que se pode trabalhar contra resistência. De acordo com a gravidade do ferimento, e dependendo da atividade profissional, os pacientes estão aptos ao trabalho após oito a dez semanas.

Havendo ainda contraturas nesse período, os pacientes são tratados com alinhador *Quengel* ou tala. Há vários modelos a escolher. Modelos prontos ou aqueles que são produzidos por nós, terapeutas (vide página 37).

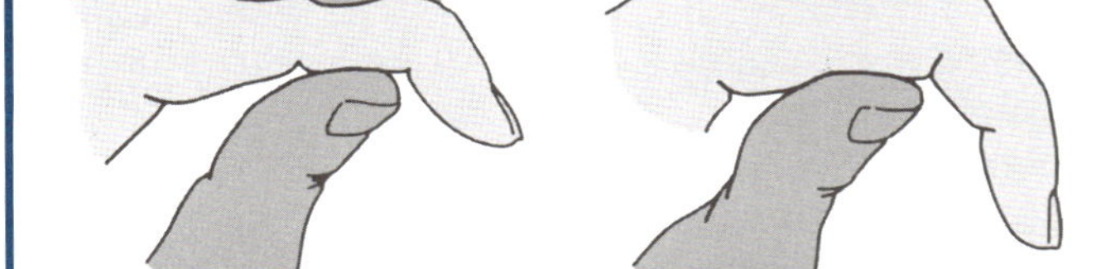

Figura 16.8 Fixação abaixo das articulações, para mobilização intensiva.

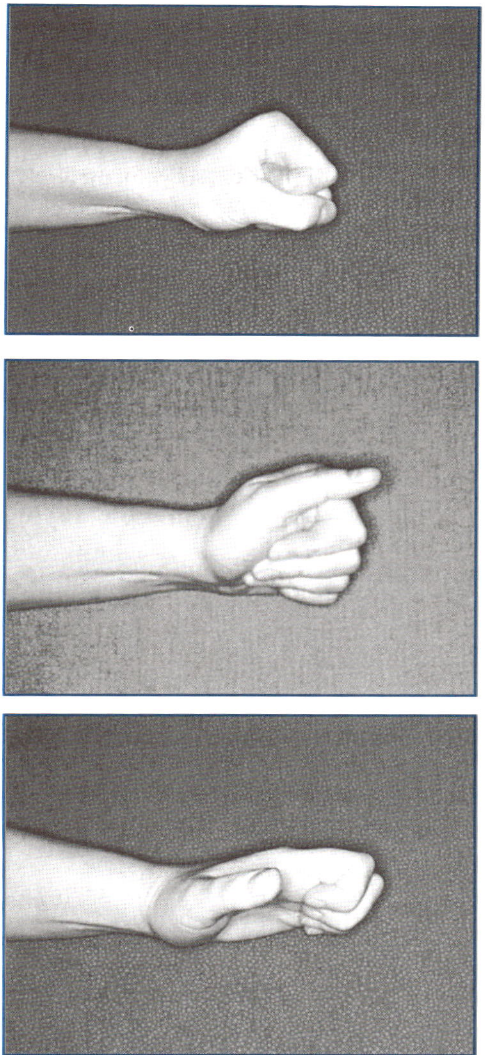

Figura 16.9 a-c Formas de cerramento de punho. **a)** cerramento total do punho, **b)** cerramento parcial do punho e **c)** posição em gancho.

Os *Quengel* e as talas são avaliados em intervalos regulares e, caso necessário, readaptados. Os pacientes vêm, em regra, duas a três vezes por semana para mobilização dos dedos. Dentro de seu treinamento autônomo, eles trabalham com diversos treinadores de mão, e amassam parafina para aumentar sua força.

Sutura primária de tendões flexores: tratamento sob o conceito *Early Active Movement of Flexor Tendon*

Tratamento pós-cirúrgico: o paciente recebe um gesso em tala após a cirurgia, que será substituída no primeiro dia pós-cirúrgico por uma tala de material termoplástico com uma tela de proteção, que inibe a preensão espontânea do paciente. O paciente usa uma meia elástica de algodão sob a tala, que absorve a umidade da pele, e assim protege a sua superfície (em locais feridos etc.). A tala posiciona as articulações da mão afetada na seguinte posição:

- Punho 20º flexão.
- Articulações MCF 15 a 20º flexão.
- Articulações IFP 20 a 30º flexão.

Fisioterapia (1ª Fase)

O tratamento é iniciado no primeiro dia pós-cirúrgico. O que o caracteriza é o fato de a intensidade do cerramento do punho elevar-se a cada semana.

- Na 1ª semana o paciente pode, sem o emprego de muita força, realizar ativamente 25% do cerramento do punho, e também estender os dedos ativamente.
- Na 2ª semana são treinados ativamente 50% do cerramento total do punho e os dedos estendidos ativamente – novamente sem grande emprego de força.
- Da 3ª à 5ª semana o cerramento total do punho é treinado ativamente.

Fisioterapia (2ª Fase)

Após cinco semanas, a tala é removida e a articulação da mão mobilizada. Os dedos são exercitados na posição neutra da articulação da mão.

Até a oitava semana, a tala só é utilizada à noite, para proteção. O posicionamento da articulação da mão é corrigido progressivamente visando à posição neutra.

Sutura primária de tendão flexor: tratamento sob o princípio Hoffmann-Elliot

Tratamento pós-cirúrgico: Neste tratamento preventivo modificado, o paciente, como no pós-tratamento segundo Kleinert, recebe no pós-cirúrgico uma tala de gesso dorsal no antebraço. Ela avança distalmente até os topos dos dedos. As articulações são fixadas pelas talas na seguinte posição:

- Punho 20-30º flexão.
- Articulações MCF 60 a 70º flexão.
- Articulações IF podem ser totalmente estendidas.

As pontas ou unhas dos dedos pós-operados recebem um laço de nylon, e um elástico é fixado a cada um. Os elásticos são fixados à bandagem em sentido *escafóide*, com o auxílio de um alfinete de segurança.

Os elásticos correspondem aos eixos transversais prolongados dos dedos, que se encontrariam na altura do escafóide quando flexionados. Devido à direção de empuxo dos elásticos, simula-se o sentido natural de movimento dos dedos. Dessa forma, os pacientes são levados a observar a correta direção de empuxo (por exemplo quando há troca da bandagem).

Fisioterapia (1ª Fase)

O tratamento se inicia igualmente no primeiro dia pós-cirúrgico.

Para promover a reabsorção do edema e evitar restrições aos movimentos, solicita-se ao paciente que movimente seus ombros e cotovelo estendidos. Também faz parte dessas medidas que o paciente, ao caminhar, apóie o antebraço do lado afetado, por exemplo sobre a cabeça, e sob alguma hipótese deixe a mão operada pendurada. Deitado, por exemplo à noite, ele deve acomodar o braço sobre um travesseiro acima do nível do coração.

O tratamento inicial por exercícios não difere do tratamento segundo Kleinert. O paciente estende seus dedos *ativamente* contra a resistência dos elásticos (o empuxo dos elásticos pode ser inicialmente afrouxado com a mão sadia); a seguir, os elásticos puxam os dedos *passivamente* de volta à posição flexionada. Os dedos sadios são integrados ao programa de exercícios. Com o empuxo dos elásticos não se alcança nenhuma posição flexora final. O fisioterapeuta conduz passivamente os dedos à posição flexionada, a fim de movimentá-los de forma ereta. O paciente repete os exercícios de hora em hora, de forma autônoma.

Também aqui, para se alcançar uma extensão reta nas articulações interfalangianas, pode-se inserir uma espátula de madeira ou uma pranchinha estreita entre os dedos, e empurrar a tala.

Desse momento em diante, após cada sessão de terapia, a posição dos dedos modifica-se. Os pacientes mantêm a alternância das seguintes posições, de hora em hora:

1ª. hora: flexão das articulações IFP (Figura 16.10 a).

Os elásticos são fixados em direção ao escafóide.

2ª. hora: extensão das articulações IFP.

Os dedos são cuidadosamente fixados com uma faixa larga e macia de *Beta-Pile II* com velcro (Figura 16.10b).

Os pacientes podem decidir em qual posição desejam manter as articulações, flexão ou extensão à noite. A maior parte deles opta pela posição com os dedos estendidos.

Os pacientes internados que são acolhidos no início do pós-tratamento clínico vêm de hora em hora para a terapia, a fim de colocar os dedos nas diferentes posições. Para permitir que o paciente possa mais tarde realizar sozinho a mudança de posição dos dedos, o alfinete de segurança permanecerá fixado sobre o escafóide na bandagem. Através do fecho na área do velcro, ele está em condições de, sem o auxílio de terceiros, realizar o movimento extensor dos dedos. Para tanto, ele solta os elásticos, estende os dedos ativamente e fixa a faixa *Beta-Pile II*.

Após a alta hospitalar, os pacientes vêm três vezes por semana para a terapia, caso não ocorram problemas.

Após oito dias, em geral, a cicatrização está concluída, de forma que os pontos podem ser extraídos.

Fisioterapia (2ª Fase)

A remoção do gesso ocorre igualmente após três semanas do pós-cirúrgico. A partir desse momento tem lugar a subseqüente fisioterapia do pós-tratamento segundo Kleinert et al. (vide página 125).

Nos métodos tradicionais de pós-tratamento, os pacientes freqüentemente se queixam de dores nas articulações IFP, que surgem em decorrência da constante posição de flexão. Através do modificado pós-tratamento apresentado acima, ou seja, a constante alternância entre extensão e flexão, os pacientes queixam-se mais raramente de dores nas articulações IF. A incidência de pacientes com contraturas também é menor. A quantidade de rupturas, em comparação com o tratamento segundo Kleinert et al., é a mesma.

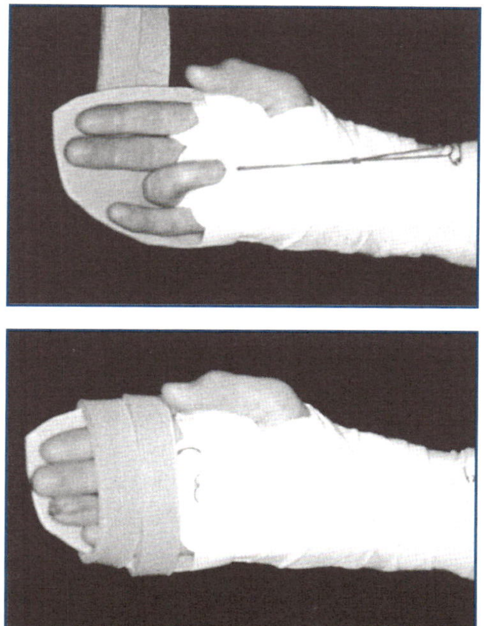

Figura 16.10 a e b Troca de acomodação segundo o princípio Hoffmann-Elliot.

Sutura primária de tendão flexor: pós-tratamento passivo

Tratamento pós-cirúrgico: em pacientes com paciência reduzida, por exemplo com perturbações mentais ou crianças pequenas, a mão em P.O., conforme descrito, é provida com um gesso Kleinert e os respectivos empuxes de elástico (vide página 125). Adicionalmente, os pacientes recebem um *acolchoado de mão* na mão operada, que é envolta em posição de flexão.

Fisioterapia (1ª fase)

Enquanto os pacientes internados são tratados, a bandagem é aberta uma vez por dia, e os elásticos fixados em direção ao escafóide com o auxílio de um alfinete de segurança na bandagem restante. O paciente procura estender os dedos contra a resistência dos elásticos. Tanto dedos afetados quanto dedos sadios são igualmente exercitados. Os elásticos puxam os dedos passivamente de volta à posição flexionada. O terapeuta movimenta os dedos passivamente em flexão total, que não pode ser alcançada devido ao empuxo dos elásticos.

Fisioterapia (2ª fase)

Em geral, a tala de gesso é removida após cinco semanas. Caso necessário, são aplicados banho de mão com solução Braunol, massagem de cicatriz, assim como tratamento do edema. Os dedos podem ser flexionados e estendidos ativamente.

De acordo com nossa experiência, após a remoção do gesso, crianças pequenas não têm problemas com a mobilidade de seus dedos. Já pouco tempo mais tarde elas voltam a utilizar a mão operada normalmente. Caso uma criança apresente problemas iniciais com a reutilização de sua mão alguma vez, pode-se ativar a mão operada em forma de brincadeira, enquanto a mão sadia é escondida no bolso. Os pais são orientados a massagear a cicatriz de maneira a amaciá-la. Uma vez por semana eles vêm com o filho para controle. Em adultos, esse procedimento é mais problemático. Devido à imobilização relativamente longa, freqüentemente ocorrem contraturas de flexão, que necessitam de tratamento por longo tempo.

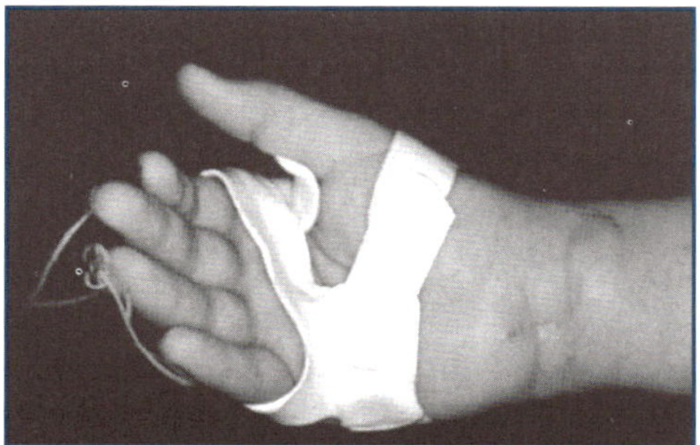

Figura 16.11 Tratamento pós-cirúrgico com tala em ferimento de tendão flexor com participação de nervos, após três semanas.

Sutura primária de tendão flexor com participação de nervos

Tratamento pós-cirúrgico: ocorrendo um ferimento do tendão flexor combinado com uma lesão do N. ulnar ou mediano-ulnar, o paciente será tratado mediante o emprego de uma tala correspondente (Figura 16.11).

Fisioterapia

O tratamento do tendão flexor segue como no esquema de tratamento descrito. Os elásticos são fixados a uma bandagem no punho.

Sutura primária dos tendões flexores do polegar

Tratamento pós-cirúrgico: após o tratamento cirúrgico do M. flexor longo do polegar, é ajustada uma tala de gesso dorsal de antebraço no paciente, com extensor de polegar até a extremidade distal do mesmo. São objetivadas a seguintes posições de articulações com a tala:

- Punho 20 a 30°.
- Articulação metacarpo do polegar 30 a 40° flexão.

A unha ou a cúpula do polegar é provida com um laço, no qual se fixa um elástico. Esse torna-se rígido mediante um alfinete de segurança, porém não muito resistente, com direção de empuxo ao osso metacarpo V, preso à bandagem.

Fisioterapia

O tratamento ocorre conforme o esquema descrito em ferimentos de tendões flexores em dedos longos.

Quando, após três semanas, tiver sido retirada a bandagem de gesso, a prega entre os dedos indicador e polegar é cuidadosamente alongada com um rolo de bandagem elástico ou com um *Tenissoftbal*. O paciente é orientado a segurar a faixa ou a bola entre o polegar e o indicador durante as pausas dos exercícios. Nesse interím, precisa ser observado o *limite da dor*. Jamais se deve alongar bruscamente, pois nesse caso existe perigo de rompimento da sutura do tendão.

Sutura secundária de tendão flexor

Os tratamentos decorrem analogamente aos procedimentos descritos no tratamento primário. O início da Fisioterapia pode implicar prorrogação de prazos, por esse motivo é imprescindível comunicar-se com o cirurgião.

Lesões de tendões extensores

Definição

Tendões extensores estão parcial ou totalmente rompidos. Distinguimos entre ferimentos fechados e abertos, sendo que os últimos predominam.

Causas

- Lesões por cortes (ferimentos abertos de tendão extensor), por exemplo causados por uma faca, uma serra, um caco de vidro, uma borda de lata etc., com possível combinação de fratura óssea.
- Rupturas em função de processos degenerativos.
- Rupturas traumáticas (ferimentos fechados de tendão extensor); típico mecanismo de ferimento é a ruptura do tendão extensor na articulação IFD devido ao brusco estiramento sentido palmar, por exemplo ao estender um lençol ou quicar uma bola, em circunstâncias associadas a uma perda (extrusão) de tendões ósseos.
- Lesões por mordeduras.

Quanto às *lesões por mordeduras*, deve-se observar o seguinte: os tendões extensores das articulações MCF podem ser rompidos por mordeduras humanas, principalmente em decorrência de uma briga. O ferimento ocorre pelo soco contra o maxilar superior. Fala-se de um fenômeno em cadeia se a mão estava cerrada em punho. Os pacientes falam muito a contragosto sobre a procedência da lesão. Ela pode se tornar muito perigosa, em virtude de alguns desencadeantes altamente virulentos presentes na cavidade bucal, dessa forma, o risco de infecção do ferimento é muito elevado. Deve-se iniciar um tratamento antibiótico o mais cedo possível.

Os tendões extensores apresentam algumas características que dificultam o diagnóstico:

- Nos diversos segmentos dos tendões extensores existem cortes transversais distintos; assim, eles são redondos ou ovais na área do punho, na área do dorso das mãos semicirculares e na área dos dedos rasos e finos.

- Como toda a função da mão tem por objetivo a preensão, compreende-se porque a musculatura flexora pode empreender três vezes mais força que a musculatura extensora.

Comparados com os tendões flexores, os extensores necessitam de mais tempo para a cicatrização. Eles também tendem muito mais à aderência ou adesão da suas imediações. Tal como nos tendões flexores, dividimos as lesões de tendões extensores em zonas.

Sintomas

Os sintomas, assim como o posterior tratamento, são definidos pela zona atingida pelo ferimento (Figura 16.12).

Zona 1: quando ocorre uma ruptura completa do tendão extensor, a articulação distal apresenta um déficit de extensão de 40 a 60º e, num rompimento parcial, de 20º. Surge o chamado dedo Mallet, ou que em ferimentos fechados de dedo também é denominado Martelo, Drop ou Baseball. Havendo uma extrusão óssea do tendão extensor em um ferimento fechado, o paciente apresentará somente uma deficiência extensora reduzida. Ferimentos de tendões extensores não tratados na área da articulação distal não levam à deformidade de pescoço de cisne.

Zona 2: o paciente apresenta deficiência extensora apenas quando ambas as bordas laterais foram partidas. Ademais, é possível que a extensão ativa seja incompleta. Para o diagnóstico, a extensão na articulação IFD é avaliada contra resistência.

Zona 3: consideram-se aqui os sistemas extensores extrínsecos e intrínsecos ao trato intermédio e o par medial. O paciente consegue manter o dedo em um rompimento total do freio médio, que seja conduzido passivamente na posição de extensão, com auxílio dos freios laterais. Estando o dedo flexionado, ele não consegue abandonar ativamente a posição flexora. Tendo ocorrido adicionalmente rompimento de ambas as bordas freios laterais, o dedo apresenta uma deficiência extensora de 50 a 80º na articulação IFP (na maioria das vezes associado a uma abertura de articulação). Ocorre uma deformidade Boutonniere em virtude do rompimento do freio mediano. A articulação escorrega como um botão através da casa. A extensão ativa fica impossibilitada, pois em função do deslize dos freios laterais, esses se tornam flexores. A articulação IFP é então flexionada, e a articulação IFD hiperestendida.

Rompimentos parciais do freio mediano podem facilmente passar despercebidos. Nesse caso, há o risco

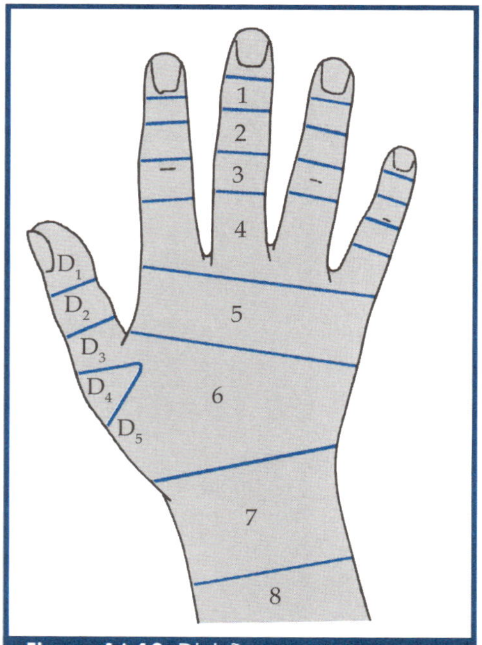

Figura 16.12 Divisão em zonas nas lesões de tendões extensores.

de que, ao longo do processo, se desenvolva também uma deformidade Boutonniere.

Zona 4: pode ocorrer uma deficiência extensora da articulação mediana somente no caso de um rompimento completo dos tendões extensores. Esses ferimentos provenientes de trabalhos com machado ou serra não ocorrem isoladamente. Trata-se de ferimentos abertos de tendões, que na maioria das vezes estão associados a uma participação óssea.

Após lesões por perfurações ou cortes, na maioria dos casos, um ou ambos freios laterais se mantêm, e mal pode-se perceber uma deficiência extensora.

Zona 5: quando ocorre o rompimento do tendão do M. extensor comum dos dedos distal da conexão intertendínea ocorre uma deficiência extensora de aproximadamente 40° nas articulações MCF. As articulações IF podem ser estendidas através das musculaturas ainda funcionalmente aptas. Uma causa típica desse ferimento é o soco contra os dentes caninos do adversário.

- A chamada *ruptura Hood* em boxeadores (ferimento fechado dos tendões extensores, mais freqüente na área do dedo médio) acontece com relativa raridade.

Ocorrendo a ruptura da cúpula extensora (na maior parte dos casos a parte radial é ferida), pode haver deslize do tendão do M. extensor comum dos dedos para ulnar-palmar na articulação flexora MCF, em virtude de o tendão não estar mais estabilizado em posição mediana. Quando se cerra o punho, percebe-se um ruído de engate.

Zona 6: rompimentos de tendões extensores proximais da conexão intertendínea levam a uma deficiência extensora muito pequena, de 10 a 20° na articulação MCF, em virtude de os tendões vizinhos conduzirem os dedos em extensão através da conexão intertendínea. Os médicos avaliam o movimento contra resistência.

Zona 7: devido às características anatômicas na Zona 7 (retináculo extensor e, abaixo, os 12 tendões extensores em suas respectivas áreas de tendões extensores), a reconstrução deveria ser efetuada por experientes cirurgiões de mão, de acordo com a abrangência do ferimento. O quadro clínico da ocorrência depende muito da abrangência do ferimento. Se somente um tendão extensor é rompido, não vemos, como na Zona 6, nenhuma deficiência extensora, ou vemos uma muito reduzida, devido à conexão intertendínea. Tratando-se de uma lesão mais complexa (por exemplo causada por um ferimento com serra), constata-se deficiência extensora do punho.

Zona 8: havendo lesão no antebraço, de acordo com a região em que ocorre e com a amplitude do ferimento, observa-se diferenciada deficiência extensora das articulações MCF. Se os extensores das articulações forem conjuntamente afetados, nota-se enfraquecimento extensor no punho. A avaliação ocorre igualmente mediante resistência, por comparação dos lados.

Observação: um diagnóstico diferenciado precisa ser explicado pelo viés médico, se não se tratar, no caso, de lesão de nervos com rompimento muscular.

Zona D1: Deficiência extensora de 10 a 40°, de acordo com a dimensão do ferimento.

Zona D2: Rompimento parcial até a metade do diâmetro do tendão, não provoca deficiência funcional do extensor do polegar.

Zona D3 a D5:

- Lesão do M. extensor longo do polegar: visível deficiência do extensor na articulação do polegar em caso de ruptura completa do tendão. Se o rompimento for parcial, ele pode permanecer clinicamente imperceptível.
- Pode ocorrer uma ruptura fechada do tendão do M. extensor longo do polegar em combinação com uma fratura rádio distal, que surge apenas como conseqüência posterior. A ruptura se dá mais freqüentemente na altura do tubérculo de lister. Devido a essas rupturas posteriores, é denominado lesão do mesotendão mutridos do tendão do M. extensor longo do polegar. A delimitação dorsal da tabaqueira está assegurada e, na tentativa de estender o polegar, falta a tensão do tendão.
- Lesão do M. extensor curto do polegar: como o M. extensor longo do polegar estende o rompimento na articulação proximal do tendão do M. extensor curto do polegar, essa lesão pode passar despercebida. Para confirmação do diagnóstico, a extensão do polegar é testada mediante a capacidade de resistência.
- Lesão do M. abdutor curto do polegar: a abdução radial é enfraquecida no rompimento do M. abdutor curto do polegar.

Terapia

Tratamento primário dos tendões extensores

Lesões de tendões extensores são tratados tanto de forma conservadora quanto de forma cirúrgica. Cirurgicamente, objetiva-se um tratamento primário por parte do médico – mesmo após ferimentos em moedores de carne, em que o risco de infecções é maior. Os prognósticos em geral são bons. Aderências e adesões em ferimentos na área do punho são comuns, por esse motivo a mobilização precoce é importante. Ferimentos na área da articulação distal, em certas circunstâncias, conduzem a uma deficiência extensora de aproximadamente 10°.

Lesões na área da articulação distal

Conservador: lesões na articulação distal com deficiência extensora até 40° são tratadas de forma conservadora com o auxílio de uma tala *Stack,* por três a quatro semanas. (O período de utilização da tala é prorrogado por duas semanas em rupturas degenerativas.) A tala *Stack* é adaptada ao paciente, a articulação distal é disposta em posição extensora ou leve hiperextensão. Com o auxílio de um adesivo, ela é fixada circularmente no dedo, de forma que a articulação IFP ainda se mova livremente. O paciente pode e deve movimentar todas as articulações livres. Adapta-se uma nova tala após redução do edema.

Observação: A pele transpira sob a tala, e isso pode levar a macerações. Por esse motivo, faz-se necessário limpar a pele regularmente, sem contudo deslocar a articulação à posição flexora. Pequenas faixas de gaze, ou uma luva de algodão, que absorvam a umidade, quando colocadas na tala *Stack* ajudam bastante.

Fisioterapia

Durante a fase de imobilização, o paciente é orientado a realizar o arco de movimento total de todas as articulações, a fim de não ocorrer limitações de movimentos. Após as quatro semanas, o dedo na articulação IFD sem a tala pode ser movimentado lenta e cuidadosamente, em exercícios de flexão e extensão. Fixamos a articulação a ser exercitada para a realização da fisioterapia. Em casos de intenso desgaste no trabalho, o paciente pode continuar utilizando a tala para proteção.

Observação: não se deve forçar a flexão, já que o M. flexor profundo dos dedos é mais forte que o tendão extensor recém-cicatrizado. Ele puxa a articulação distal para uma posição flexora. Dessa forma, ocorre uma hiperextensão do tendão extensor, e deste resulta uma deficiência extensora duradoura. Ao perceber-se que a articulação distal em posição flexora "despenca", o paciente é orientado a utilizar novamente a tala, de modo mais intensivo e prolongado. E a intensidade dos exercícios é reduzida.

Os exercícios para extensores mediante resistência são iniciados cuidadosamente após seis a oito semanas. Na maioria dos casos, os flexores não precisam ser treinados.

Cirúrgico: Os dedos são tratados de forma cirúrgica quando há uma deficiência extensora de mais de 40º na articulação distal. É realizada uma sutura no tendão extensor com fixação em fios de Kirschner em posição neutra, ou em suave hiperextensão. O dedo atingido é imobilizado em uma tala de gesso de dedo e antebraço. Todas as articulações livres precisam ser movimentadas. Eventualmente, pode ser indicado um tratamento adicional com a tala *Stack*. O fio de Kirschner é removido após quatro semanas.

Observação: Em lesões de tendões extensores, o tratamento das cicatrizes é extremamente importante, pois rapidamente podem surgir aderências (vide acima).

Ocorre um tratamento cirúrgico em lesões da *articulação* do polegar, em virtude da *Stack* ser indesejável e incômoda.

Perdas ósseas são tratadas com fixação de fio de Kirschner ou com pequeno parafuso. Imobilização do dedo é indicada por quatro semanas. Em seguida, o paciente recebe uma tala *Stack*. Os fios de Kirschner são removidos após aproximadamente quatro semanas, e os pequenos parafusos podem ser retirados mais tarde.

Fisioterapia

Depois de um diálogo com o cirurgião e da leitura do relatório cirúrgico:

- Cuidadosa e suave mobilização da articulação (diretrizes vide terapia conservadora).
- Tratamento de cicatriz.
- Tratamento de edema: o dedo ou os dedos ficam excluídos de qualquer tratamento, eventual aplicação de uma bandagem Roban (*Coban Wrap*).

Lesões na área da articulação IFP

Conservador: no lugar da tala *Stack*, utiliza-se a tala tipo casa de botão, segundo *Stack* por três a quatro semanas. A articulação IFD precisa estar livre para mover-se, de modo que o retináculo oblíqüo permaneça móvel.

Fisioterapia

Também aqui todas as articulações livres devem ser movimentadas na fase de tala. Iniciamos exercícios ativos de flexão e extensão, cuidadosamente, após a remoção da tala. Também nesse caso exercícios contra resistência somente podem ser realizados com muita cautela. O trato intermédio não pode sofrer hiperextensão.

Cirúrgico: o tratamento cirúrgico ocorre de modo análogo ao da articulação distal, com uma sutura de tendão e fixação de fio de Kirschner. Caso o paciente possua uma deformidade primária de casa de botão, ou um amplo defeito do tendão, a reconstrução ocorre conforme Snow (Figura 16.13). Neste, o freio médio inativado pelo filamento de tendão distal do M. extensor dos dedos é recuperado. Os pacientes pós-cirurgia são tratados com um gesso.

Fisioterapia

Buscar informações sobre como transcorreu a cirurgia.

As medidas para a redução do edema são muito importantes, pois todo inchaço existente limita a mobilidade.

Durante a imobilização com gesso, o braço é mantido elevado; ombros, cotovelo, assim como todas as articulações livres, são movimentados.

Logo após a remoção do gesso, procede-se com um banho de mão em água morna, com tratamento de pele e tratamento intensivo da cicatriz.

Exercícios ativos de flexão e extensão: as articulações MCF são fixadas em flexão, e o paciente movimenta a articulação IF em extensão.

Observação: como a função da mão é a preensão, a abrangência da movimentação normal flexora se ajusta quase sozinha. Manter a extensão ou conquistá-la novamente, ao contrário, requer trabalho árduo.

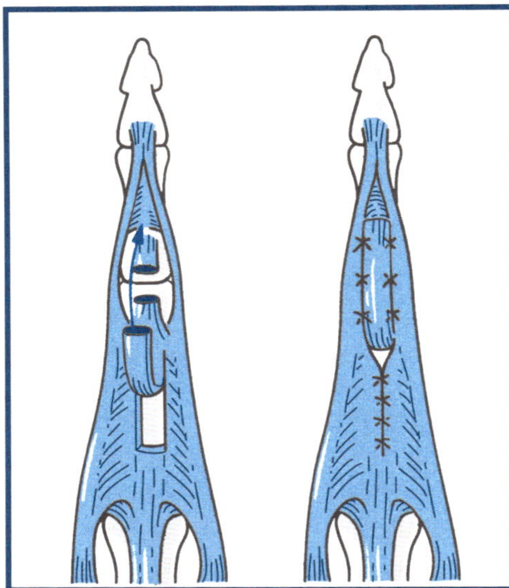

Figura 16.13 Reconstrução conforme Snow.

Lesões na área da articulação proximal

Cirúrgico: todas as estruturas feridas são tratadas. No caso de uma lesão por mordedura, devido ao alto risco de infecção, o ferimento é tratado adicionalmente por séries de antibióticos.

Fisioterapia

Após a fase de imobilização (depois de três semanas na maioria dos casos) ler o relatório cirúrgico, conversar com o cirurgião sobre como foram tratadas todas as estruturas e qual é a estabilidade delas, fazer banho de mão, tratamento de pele, tratamento intensivo de cicatriz, tomar medidas de redução do edema e mobilização da articulação.

Novamente, iniciamos com cuidado os movimentos ativos, sendo que o punho é fixado em extensão, para atenuar a carga das suturas dos tendões. O paciente assume a posição de pequeno punho ou da mão em garra, a fim de treinar isoladamente a extensão do M. extensor comum dos dedos. Esse posicionamento da mão impede a extensão dos dedos através da musculatura intrínseca.

Lesões no polegar

O tratamento ocorre como nos dedos longos: imobilização em leve hiperextensão em um gesso de antebraço com extensor de polegar. Freqüentemente o M. extensor longo do polegar é reconstituído pelo M. extensor do indicador (vide página 156). As sinartroses são mais raras após recontituição de tendões. Sob o aspecto intracirúrgico, é necessário observar a tensão correta do tendão, para que mais tarde todos os movimentos possam ser novamente realizados, e não reste deficiência extensora. Para tanto, a sutura de entrelaçamento é feita em posição neutra do punho e em extensão passiva do polegar; a seguir é realizado o teste de Tenodese. O resultado do teste é positivo quando, com a articulação da mão em posição flexionada até o final da amplitude, o polegar mantiver-se em posição extensora, e quando, em amplitude de extensão final da articulação da mão, o polegar estiver com articulação IFD em posição flexora de 20º. O pós-cirúrgico ocorre em aproximadamente três semanas de imobilização gessada, até a cicatrização das suturas de tendões.

No início, o paciente pode apresentar uma deficiência extensora do dedo indicador, em virtude da reconstituição do tendão. Isso se estabiliza rapidamente, tão logo o paciente tenha se adaptado à nova função e o tendão reconstruído tenha assumido a atividade do M. extensor do indicador. Apenas raramente o polegar necessita de um tratamento fisioterapêutico especial, pois no dia-a-dia ele participa de quase todos os movimentos da mão. Alcançada a mobilidade das articulações individuais, iniciamos o treinamento com exercícios contra resistência. Para tanto, o seguinte exercício com o tensor *Theraband* é especialmente adequado: o paciente cerra o punho e aplicamos frouxamente o tensor *Theraband* sobre este. Então o paciente deverá estender seus dedos mediante a resistência do tensor *Theraband*.

Lesões na área dorsal da mão

Cirúrgico: como no dorso da mão há suficiente tecido conjuntivo removível, o prognóstico após a realização da sutura do tendão é bom. Os pacientes recebem uma tala gessada palmar de antebraço (punho em extensão de 40º, articulação MCF em flexão de 20º, articulação IF livre) por três semanas.

O paciente pode movimentar as articulações IF durante a fase do gesso.

Fisioterapia

Após a fase de imobilização, as medidas são as mesmas do tratamento anterior. Tendo ocorrido uma ruptura do M. extensor comum dos dedos e M. extensor do indicador, os tendões são mobilizados individualmente. Em posição extensora da mão, o M. extensor comum dos dedos encontra-se no lado radial do M. extensor do indicador com decurso paralelo. Quando flexionados os três dedos ulnares, o M. extensor comum dos dedos é tracionado para a ulnar através da tração do conexão intertendínea. Nessa posição da mão o M. extensor do indicador encontra-se do lado radial.

Após ferimentos extensos na região dorsal da mão, deparamo-nos freqüentemente com um edema característico. O principal foco de atenção devem ser as medidas de redução do edema (com o auxílio, por exemplo, de drenagem linfática manual e/ou luvas de compressão).

Lesões na área do punho

Justamente nessa região, em decorrência da disposição anatômica, podem ocorrer intensas aderências e sinartroses entre o meio e os tendões suturados. Daí ser tão importante a mobilização precoce.

Por isso, os pacientes são tratados ou com uma tala estática (punho em 40° extensor, articulação MCF em 20° flexor, articulação IF livre para movimentação) após sutura do tendão, ou, o mais breve possível, com uma tala dinâmica (Figura 28.11). A tala dinâmica apresenta a vantagem dos pacientes poderem realizar flexões e o dedo ser reconduzido passivamente à extensão (Tratamento Kleinert para Tendões Extensores).

Lesões no antebraço

Essas não se distinguem consideravelmente do tratamento com lesões na área do punho. O perigo de formação de aderências é, no entanto, menor.

Tratamento secundário dos Tendões Extensores

Como já mencionado, do ponto de vista médico objetiva-se um tratamento primário dos tendões extensores também após lesões ocorridas em equipamentos de açougue, embora uma cirurgia represente aumento adicional do risco de infecção. Um tratamento secundário dos tendões extensores da mão ainda é possível mesmo após semanas, em virtude de o coto do tendão não retrair-se tão acentuadamente. Na região do punho, em geral, o tratamento secundário não é mais possível depois de quatro semanas.

Possíveis cirurgias posteriores

Acoplamento de tendão: aqui, o coto de tendão distal é atado ao tendão vizinho. É importante que haja boa tensão do tendão para a posterior movimentação. Um acoplamento de tendão é realizado quando não foi possível realizar sutura secundária no dorso da mão ou na região do punho, na área central da mão após rupturas proximais, ou após rompimentos posteriores a enfermidades reumáticas.

Pós-cirúrgico: o paciente é tratado por 3 a 4 semanas com uma tala de gesso palmar.

Transplante de tendões: em lesões dos tendões extensores, o transplante de tendões ocorre muito menos freqüentemente que em lesões de tendões flexores. Tendo sido realizado um transplante de tendões, contatar o cirurgião, a fim de informar-se qual tendão foi transplantado ou recolocado, e de que forma. O relatório cirúrgico também deve ser lido. Com base nessas informações, estruturamos nosso plano de tratamento.

Havendo uma deficiência extensora na articulação IFD, os médicos têm a possibilidade de realizar uma sutura (Raff) na articulação distal. Após a cirurgia, a articulação é fixada por seis semanas com um fio de Kirschner em posição extensora.

Complicações: sinartroses e aderências

Justamente em lesões de tendões extensores, que freqüentemente estão associados com lesões de tecido mole, podem ocorrer consideráveis sinartroses e aderências. Elas levam a limitações nos movimentos, que em algumas circunstâncias precisam ser superadas cirurgicamente, através de uma tenólise (vide página 144) A fim de tratar aderências ou sinartroses ou uma retração da musculatura intrínseca, encontram-se disponíveis os seguintes testes:

- *Extrinsic extensor tightness*: com esse teste, determina-se se ocorreu encurtamento dos tendões. Para tanto, o punho é colocado em posição neutra; as articulações MCF são estendidas passivamente e, ao mesmo tempo, a articulação IF é flexionada passivamente. Realizamos todo esse conjunto com as articulações MCF. Aderências, isto é, sinartroses, ocorrem quando o paciente consegue realizar sem dificuldades o movimento com articulação MCF extensora, porém constatamos resistência em articulação MCF flexora.
- *Intrinsic tightness*: esse teste serve para avaliar se a musculatura intrínseca está reduzida. Para tanto, as articulações MCF são mantidas em extensão e as articulações IF flexionadas passivamente. Em seguida, a articulação MCF é flexionada passivamente, e o paciente flexionar totalmente as articulações IF com articulações MCF flexionadas, porém não com articulações MCF estendidas; estamos diante de uma retração da musculatura intrínseca.

Fisioterapia

Em aderências ou sinartroses, o tratamento da cicatriz precisa ser intensificado; exercícios de alongamento e exercícios com tala de movimentação complementam o tratamento. No caso de encurtamento da musculatura intrínseca, alongamentos passivos são acrescidos ao tratamento.

Transposição de tendões

Definição

O tendão lesado é substituído por material de tendão do próprio corpo, em virtude de não ser possível uma sutura de tendão. Uma transposição de tendão é realizada, por exemplo, quando o coto distal do M. flexor profundo dos dedos encontra-se proximal à articulação IFP. Para tanto, o tendão do M. flexor profundo dos dedos II é substituído pelo tendão do M. flexor dos dedos III.

Indicação

- A recuperação do tendão flexor através de uma sutura primária de ligamento não é possível, porque o tendão, em virtude do mecanismo do acidente, está totalmente ausente ou foi destruído.
- O paciente não consegue flexionar o(s) dedo(s) atingido(s).
- É impossível um tratamento primário de tendões flexores em virtude de lesões amplas por fresa ou explosões.

Terapia

Através de uma sutura de entrelaçamento (Figura 16.15), os tendões amputados do M. flexor profundo dos dedos II e o tendão do M. flexor dos dedos III são atados.

Fisioterapia

O tratamento posterior corresponde ao tratamento da sutura primária de tendões flexores (vide páginas 125 ou 128). A qualidade do tratamento primário após lesões de tendões flexores define os resultados pós-cirúrgicos correspondentes.

Transplante de Tendões em Dois Tempos

Definição

É instalado um guia (*Bastão de Silastic*) para manter o leito do trajeto do tendão quando ocorre lesão de tendões flexores. Em uma segunda cirurgia realiza-se o transplante de tendão do próprio corpo.

Indicação

Transplantes em dois tempos são realizados, distalmente, em ferimentos antigos de ambos os tendões flexores da zona 2 (vide página 121).

Terapia

Quando previsto um transplante de tendões, é importante esclarecer o paciente a respeito das medidas cirúrgicas e do longo período de tratamento. Afinal, os resultados pós-cirúrgicos dependem da motivação e da colaboração do paciente, que recebe essas explicações do médico assistente. É interessante quando o paciente e o fisioterapeuta já se conhecem antes da cirurgia. O fisioterapeuta pode obter um diagnóstico pré-cirúrgico e já familiarizar o paciente com os exercícios, de forma que a fisioterapia pós-operatória lhe seja facilitada (vide abaixo).

A reconstrução intracirúrgica compõe-se de duas fases:

1ª Fase: Primeiramente são removidos os restos do tendão flexor. Associada a isso está a tentativa de preservar ou reconstruir os ligamentos anelares A2 e A4. A seguir, é introduzido um bastão de *Silastic* como guia para o tendão no canal do tendão. Nas semanas seguintes, deverá se formar um "pseudo-septo de tendão" em torno do bastão *Silastic* (Figura 16.14).

2ª Fase: Após no mínimo oito semanas, ocorre a segunda cirurgia. O bastão de Silastic é substituído pelo transplante de tendão. Opta-se entre um transplantado longo ou curto. Enquanto o transplante curto se estende da articulação IFD até a palma da mão, o transplantado longo vai da base da falange distal até a articulação da mão. Mais freqüentemente o tendão do M. palmar longo é empregado como doador para o curto, e o tendão do M. palmar longo como doador do transplantado longo de tendão. São necessários somente dois cortes (incisões) distal e proximalmente do bastão, a fim de substituir o bastão de *Silastic* pelo transplantado. O bastão é liberado e atado ao transplantado numa extremidade, na extremidade oposta o bastão de *Silastic* é removido e, dessa forma, introduzido no transplantado. Em seguida, o transplantado é fixado na extremidade distal através de uma sutura de entrelaçamento de tafetá pulverizado ou, no caso, de uma extremidade amputada insuficiente, através de uma sutura de extração transóssea (Figura 16.15a e b).

A extremidade proximal é fixada ao tendão motor após determinação exata da tensão do tendão do transplantado.

Há três critérios para a determinação intracirúrgica da tensão correta:

1. Em posição neutra do punho, o(s) dedo(s) atingido(s) deve(m) ter um tônus de repouso um pouco aumentado.

Exemplos: o topo do polegar está em oponência ao topo do dedo anelar em uma plástica de oponência (Opponenplastik); em reconstrução de tendões flexores, na cascata normal de dedos, o dedo encontra-se mais fortemente flexionado.

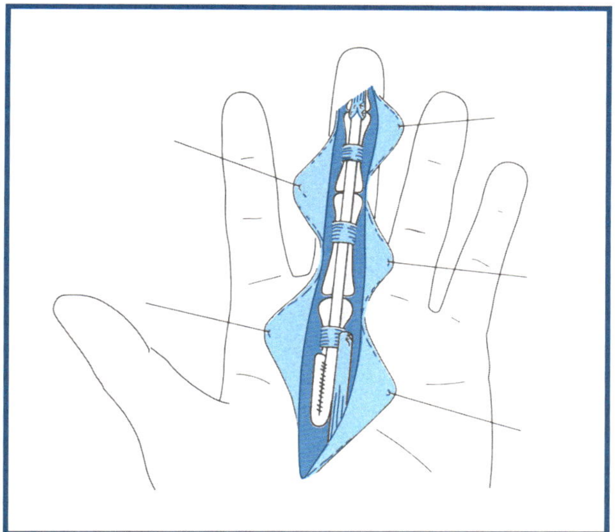

Figura 16.14 Introdução de um bastão de *Silastic*.

2. O movimento antagônico precisa ser possível passivamente:

Exemplos: quando há uma recolocação do M. extensor do indicador ocorre flexão em extremidade de articulação; em uma reconstrução de um tendão flexor há flexão do quarto dedo; em uma cirurgia Oppon há abdução de dedo etc.

3. Teste de Tenodese: o polegar e o indicador estão estendidos em todas as articulações em flexão máxima passiva no punho; dedos médio, anelar e mínimo apresentam deficiência extensora na articulação MCF de 20 a 30°. No caso de extensão máxima passiva da articulação metacarpofalangeana, o polegar e o dedo médio encontram-se em flexão. Após 5 a 6 semanas, o botão na sutura de extração transóssea é removido pelos médicos.

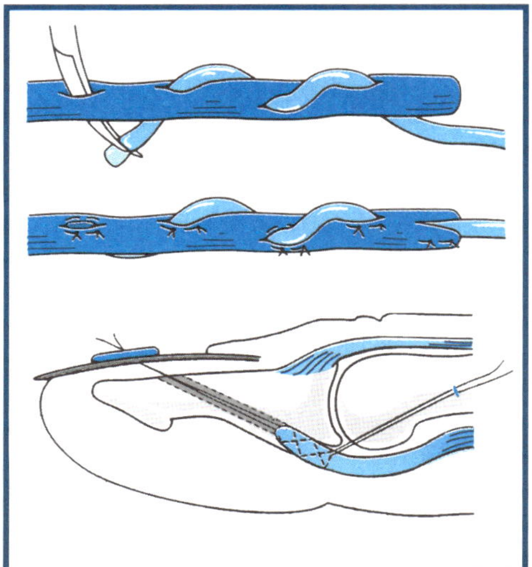

Figura 16.15 a e b Tratamento cirúrgico. **a)** sutura de entrelaçamento sob tafetá pulverizado e **b)** sutura de extração transóssea.

Fisioterapia (1ª Fase)

Sabendo com antecedência a data de cirurgia para um transplante de tendões, os pacientes têm a possibilidade de, pré-cirurgicamente, na Fisioterapia, mobilizar articulações e melhorar a força da mão, a fim de prepararem-se para a cirurgia vindoura. O resultado pós-cirúrgico, dessa forma, pode ser influenciado positivamente.

A função da Fisioterapia após inserção do bastão de *Silastic* consiste em manter o dedo tratado móvel. O dedo operado é movimentado passivamente com regularidade, em virtude do paciente não estar em condições de movimentar ativamente seu dedo pela ausência do tendão flexor. Depois da dor inicial do ferimento ter se extinguido, os movimentos são indolores para o paciente.

O paciente recebe um laço de arraste, ou seja, um dedo sadio conduz o dedo com o bastão de *Silastic* em todas as atividades que o paciente realize em posição flexora.

Também faz parte do auto-treinamento que o paciente aprenda a movimentar seu dedo independentemente. O auto-treinamento precisa ser realizado uma vez a cada hora.

Tratamento de edema: havendo um edema, o dedo é envolto com Roban (Coban-Wrap) ou tratado com uma meia de compressão de dedo (vide página 27).

Em virtude de o paciente ter uma cicatriz relativamente extensa, é importante um bom tratamento de cicatriz (vide páginas 93 e 186).

Fisioterapia (2ª Fase)

Há duas possibilidades de tratamento após um transplante:

1. O tratamento estático: o paciente é tratado com uma tala de gesso dorsal e imobilizado durante três semanas. Quando ocorre a troca da bandagem, é permitida a movimentação das articulações médias e finais em posição de descarga (punho em posição flexora).
2. O tratamento conforme Kleinert (vide página 125) ou segundo o Princípio Hoffmann-Elliot (vide página 130).

Uma vez que o transplantado inicialmente não está irrigado, há um maior risco de ruptura. Por esse motivo, a atadura de gesso eventualmente é removida somente após quatro semanas, de modo que só mais tarde possam ser iniciados exercícios ativos contra a resistência do ar (após quatro a cinco semanas).

Tenólise

Definição

Uma tenólise consiste em uma recuperação cirúrgica da mobilidade do(s) tendão(ões), que está(ão) impedido(os) por sinartroses ou aderências fibróticas (adesões).

Causas

Limitações de mobilidade dos tendões podem ocorrer, por exemplo, após as seguintes situações:

- Suturas primárias ou secundárias do tendão.
- Transplante de tendão.
- Fraturas.
- Infecções.
- Lesões menores dos tendões flexores ou de seus septos de tendão.

Indicação

Uma tenólise é realizada pelo médico quando a mobilidade do(s) tendão(ões) está limitada. O que a caracteriza é uma relevante diferença entre a amplitude de movimento ativo e passivo do(s) dedo(s). Embora a flexão ativa esteja prejudicada, as articulações podem, no entanto, mover-se passivamente com liberdade.

Terapia

É importante esclarecer de antemão o paciente quanto ao sentido e objetivo da cirurgia. Ele deve saber que o sucesso da tenólise depende de sua colaboração e motivação. O paciente precisa movimentar ativamente as mãos após a cirurgia, principalmente realizar os movimentos iniciais dos dedos com dores.

A tenólise é realizada de forma estacionária no bloco central da mão durante a ausência de sangue no braço. O paciente pode realizar movimentos ativos graças à anestesia local. Após o desprendimento das adesões, ainda no pós-cirúrgico imediato, é apresentada a nova mobilidade ao paciente. Dessa forma, os pacientes sabem que amplitude de movimentos eles precisam alcançar muito brevemente. Além disso, por meio do sucesso em geral visível, a motivação dos pacientes eleva-se consideravelmente. É interessante quando os fisioterapeutas podem estar presentes à cirurgia, a fim de obter um quadro da amplitude de movimento intracirúrgico.

Fisioterapia

A terapia de mão inicia-se de acordo com a época em que a cirurgia foi realizada - no dia da cirurgia ou no primeiro dia pós-cirúrgico. Se não houve a possibilidade de os respectivos terapeutas estarem presentes à cirurgia, as seguintes questões precisam ser esclarecidas antes do tratamento:

- Qual a amplitude de movimento objetivada intracirurgicamente?
- Como está a situação dos tendões liberados, ou qual a proporção de risco de ruptura?

Como nos primeiros dias as mobilizações de dedos estão associadas a dores, os pacientes podem solicitar analgésicos na enfermaria. Nos intervalos de tratamento existe a possibilidade de resfriar a mão com gelo, a fim de minimizar as dores.

Quando os pacientes vêm à Fisioterapia, sua bandagem deve ser a menor possível, para facilitar a mobilidade. O ideal é um tratamento sem bandagem. Em algumas clínicas existe, em princípio, a possibilidade de remover a bandagem para a terapia, e renová-la a seguir. Aqui devemos observar que meios esterilizados (bases limpas ou esterilizadas, luvas etc.) sejam abundantemente providenciados.

Tratamento de Edema:

- Para que se reduzam situações de inchaços, o paciente é orientado a realizar exercícios de desobstrução (exercícios de bomba), com o braço estendido sobre a cabeça, e resfriamento com gelo.
- A terapia de drenagem linfática manual auxilia na redução do edema.
- A bandagem Roban (Coban-Wrap) pode ser utilizada adicionalmente; os dedos atingidos são envoltos com Roban.

Observação: Roban reduz o inchaço, no entanto dificulta a mobilidade dos dedos. Em casos excepcionais, os pacientes não movimentam mais seus dedos. Assim, a bandagem Roban deverá ser necessariamente removida após o uso.

O objetivo da Fisioterapia é alcançar rapidamente o bom êxito da movimentação e evitar novas aderências. O paciente tenta movimentar seus dedos ativamente. As articulações IFD, IFP e MCF são movimentadas individualmente ativa e passivamente, sendo que se fixam sob as respectivas articulações (Figura 16.8).

Uma outra possibilidade de exercício consiste em movimentar o dedo atingido passivamente na amplitude de final de flexão. O paciente tenta ativamente manter o dedo nessa posição. Esse tipo de procedimento chama-se *Programa de Frayed Tendon*. A excursão do tendão corresponde à flexão ativa do dedo, seguida de movimentos passivos até a posição final ser alcançada. Além do mais, a tensão de tração no Programa Frayed Tendon é menor (Strickland, 1985).

Observação: Para motivar o paciente e alcançar os objetivos do tratamento, as mobilidades ativa e passiva da articulação são medidas e registradas. Existe ainda uma variante paralela a essa forma de medição da articulação. Eu me acostumei, por exemplo, a medir com uma espátula a distância da cavidade palmar do dedo, e registrar a amplitude dos movimentos na espátula. Dessa forma, consigo identificar rapidamente sucessos ou fracassos. Não é um método amplamente reconhecido. A comparação de paciente a paciente também não é mencionada, mas é um método que me poupa muito tempo.

Freqüência: como se deve evitar uma nova aderência das estruturas durante a fase de internação, os pacientes vêm quatro vezes ao dia para a terapia da mão e são instruídos a treinar de hora em hora, de forma autônoma.

Observações: a massagem da cicatriz deverá ser iniciada precocemente. Com a formação da cicatriz, o resultado do tratamento estaciona e decai. A amplitude de movimentação diminui se durante o processo de cicatrização ocorrerem novas aderências ou incisuras.

Meios terapêuticos auxiliares:

- O paciente é tratado após aproximadamente 7-10 dias com um *Quengel* extensor e/ou flexor, a fim de alcançar a amplitude total de movimentação.
- Havendo um risco elevado de ruptura de tendão ou não estando o dedo operado se integrando suficientemente no processamento do movimento, elaborar um laço de arraste para o dedo envolvido (instrução na página 38) ajuda bastante; ou, após contato com o cirurgião, indicar uma tala de treinamento dinâmico (Figura 16.6).

A fim de estimular os pacientes a empregar o mais breve possível a mão afetada no dia-a-dia, eles recebem um programa de exercícios ergonomistas durante a internação (por exemplo a rotação de pesos ascendentemente, trabalhar sobre a cabeça no WBRoM). Após a remoção dos pontos e a coclusão da cicatrização, são acrescentados exercícios com parafina e trabalhos com massa.

Na alta hospitalar, os pacientes recebem programas para treinamento independentes. Mesmo após a alta, eles vêm uma vez diariamente para a Terapia de Mão. Seguindo o processo, o tratamento é estruturado lentamente. Os pacientes vêm de uma a três vezes por semana. No final, os fisioterapeutas mantêm apenas uma função de controle em relação à execução dos exercícios, da mobilidade alcançada e formação de cicatriz. Após quatro a cinco semanas, os pacientes estão novamente aptos para o trabalho.

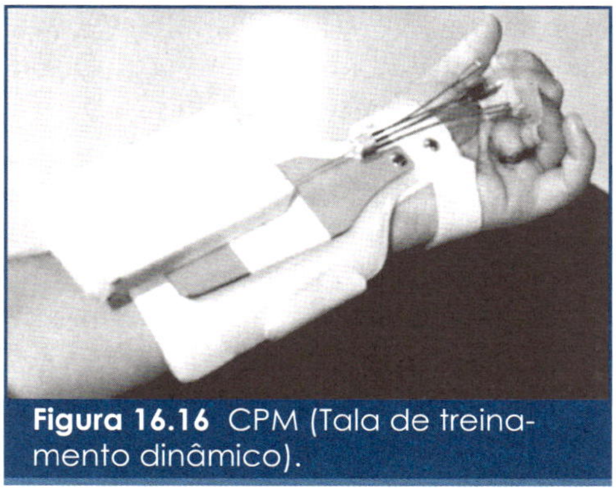

Figura 16.16 CPM (Tala de treinamento dinâmico).

Artrólise

Definição

A artrolisia é uma mobilização cirúrgica de uma articulação cuja mobilidade esteja prejudicada por sinartroses e/ou por uma cápsula retraída. Ela é freqüentemente realizada com uma tenólise (página 144).

Exatamente como na tenólise, a abrangência de movimento alcançada intracirurgicamente é demonstrada ao paciente. Dessa forma, ele sabe qual amplitude de movimento precisa alcançar o mais breve possível. Além do mais, o visível sucesso durante a cirurgia serve para aumentar a motivação. Também nesse caso seria interessante se o fisioterapeuta pudesse assistir à cirurgia.

Indicações e Tratamento Pós-Cirúrgico

Contratura flexora na articulação IFP

A artrólise é realizada quando, mesmo após fisioterapia intensiva, persistir uma deficiência extensora de mais de 30° por um período mais longo. No pós-cirúrgico MCF, o paciente recebe uma tala Quengel com alça.

Contraturas extensoras na articulação PIP

Ocorrem quando a mobilidade ativa ou passiva de um ou mais dedos estiver muito limitada. No pós-cirúrgico, a mão é fixada em punho cerrado total e, para proteção, recebe uma tala de gesso.

Contratura extensora na articulação MCF e sinartroses do disco palmar.

Ocorre aqui o emprego do Quengel na amplitude final de flexão no pós-cirúrgico, ou na cirurgia.

Fisioterapia

As *metas* mais importantes são alcançar o mais rapidamente possível a amplitude de movimentação intracirúrgica e evitar novas sinartroses. Por esse motivo, os pacientes devem, se possível, já no dia da cirurgia ou no primeiro dia pós-cirúrgico, iniciar a Fisioterapia. Como os exercícios são dolorosos, sugere-se que o paciente tome um analgésico antes do início da terapia.

Durante a fisioterapia, a bandagem deve ter o menor tamanho possível, para não impedir os movimentos. O ideal é quando existe a possibilidade de remover a bandagem durante a terapia, e renová-la a seguir. Deve-se obedecer às condições de esterilização. Em algumas clínicas, a Fisioterapia pode ser realizada na sala de curativos se esta encontrar-se em condições esterilizadas.

Aconselha-se no início da Fisioterapia, para se reduzirem as dores, primeiramente exercitar de modo intenso apenas um sentido de movimento; e a seguir mudar o sentido lenta, cuidadosa e descontraidamente. Quando os movimentos não se apresentarem mais tão doloridos, exercita-se também a mudança mais rápida de sentido. As seguintes providências são típicas do tratamento:

- Medidas redutoras de edema, como drenagem, resfriamento com gelo, acomodação da mão em posição elevada, movimentos de bombeamento acima da cabeça. O tratamento com Roban (Coban), luvas de dedos ou luvas compressoras são indispensáveis na assistência aos pacientes.
- Realizamos movimentos ativos e passivos nas articulações interfalangiana distal, interfalangiana proximal e me-

tacarpofalangiana para a mobilização das articulações, nos apoiando abaixo das articulações individuais (página 128). Os pacientes recebem imediatamente um programa de exercícios, para que aprendam a incluir os dedos operados nas atividades diárias. Para muitos, um laço de arraste ajuda bastante, porque, por um lado, têm de se acostumar à nova situação do dedo e, por outro, se desacostumar da proteção dos dedos. Para o aumento da motivação, medimos a mobilidade ativa e passiva da articulação.

Os pacientes vêm quatro vezes por dia para a terapia da mão durante o período de internação, e são orientados a exercitá-la sozinhos de hora em hora. Também nesse caso é importante um bom e precoce tratamento de cicatriz.

Os pacientes vêm todos os dias à Fisioterapia após a alta hospitalar. Nosso trabalho consiste em nos abster gradativamente da Terapia, de forma que ao final apenas observamos a correta realização dos exercícios, sem que os pacientes precisem vir assiduamente à Terapia da Mão.

17 Lesões de Nervos

Causa

- Hiperextensão (forte tração, por exemplo em luxações).
- Compressão (por exemplo, em posição de braço inapropriada ao se adormecer na poltrona ou adormecimento sobre o braço).
- Ferimentos por corte (acidentes de trânsito, tentativa de suicídio, vidros de janela, garrafas de vidro, facas etc.).
- Fraturas.
- Ferimentos por tiros.
- Ferimentos térmicos e químicos.
- Lesões complexas em acidentes do trabalho.

Sintomas

- Dores.
- Perdas motoras (em longo prazo desenvolvem-se contraturas e posicionamentos falhos nas articulações).
- Distúrbios de sensibilidade (sensibilidade à temperatura e ao contato).
- Distúrbios na cicatrização de feridas (o processo de cura é demorado).

Os "olhos dos dedos" faltam quando falta a sensibilidade(Moberg, 1972). A reduzida sensibilidade protetora leva a um aumento do risco de lesões - principalmente o risco de queimaduras ou cortes.

Formas

As danificações de nervos são divididas, segundo Seddon, em três tipos. A mesma depende da extensão da lesão do axônio e das cavidades dos tecidos conjuntivos do nervo. Na maioria dos casos, os seguintes tipos de lesões ocorrem de forma combinada.

Neuropraxia: aqui ocorre total ausência funcional, ocasionada por uma pressão danosa durante o sono ou uma leve tração no nervo. A causa é uma mudança específica dos *stratum myelini* que leva a um bloqueio condutor provisório. Os axônios permanecem ilesos. O distúrbio funcional regride espontaneamente dentro de horas, semanas ou meses.

Axoniotimese: trata-se de uma grave lesão do nervo devido a fortes esmagamentos, distensões ou traumas por extirpação (após fraturas de úmero, entre outras). Há a interrupção das estruturas endoneurais e axônios. As cavidades nervosas permanecem intactas. Ocorre uma degeneração secundária com prejuízo da eretibilidade e capacidade condutora do nervo nas partes distais das fibras nervosas (Lei Waller, vide página 136). A Degeneração de Waller - também conhecida como degeneração valeriana - conclui-se após três semanas. Enquanto as cavidades nervosas permanecem ilesas, os axônios distais novos eclodem alcançando seu órgão-alvo após algum tempo. O tempo de regeneração depende da distância a ser vencida. Pode levar de vários meses até dois anos.

Neurotimese: causadas principalmente por ferimentos de corte, ocasionam rompimento parcial ou completo das fibras nervosas e cavidades. A capacidade condutora do nervo fica totalmente interrompida. Perdas motoras e sensitivas, distúrbios vegetativos e tróficos são a conseqüência. A cirurgia é imprescindível, a fim de que os eclodentes axônios encontrem o do respectivo órgão-alvo, e não se formem dolorosos neuromas. Como os órgãos finais se alteram após a ruptura de nervos, mesmo após a sutura de nervos nem sempre é possível uma completa recuperação das funções.

Para cada nervo são atribuídos músculos-base epidermo-areais e motores sensíveis.

Essa atribuição pode variar devido as conexões transversais, denominadas conexões Martin-Gruber. Conexões desse tipo ocorrem, por exemplo, entre o N. ulnar e o N. mediano. As inervações motoras são apresentadas na Tabela 17.1. As paralisias resultantes após falência do N. ulnar (mão em garra), N. mediano (mão do pregador) e N. radial (mão caída) são descritas no Capítulo 5.

Diagnóstico

- Avaliação visual: o médico poderá verificar se a lesão se encontra na área de percurso de um nervo através de uma boa análise da ferida. Rompimentos parciais em caso de acidentes corriqueiros podem facilmente passar despercebidos. Em lesões mais antigas, pode-se chegar a uma lesão de nervos através das atrofias vigentes de músculos e posicionamentos errôneos dos dedos. Características marcantes são:
- mão em garra (N. ulnar): atrofia da primeira prega entre dedos, atrofia em bola do dedo mínimo, extensão da articulação MCF e um posicionamento em flexão da articulação IF da articulação do polegar, abdução do dedo mínimo (característica de Wartenberg);
- mão caída (N. radial): os dedos longos não podem ser estendidos;
- mão de juramento (N.mediano): atrofia terrar, polegar em posição de abdução e extensão;
- demais indicativos visíveis para a falência de um nervo são, entre outros, uma considerável escamação da mão, devido a uma ausência de secreção de suor, e distúrbios no crescimento das unhas e dos pêlos;
- Velocidade Condutora dos Nervos (VCN): a avaliação da velocidade condutora dos nervos não é determinante em lesões recentes, pois os nervos dispõem de uma capacidade condutora normal até vinte horas depois do acidente;
- Eletroneuromiografia (EMG): é registrada a atividade elétrica das fibras musculares através de eletrodos (sobre a pele ou eletrodos de agulha direto no músculo). Após aproximadamente duas semanas a análise terá representação significativa, já que a degeneração dos axônios só é comprovada a partir desse momento. Uma neuropraxia não pode ser diagnosticada no EMG;
- Teste de *Nynhydrin* conforme Moberg (1958): com auxílio desse teste,

pode ser confirmada a ausência de secreção de suor como reação à perda de sensibilidade. Epidermeoareais insensíveis não demonstram ausência de secreção; são secos e lisos.

Adicionalmente, serão realizadas as seguintes análises e testes para determinação do diagnóstico:

- A fim de diagnosticar uma lesão de nervos, é realizada a *determinação estática e móvel de 2 pontos* (vide página 87). Nela, é decisiva a colaboração do paciente. Principalmente em recém-feridos, isso pode ser difícil de alcançar, em virtude das dores e, devido às circunstâncias do acidente, os pacientes encontram-se em estado de choque.
- Passadas cinco horas do acidente, pode-se determinar ausências sensíveis com o auxílio do *Teste Wrinkle* conforme O'Riain (1973). As mãos são mantidas em água morna durante 15 minutos. Através do processo de osmose, a epiderme absorve a água da pele, e a pessoa fica com "mão de sapo" (pele enrugada). Onde há uma perda sensível, a epiderme não consegue armazenar água e não surgem rugas.
- Em 1858, Morberg descreveu o *Teste Pick-Up* ou *Teste Seletivo*. Os pacientes, com olhos abertos ou fechados, são orientados a pegar vários objetos da vida cotidiana (parafusos, porcas, clipes, pregos etc.) e colocá-los em um recipiente. O cronômetro é ativado e observa-se quais dedos são empregados. O teste é realizado com comparação contra lateral. Não dispende muito tempo, e é especialmente indicado para pacientes com uma paresia do N. mediano ou do N. mediano-ulnar. Para este teste, existem valores-padrão que foram elaborados por Mannerfeld.

Highet desenvolveu um esquema amplamente divulgado em nossos

Tabela 17.1 Inervação motora

N. Ulnar	N. Mediano	N. Radial
M. flexor ulnar do carpo	M. flexor radial do carpo	M. braquioradial
M. flexor dos dedos profundo III-V	M. pronador redondo	Mm. extensores radial e curto do carpo
M. abdutor do polegar	M. flexor profundo dos dedos II (parcialmente também III)	M. extensor ulnar do carpo
M. flexor curto do polegar (cabeça profunda)	M. flexor superficial dos dedos	M. supinador
M. flexor do dedo mínimo	M. palmar longo	M. extensor comum dos dedos
M. abdutor do dedo mínimo	M. flexor longo dos dedos	M. extensor do indicador
M. oponente do dedo mínimo	M. pronador quadrado	M. extensor do dedo mínmo
Mm. inteósseos	M. abdutor curto do polegar	Mm. extensores curto e longo do polegar
Mm. lumbricais, porção ulnar	M. oponente do polegar	M. abdutor longo do polegar
	M. flexor curto do polegar (cabeça superficial)	
	Mm. lumbricais, porção radial	

dias, com o intuito de poder comparar os resultados da re-sensibilização e retorno das funções motoras:

S 0 nenhuma sensibilidade
S 1 dores na área de inervação dos nervos
S 2 baixa sensibilidade superficial
S 2 + S 2 mais, hipersensibilidade constante
S 3 sensibilidade superficial e sensibilidade profunda, sem presença de reação de hipersensibilidade
S 3 + discriminação de dois pontos pode ser diferenciada
S 4 sensibilidade normal

Análise da função muscular: a cada nervo são atribuídos músculos básicos específicos. Pode-se concluir sobre o nervo ou os nervos lesados em decorrência de perda ou enfraquecimento de funções musculares. Deve-se obrigatoriamente observar movimentos compensatórios truncados quando da realização de movimentos. (Avaliação e mensuração da força, vide página 84).

Mensurações de volume: dessa forma, pode-se avaliar a perda de massa muscular e comprovar atrofias iniciais (vide página 85).

Processo de cura do nervo

Quando um nervo se rompe nas partes distais das fibras nervosas ocorre a chamada degeneração secundária com perda da eretibilidade e capacidade condutora do nervo. Isso denomina-se *Degeneração de Waller*. Após três semanas ela normalmente já está superada. Do proximal ao *Neurolema* nascem ligamentos celulares, os chamados *Ligamentos de Hanken Büngner*. Eles foram denominados segundo Otto von Büngner (1858-1905), um cirurgião de Hanau, cidade próxima de Frankfurt/Meno. Eles auxiliam o cilindro axial em nascimento a encontrar a amputação nervosa distal. Ocorrem mudanças proximalmente até a célula ganglionar através da ruptura do nervo, e distalmente até o disco motor final, assim como nos receptores sensíveis.

Terapia

Conservadora: em uma neuropraxia, o distúrbio funcional pode se reconstituir espontaneamente (Fisioterapia vide abaixo).

Cirúrgica: as cirurgias são realizadas mediante anestesia do plexo e isquemia (ausência de sangue), e sob um microscópio cirúrgico. Há distinção entre os seguintes procedimentos cirúrgicos: sutura primária de nervos, sutura secundária de nervos e transplante de nervos.

Sutura primária de nervos: a sutura primária de nervos é objetivada pelos médicos como modalidade de tratamento. Ela é possível até 24 horas após o acidente.

Sutura secundária de nervos: objetiva-se uma precoce sutura primária, isto é, dentro de cinco a sete dias depois do acidente. Mesmo após esse curto período, as amputações nervosas precisam ser renovadas. A *Degeneração de Waller* está se extinguindo, e os ligamentos *Hanken-Büngner* já se formaram. As suturas de nervos são realizadas com o mínimo possível possível de tensões. As seguintes técnicas de sutura são empregadas tanto em sutura primária como em secundária de nervos.

- Sutura epineural: em suturas de nervos de dedos nas áreas medianas e de extremidades de membros. Somente o epineuro é suturado depois das terminações nervosas estarem dispostas corretamente frente a frente.

- Sutura epi-perineural: na falange proximal, cavidade palmar-área do antebraço. Os fascículos são suturados juntamente com o epineuro.
- Sutura perineural: aqui a região central no perineuro central são unidos. Também é empregada em combinação com a sutura epi-perineural.

Transplante de nervos: existem transplantes primários e secundários de nervos. Um transplante se faz necessário quando terminações nervosas só podem ser unidas sob forte tensão, ou se estão presentes defeitos correlatos à lesão. A desvantagem de um transplante é que os novos axônios nascentes precisam passar por dois locais de suturas. Apesar disso, o intuito é atingir bons resultados.

Para a cirurgia são utilizados transplantados de nervos interfasciculares. Como transplantado, o N. sural da perna do próprio corpo é adequado, a fim de superar defeitos do N. mediano, N. ulnar ou N. radial. Na área da remoção na perna só permanecerão ausências restritas e sutis, que são bem toleradas pelo paciente. O transplantado é introduzido em sentido contrário do procedimento cirúrgico, a fim de evitar perdas devido a ramificações de fibras nervosas. Através das suturas perineurais, o transplantado é atado com um fascículo maior ou a um grupo de fascículos.

Fisioterapia

Objetivos

- Reabsorção do edema;
- alcançar a amplitude de movimento das articulações;
- evitar hiperextensão das partes moles e músculos;
- melhorar a sensibilidade;
- evitar posicionamentos errados.

A duração da imobilização após uma sutura de nervo ou transplante de nervo depende de quão livres de tensão puderam ocorrer as suturas de nervos. Em geral, trata-se de um período de dez dias até três semanas. A duração da imobilização também depende das lesões associadas. Assim inicia-se, por exemplo, um tratamento de tendões flexores. Ocorre mesmo entre o primeiro e o terceiro dia pós-cirúrgicio (página 125)

É importante que os pacientes, durante todo o tratamento, estejam bem-informados sobre o crescimento dos nervos, assim como sobre as conseqüências que os afetarão. Tem-se por princípio que os axônios crescem 1mm por dia. Para confirmar isso, damos batidas nos dedos envolvidos ou Areal-distal do local da sutura de proximal para distal. Enquanto a sensibilidade retorna, o paciente tem a sensação de adormecimento do dedo. Ele formiga, e às vezes os pacientes acham a sensação desagradável (Sinal de Hoffmann-Tinel).

Algumas áreas podem reagir com hipersensibilidade à percussão. Nesse caso, trata-se de uma fase de transição. Faz-se necessária uma dessensibilização caso a hipersensibilidade permaneça.

Se os pacientes não se opuserem, as áreas que já puderam ser sentidas podem ser demarcadas com caneta à prova d'água. Dessa forma, eles estão aptos a acompanhar melhor o desenvolvimento e ver seus progressos.

Os pacientes são instruídos a utilizar as luvas mais cedo que o usual. Só assim eles podem se proteger, apesar dos distúrbios de sensibilidade presentes, do frio ou do calor ao cozinhar. Eles precisam ser cautelosos no manuseio de água quente e ferramentas (facas, serras etc.). Os pacientes têm de substituir a sensibilidade ausente pelo controle visual. Eles precisam atentar para vermelhidão da pele e/ou dos pontos de pressão. Por esse motivo, eles devem, sempre que possível, realizar movimentos alternados na realização de atividades de maior duração.

Em virtude de sua pele estar lisa, seca e sem elasticidade, é importante um bom creme para o tratamento de pele. Os pacientes devem untar com freqüência as mãos com um creme de alto teor de gordura. No caso de pequenas lesões da pele, eles têm de agir com maior cuidado e zelo do que normalmente, pois as feridas saram com maior dificuldade.

Medidas

- Tratamento e profilaxia de edema;
- exercícios ativos e passivos de movimentação;
- movimentos de ombros e braços;
- tratamentos com talas;
- eletroterapia;
- facilitação;
- treinamento da sensibilidade;
- exercícios de fortalecimento.

Observação: as partes moles, ou a musculatura, têm de ser protegidas contra hiperextensão.

Tratamento com tala

O tratamento com tala orienta-se a cada caso específico de paresia.

Tratamento com tala após lesão do mediano

São usadas *Talas Oponência* estáticas ou dinâmicas, a fim de levar o polegar para uma boa posição inicial, objetivando evitar hiperextensões da musculatura paralisada e impedir uma contratura de abdução do polegar. Deve-se dar preferência à *Tala Oponência* dinâmica, já que com ela o paciente pode realizar trabalhos e simultaneamente empregar sua musculatura. Quando o paciente alcançar musculatura tenar M3 na avaliação funcional da musculatura, então ele não necessitará mais da tala. Se o paciente, apesar de todas as medidas de prevenção, apresentar uma contratura abdutora do polegar, ele necessitará de uma tala adicional, denominada tala abdutora de polegar, a fim de reagir contrariamente à contratura.

Tratamento com tala após lesão do n. ulnar

Com a tala ulnar (Figura 17.1) o objetivo é evitar uma contratura flexora dos quarto e quinto dedos nas articulações IFP e TFD.

Observação: o punho deve poder cerrar-se apesar da tala.

Tratamento com tala em lesão combinada do N. mediano-ulnar

Uma tala mediano-ulnar (Figura 16.11) é indicada para se alcançar uma boa posição inicial para o polegar, e evitar uma contratura flexora dos

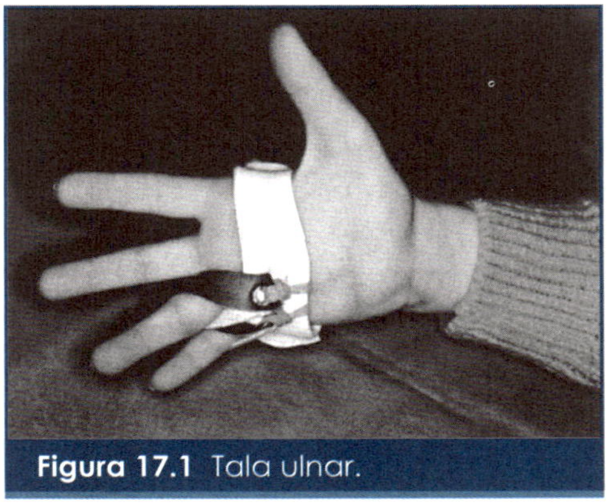

Figura 17.1 Tala ulnar.

quarto e quinto dedos nas articulações distais interfalangianas.

Tratamento com tala após lesão do N. radial

Uma tala radial estática ou dinâmica evita a hiperextensão dos extensores do punho. A tala radial estática é especialmente recomendada como tala de acomodação noturna.

Facilitação

Estimulação exteroceptiva: os receptores a serem estimulados situam-se principalmente sob a pele. Podemos estimulá-los através de massageamentos e pincelamentos.

Estimulação proprioceptiva: os proprioceptores dos músculos (fusos musculares), tendões (órgão tendinoso de Golgi) e das articulações (corpúscula lamelares Vater-Pacini) são alcançados através de Tapping, pressão, compressão ou tração das articulações, movimentação mediante resistência. Esses métodos também podem ser combinados com êxito.

Estimulação Acústica: nossa voz, quando empregada em bom volume, com clareza e no momento correto, age de modo estimulador na realização dos movimentos. Porém, quando a empregamos de maneira errada, também podemos causar o contrário.

Alongamento do ventre muscular: podemos realizar os alongamentos através de pressão sobre o *ventre muscular*, ou breve e leve alongamento. Isso deve estar sempre associado à facilitação verbal.

Exercícios de resistência: a resistência utilizada precisa estar adaptada à força do músculo. Havendo a resistência após a realização do curto e breve alongamento, o fuso muscular pode reagir melhor. Também nesse caso obviamente é interessante associar alongamento, resistência e comando.

Estabilização da articulação: o paciente assume uma posição de articulação, por exemplo 20° extensão no punho, e é orientado a mantê-la. Alternadamente, o terapeuta exerce resistência tanto em flexão como em extensão. Todos os músculos ao redor da articulação se contraem, e obtém-se a estabilização da articulação. Uma articulação estável é indispensável para todos os movimentos voluntários apoiados e realizados.

Tração da articulação: aqui, as áreas da articulação são levemente afastadas umas das outras e estimula-se a mobilidade.

Aproximação da articulação: a intensidade da pressão nas articulações dos braços dos pacientes é aumentada através de exercícios de apoio. É indicado que o paciente esteja em pé junto a uma mesa e deposite seu peso corporal para frente, ou para o lado, conduzindo peso sobre a articulação da mão. Repetimos a pressão sobre a articulação no momento em que o paciente leva seu peso para trás, e a seguir novamente para frente.

Observação: caso o paciente não consiga estabilizar ativamente o cotovelo, temos que apoiá-lo.

Treinamento de sensibilidade

O paciente precisa assimilar a percepção tátil após uma lesão de nervos, o sentido de origem do qual provém o contato, aprender a distinguir materiais diversos (feltro, tecido, lixa de esmeril etc.), assim como avaliar e identificar objetos de diferentes formas, tamanhos e pesos.

A maioria dos exercícios é realizada de olhos fechados. Quando o paciente erra, ele pode abrir os olhos e assim controlar os exercícios. Nos exercícios não há limites para nossa fantasia. Podemos, por exemplo:

- Com objetos de mesma forma, porém pesos diferentes, ordená-los na seqüência correta ou, com dois pesos, decidir qual deles é mais leve e qual mais pesado;
- para a distinção de materiais, associar materiais similares ou pedir a exclusão de um determinado material;
- em um recipiente cheio de arroz, feijão, entre outros, reconhecer objetos ou utensílios da vida cotidiana com olhos vendados.
- escrever algo na ponta do dedo com uma agulha de tricô, e o paciente adivinha a letra ou a palavra.

Se possível, recomendamos que os pacientes venham diariamente à terapia. À medida que são alcançados bons progressos e o paciente consegue lidar melhor com sua paresia, os intervalos podem ser aumentados.

Realizamos testes de sensibilidade, exames de função muscular e/ou medições de volume em determinados intervalos (de acordo com o paciente), a fim de manter isso sob controle (vide Capítulo 9).

Quando o paciente está novamente apto ao trabalho, devemos distingui-lo de acordo com o tipo de lesão no nervo, assim o tempo de retorno ao trabalho é muito variável. O paciente já pode trabalhar, no caso de uma lesão de nervo na área dos dedos, após 3 a 14 dias. Já o paciente pode ficar inapto ao trabalho por até seis meses em uma paresia do N. radial. A duração, nesse caso, também depende da profundidade em que o nervo foi rompido.

Não se podendo constatar mais nenhum sucesso no tratamento após meses, na maioria das vezes não há mais expectativa de melhora. Enquanto isso não ocorre, treinamos possibilidades de substituições e compensações, bem como movimentos compensatórios. Os pacientes são tratados com meios auxiliares. Eventualmente faz-se necessária uma adaptação profissional. Caso o médico esteja programando uma cirurgia substitutiva, é nossa função preparar a musculatura. Fortalecemos o músculo doador e evitamos contraturas (vide página 157).

Operações de reposição motora

Definição

Em operações substitutivo-motoras, músculos ou tendões funcionais intactos substituem músculos não funcionais após a lesão de um nervo.

Objetivo e indicações

Através das cirurgias substitutivo-motoras, pretende-se melhorar a função do braço, da mão e dos dedos dos pacientes. Elas são realizadas quando, após lesões de nervos, não há mais perspectivas de melhoras. Esse é o caso, por exemplo, após uma reconstrução fracassada de nervos, ou quando o nervo foi lesionado em um trecho muito extenso, de forma que os axônios não conseguem transpor este caminho e os resultados de tratamento permanecem estagnados durante meses.

Observação: é válida a regra empírica de que funções motoras que não se apresentaram após dois anos de terapia, em geral, não se apresentam mais.

Pré-requisitos para operações de reposição motora

- O paciente precisa estar muito motivado e receptivo ao aprendizado, pois terá de condicionar seu pensamento com relação à realização de seus movimentos. Na Fisioterapia, o paciente aprende, com o auxílio de funções antigas, a introduzir novas funções musculares na sua movimentação; por exemplo, um extensor torna-se um flexor num dado momento, ou o contrário. O fluxo de informação ao cérebro é, no entanto, o mesmo após a operação de recolocação. Esse processo de aprendizagem é muito mais simples para pacientes jovens.
- O paciente precisa estar bem esclarecido. Ele também deve ser informado quanto ao período do tratamento, paralelamente aos objetivos e às exigências. Segundo a experiência, esse período compreende três meses ou mais.
- As articulações devem estar livres para mover-se passivamente.
- Como o músculo doador perde em intensidade de força após a recolocação geral, ele precisa estar suficientemente fortalecido antes da cirurgia. Conforme a possibilidade, empregam-se sinergistas.

Exemplos de operações de reposição motora podem ser obtidos nas Tabelas 17.2 a 17.4.

Fisioterapia

Como o objetivo é tratar pacientes com sucesso após cirurgias substitutivas, o entendimento anatômico é principalmente importante. Todo terapeuta precisa saber quais funções o músculo recolocado realizava anteriormente, a fim de poder exercitar com o paciente a nova e desejada função. Precisamos ter lido o relatório cirúrgico antes de iniciarmos a Fisioterapia e, após contato com o cirurgião, ter conhecimentos exatos sobre:

- A atual situação muscular, ou seja, qual músculo foi recolocado e de que forma;
- as funções que o músculo assume no pós-cirúrgico.

Iniciamos a Fisioterapia após uma imobilização de três a quatro semanas (de acordo com cada cirurgia recolocadora). Como a readaptação mental é muito cansativa, treinamos os pacientes várias vezes ao dia, com breves intervalos de exercícios. É preciso agir com bastante cautela em mobilizações das articulações, em virtude de a musculatura recolocada não poder ser hiperestendida. Quanto mais um músculo é alongado, mais precisa ser contraído, a fim de alcançar a amplitude desejada de movimento. O aprendizado da nova função muscular é mais fácil para o paciente quando os movimentos são realizados simultaneamente com o lado saudável e com o lado operado.

O objetivo principal da Fisioterapia é que com o tempo os movimentos feitos pelos pacientes transcorram cada vez mais inconscientemente, e se integrem aos movimentos cotidianos. Quando alcançamos essa meta, iniciamos exercícios de fortalecimento e de resistência.

Metas e medidas típicas

- Tratamento do edema;
- evitar contraturas de articulação;
- aprendizagem das novas funções;

Tabela 17.2 Exemplos de operações de reposição motora após lesão N. radial

Objetivo	Nome da cirurgia	Procedimento cirúrgico	Tratamento pós-operatório	Fisioterapia
Correção da mão caída: • Estabilização do punho • Melhora da função preensora dos dedos	Plástica múltiplo-substitutiva conforme Merle d´Aubigné (punho permanece móvel)	Deslocamento para: *Extensão do punho* M. pronator teres → M. extensor radial do carpo curto e longo *Extensão do dedo* M. flexor ulnar do carpo → M. extensor comum dos dedos→ M.extensor do dedo mínimo *Extensão do polegar* M. palmar longo (M. flexor superficial dos dedos IV) → M. extensor longo do polegar	Imobilização por 3 a 4 semanas em uma tala de gesso de antebraço (punho quase em posição neutra, em leve posição de extensão, articulações MCF fixadas em 20° de flexão)	Após a imobilização e após diálogo com o cirurgião (vide páginas 160 e 161)
	Plástica Perthes (tenodese do punho)	M. flexor ulnar do carpo → M. extensor comum dos dedos, M. extensor do indicador e M. extensor do dedo mínimo M. flexor radial do carpo → M. extensor longo do polegar, M. extensor curto do polegar, M. abdutor longo do polegar		

Tabela 17.3 Exemplos de operações de reposição motora após lesão N. ulnar

Objetivo	Nome da cirurgia	Procedimento cirúrgico	Tratamento pós-operatório	Fisioterapia
Correção da mão em garra: • Evitar hiperextensão da articulação básica • Melhora da extensão dos dedos e função de preensão	Capsulodese conforme Zancolli	O tecido rígido da cápsula da articulação do lado flexor é cortado em formato de U, deslocado centralmente e duplicado; aqui deve ocorrer uma deficiência extensora de no mínimo 10°	Imobilização em tala de gesso dorsal de antebraço por quatro semanas	Mobilização conforme Kleinert (vide página 125)
	Cirurgia Lasso (Zancolli II)	O tendão do M. flexor superficial dos dedos é rompido proximal à sua inserção, ou estendido através do ligamento anelar A2 (ou A1 e A2), até a articulação MCF estar em 45° flexor e se autocosturar	Imobilização em tala de gesso de antebraço, dedo em posição *Intrinsic-plus* (posição de segurança, vide página 35)	

- exercícios de fortalecimento;
- tratamento de cicatriz;

Prognóstico

Os prognósticos pós cirurgias substitutivo-motoras são promissores após uma cirurgia transcorrida sem complicações seguida de bom tratamento fisioterapêutico. Além disso, o sucesso obviamente também depende sempre da motivação e colaboração do paciente.

Tabela 17.4 Exemplos de operações de reposição motora após lesão N. mediano

Objetivo	Nome da cirurgia	Procedimento cirúrgico	Tratamento pós-operatório	Fisioterapia
Recuperação da abdução palmar	Transposição M. palmar longo, ou plástica Camitz	Recolocação: M. palmar longo → M. abdutor curto polegar	Imobilização de 3 a 4 semanas em gesso de antebraço, polegar fixo em abdução palmar	Início após término da imobilização e contato com o cirurgião
Oposição do polegar	Oponência plástica	Recolocação: 1. M. flexor superficial dos dedos IV → M. abdutor curto do polegar (caso FSD ausente: M. extensor do indicador) 2. M. abdutor do dedo mínimo → M. abdutor curto do polegar		
	Cirurgia substitutivo-motora no caso de abrangente lesão do N. mediano	M.braquiorradial →M.flexor longo do polegar M. extensor radial longo do carpo→ M. flexor profundo dos dedos II, III	Tala de gesso de antebraço	Após acordo com o cirurgião, eventualmente Terapia conforme Kleinert (vide página 125).

18 Lesões Complexas da Mão

Entre as lesões complexas de mão estão ferimentos por serra circular, cortador de grama, explosivos, alta voltagem, tiro e alta pressão. Freqüentemente são acidentes de trabalho ocasionados por roçadeira, moedor de carne ou outros equipamentos de trabalho. Não são atingidos somente, por exemplo, os tendões flexores; encontramos, sim, uma combinação de tipos variados de lesões. Como em cada acidente foram lesadas diversas estruturas, que apresentam graus de danos variados, cada lesão é diferente mesmo se motivada pelo mesmo causador.

Observação: sempre buscar o diálogo com o cirurgião e ler o relatório cirúrgico antes do início da Fisioterapia. Somente assim obtemos conhecimento exato sobre as estruturas tratadas, com que estabilidade elas puderam ser tratadas e se, eventualmente, estão planejadas cirurgias subseqüentes.

Também nesses casos nosso principal objetivo é propiciar ao paciente a reintegração ao seu cotidiano. Preservar a funcionalidade da mão e outras funções é uma intenção relevante da Fisioterapia. Como os pacientes tendem à forte formação de edema, as medidas de redução de edemas têm uma posição de destaque na Fisioterapia. É recomendado, em geral, o uso de luva de compressão sob medida a esses pacientes. Não é possível definir diretrizes: quanto, o que e como se exercitará. Cada paciente deverá ser tratado de maneira específica à sua lesão; às vezes, não é possível orientar-se nem por diretrizes conhecidas. Por exemplo, quando tendões extensores e flexores são individualmente rompidos, é necessário tratamento diferenciado (vide itens 16.1 e 16.2). É preciso encontrar um caminho do meio no tratamento a fim de evitar aderências e sinartroses, e resguardar todas as estruturas lesadas.

O tempo de tratamento é longo; em certas circunstâncias, pode estender-se por mais de um ano. Pois esses pacientes eventualmente necessitam de cirurgias subseqüentes ou de treinamento de escrita sinistra, se a mão direita tiver sido gravemente ferida ou eventualmente o contrário, se eles precisarem se readaptar. É importante um bom acompanhamento psicológico para que os pacientes possam superar o trauma e as conseqüências do acidente. Alguns sofrem com pesadelos. Ficam repetidamente revivendo o acidente em sonho. Algumas vezes, problemas conjugais agravam ainda mais o problema. Os pacientes não gostam de tocar ou serem tocados. Alguns correm risco de se isolar, a partir do momento em que não querem mostrar sua mão publicamente, não comem em restaurantes ou não vão mais ao cinema, não se encontram mais com os amigos ou evitam outras situações similares. Os pacientes precisam de tempo até conseguirem olhar novamente para a própria mão, e ainda mais tempo até conseguirem assimilar plenamente a mão como sua.

Ferimentos por explosões

Entre as lesões complexas de mão estão os ferimentos por explosões. Podem ocorrer ferimentos por corte, rompimentos ou esmagamentos associados à queimaduras. Também se aplica para os ferimentos por explosões que cada lesão tem aparência diferente. Eventualmente estão presentes corpos estranhos nas feridas também se o orgão atingido foi o olho. Todos esses pontos são esclarecidos pelo médico antes da determinação do diagnóstico. Em seguida, elabora-se o plano cirúrgico. São determinadas as estruturas a reconstruir, e com qual procedimento as partes moles serão recobertas: com uma plástica de enxertos de tecido, uma amputação, ou se falta tanto tecido que a mão precisa ser reconstruída - por exemplo uma mão com três dedos. É importante para o paciente preservar o polegar ou pelo menos um oponente aos dedos longos.

Justamente em ferimentos por explosões, freqüentemente seguem-se novas cirurgias à primeira cirurgia. Até o emprego funcional da chamada mão restante, transcorre um período associado à Fisioterapia intensiva.

Fisioterapia

A Fisioterapia orienta-se pela extensão da lesão e do tratamento do paciente. Também nesse caso faz-se importante um contato com o cirurgião e a leitura do relatório cirúrgico. Somente assim obtemos um quadro da situação efetiva da mão do paciente, sabemos quão estáveis puderam ser mantidas as estruturas lesadas ou quais articulações atualmente não podem ser mobilizadas e, quais cirurgias subseqüentes já estão planejadas.

Para cada paciente se elabora um tratamento individual, no qual deverá ser levado em consideração:

- Profilaxia e/ou tratamento de edema;
- profilaxia e/ou tratamento de contraturas;
- mobilização da articulação;
- treinamento da sensibilidade;
- tratamento com tala;
- tratamento com bandagens de compressão;
- preparação para cirurgias subseqüentes;
- integração ao cotidiano;
- treinamento de escrita sinistra ou destra;
- assistência psicológica com integração dos familiares.

Lesões por infusão de alta pressão

Definição

Aparelhos ou compressores hidráulicos que injetam debaixo da pele, uma grande quantidade de tinta, óleo, solventes ou de outras substâncias por meio de uma pequena e imperceptível ferida, através da alta pressão de pistolas de pulverizadoras.

Sintomas

- Externamente, só é visível um pequeno e relativamente imperceptível ferimento, que por esse motivo pode ser facilmente subestimado

em sua abrangência (e acabar em amputação);
- inicialmente quase não há dores;
- pouca limitação de movimentos.

Apresentam-se os seguintes sintomas no caso de um volume maior:

- Edemas muito acentuados;
- formação de uma Síndrome de Compartimento (por distúrbios na microcirculação sob elevada pressão do tecido);
- colorações esbranquiçadas isquêmicas sobre os edemas epidermoareais.

Diagnóstico

A amplitude dos ferimentos por infusão de alta pressão torna-se visível com o auxílio de exames radiológicos. A área atingida pelo líquido ou gás injetado pode ser enorme. Quando, por exemplo, um ferimento no lado do tendão flexor ocorrer com uma abertura da bainha sinovial, a lesão pode atingir a cavidade da mão, e estender-se através do túnel do carpo até a musculatura proximal do antebraço.

Terapia

Não havendo tratamento da lesão, em decorrência dos distúrbios de circulação sangüínea, pode ocorrer necrose seca nos segmentos atingidos, ou de acordo com o tipo de substâncias injetadas, podem surgir as infecções. No caso de substâncias tóxicas ou corrosivas, ocorre uma necrose com conseqüente gangrena. Eventualmente, faz-se necessária uma amputação da mão. Tratando-se de substâncias menos tóxicas, surgem amplas cicatrizes e sinartroses. As articulações e os tendões são afetados pelas conseqüências, e os segmentos nervosos são irreversivelmente danificados.

O objetivo é realizar uma cirurgia para descarga de pressão e remoção das substâncias estranhas o mais rápido possível. Quanto maior o período de permanência de corpos estranhos na mão, por maior tempo agem danosamente devido à sua atuação tóxica. Adicionalmente, tomam-se as seguintes providências:

- Necroses já presentes são removidas;
- eventualmente o retináculo flexor ou a fáscia do antebraço é dividido;
- na ferida são colocadas séries de antibióticos e realizada drenagem;
- troca diária de curativo;
- tratamento antibiótico adicional.

Fisioterapia

A extensão da lesão determinará quando podemos iniciar a Fisioterapia. Pode ser necessária uma imobilização temporária da mão. É aconselhável um início precoce de terapia, a fim de evitar más cicatrizações e contraturas.

Observação: dosar cuidadosamente todas as medidas e aplicações. No início da terapia o paciente tenta movimentar-se ativamente. Tentamos aumentar gradativamente a amplitude de movimento alcançado, trabalhando a mobilidade lenta e cuidadosamente, aumentando aos poucos e passivamente. No entanto, o movimento extensor ou flexor não deve ser muito forçado.

O paciente recebe seu próprio programa de treinamento bem precocemente: arrumar e desarrumar pequenos elementos, jogos de encaixe ou atividades no Treinador Ativo. Quando os pontos tiverem sido extraídos e não houver mais feridas abertas, seguem, por exemplo, o amassamento de parafina ou trabalho com a massa de modelar terapêutica.

Eventualmente faz-se necessária a tala de re-adestramento, ou tratamento com bandagens de compressão.

Em geral, prescreve-se ao paciente um longo período de Fisioterapia (até seis meses ou mais). Aí contribuem também procedimentos secundários, por exemplo tenólises, neurólises ou correções de cicatrizes.

Plásticas de enxerto de tecido

Indicação

É necessário um enxerto no caso de defeitos substanciais nos dedos ou na mão. Os enxertos podem se apresentar de forma bastante distinta, uma vez que eles dependem de forma, tamanho e localização de cada área defeituosa.

Em defeitos nas articulações distais dos dedos, para a cobertura de plástica VY, ou plástica bilateral VY, enxertos de tecido neurovascular ilhado, enxertos Krupp, Banana *flap* ou enxerto inverso *Cross* de dedo. Nos casos de defeitos nas falanges são indicados enxertos com peles de fissão ou pele maciça, enxertos *Cross* de dedo ou enxertos *Cross* de braço.

Nós diferenciamos por defeitos na mão:

- Enxertos locais: são especialmente indicados para a cobertura de pequenas e médias feridas no dorso da mão e nos dedos, devido à boa transposição da pele. Entre os enxertos locais incluem-se enxertos deslocáveis, de rotação e oscilação. A região doadora situa-se irremediavelmente na proximidade do defeito.
- Transplante epidérmico livre: espessa pele fracionada ou pele maciça é utilizada para a cobertura do lado palmar. É mais adequada uma pele fracionada mais fina para o dorso da mão, onde os tendões extensores estão cobertos pelo tecido deslizante.
- Enxertos para cobertura de defeitos maiores: aqui se incluem os enxertos de virilha, de antebraço, interósseo-posterior e livres. Enxertos livres são, entre outros, o enxerto do antebraço e do grande dorsal, utilizados em grandes defeitos da mão ou do antebraço. A região doadora situa-se mais distante do defeito (plástica distante).

Na Fisioterapia da cirurgia de mão defrontamo-nos freqüentemente com pacientes que foram tratados com o enxerto *Cross* de virilha ou de dedo. Por essa razão, serão abordadas a seguir somente essas técnicas de enxertos.

Enxerto de virilha

É utilizado principalmente em pacientes jovens com grandes defeitos na mão (Figura 18.1 a e b).

Fisioterapia

Na fase inicial após a cirurgia não pode ocorrer *nenhuma* força de tração sobre a cicatriz ou o enxerto, para não colocar em risco o processo de afloramento do vaso. Os pacientes recebem uma cama com degraus por esse motivo. No primeiro dia pós-operatório o paciente pode levantar-se. Também ao levantar-se não pode haver nenhuma tração sobre a cicatriz ou o enxerto. Daí os pacientes caminharem levemente arqueados. Como eles não conseguem sustentar no alto ou acomodar a mão afetada, e assim aumentam o risco de formação de edema, eles devem levantar-se apenas por pouco tempo e deitar-se em seguida.

Entre as nossas tarefas estão explicar aos parentes de que forma trocar a roupa do paciente, para que ele não pre-

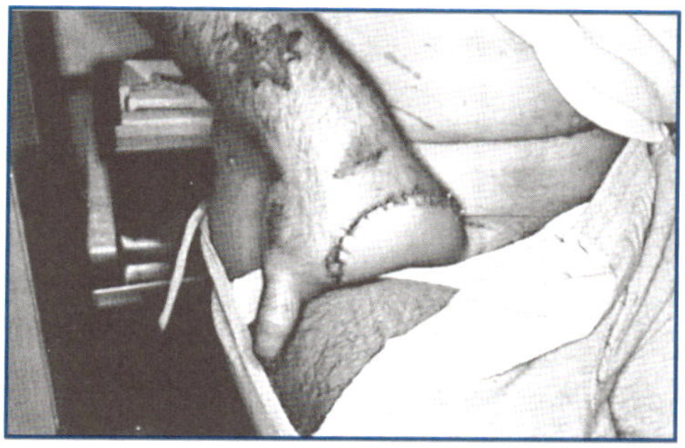

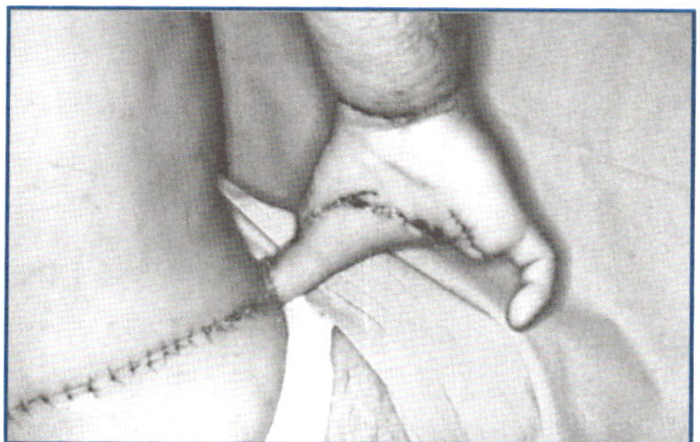

Figura 18.1 a e b Enxerto de virilha. Vista **a)** ventral e **b)** dorsal.

cise andar o tempo todo de camisola . De preferência usar uma calça de moletom, abrindo-a do lado operado até o final do bolso. No cós, prende-se um velcro para poder fechar a calça. Tem-se a impressão de que o paciente tem sua mão no bolso. De acordo com a estação do ano, uma camiseta ou um blusão é totalmente aberto no lado operado, e igualmente provido de velcro. A roupa íntima também é modificada segundo o mesmo princípio.

Visando a minimizar ao máximo as tensões na musculatura cervical ou escapular, o paciente recebe repetidas sessões de massagem após o primeiro dia pós-operatório.

O ombro e o cotovelo do lado operado são movimentados de hora em hora, tão logo o enxerto o permita. Todos os movimentos são realizados de forma cuidadosa, por exemplo elevação/depressão dos ombros, extensão/flexão no cotovelo e igualmente extensão/flexão no punho.

Após contato com o cirurgião, todos os dedos livres são movimentados ativa e/ou passivamente. Caso necessário, até com mão fixada o paciente é tratado com pequenas talas de acomodação ou de extensão (Figura 18.2).

Depois de três semanas e os respectivos tempos de separação, o enxerto em geral é desprendido (Figura 18.3).

Agora se inicia a mobilização dos ombros, do cotovelo e do punho.

Eventualmente precisam ser confeccionadas luvas de compressão sob medida para atender às medidas de redução de edemas.

Tratar a mão ferida funcionalmente de acordo com o tipo de ferimento. Os pacientes recebem um programa de exercícios com o Treinador

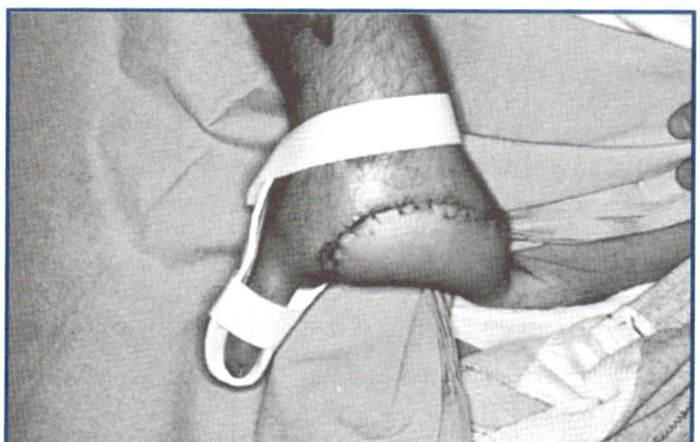

Figura 18.2 Enxerto de virilha e tala de acomodação para a mão afetada.

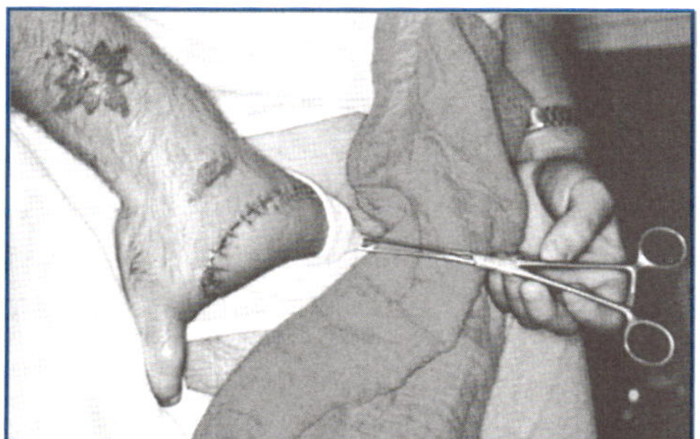

Figura 18.3 Desprendimento do enxerto de virilha.

Ativo, jogos de encaixe, WBRoM, treinadores de mão etc.

Eles devem ser reintegrados no dia-a-dia normal o mais rápido possível.

Observação: incluir a área de extração no tratamento de cicatriz.

Em virtude do enxerto de virilha ser um fragmento bastante espesso, normalmente sucedem-se outras cirurgias, a fim de remover o tecido adiposo do enxerto.

Plástica *Cross* de Virilha-Dedo

É empregada em defeitos palmares amplos na área da articulação distal. Como se trata de um enxerto insensível, não é apropriado para a cobertura das falanges distais do polegar e do indicador (Figura 18.4 a e b).

Fisioterapia

Os dedos são separados após três semanas. Até lá precisamos, na medida do possível, movimentar as articulações livres.

Observação: não pode haver tensão sobre o enxerto.

Como tratamento profilático contra o edema, o paciente é orientado a manter a mão operada erguida, e sustentá-la assim.

Após a separação do enxerto: medidas redutoras de edema como drenagem linfática manual, massageamentos, tratamento com Roban ou meias de dedos, mobilização ativa e passiva da articulação e tratamento da cicatriz. Os pacientes recebem um programa com exercícios de jogos de encaixar, Treinador Ativo, exercícios de preensão etc. Curadas todas as feridas, os pacientes iniciam os exercícios com parafina.

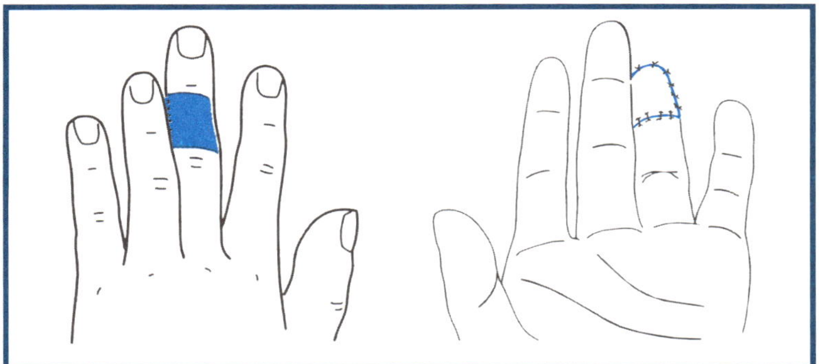

Figura18.4 a e b Plástica *Cross* de Virilha-Dedo.

Amputação 19

Definição

Não existe uma definição específica para o termo amputação. Uma amputação não é uma enfermidade propriamente dita, mas uma conseqüência de diversas causas. Ela pode ser decorrência de um acidente ou se dar devido a um procedimento cirúrgico planejado.

Causas

As causas que levam a uma amputação são variadas. Com maior freqüência, são subdivididas em grupos, que por sua vez se dividem em subgrupos.

- Trauma.
- Tumor.
- Distúrbios na irrigação sangüínea arterial.
- Distúrbios circulatórios venosos e linfáticos.
- Infecções.
- Paralisias.
- Más-formações congênitas.
- Fatores psicopatológicos, como automutilação, provas de coragem etc. (Baumgartner e Botta, 1997).

Como o tema "lesões por amputação" é muito abrangente, apresentaremos as amputações de origem traumática ou amputações após contratura de Dupuytren. Amputações de origem traumática são causadas nos países industrializados, na maioria dos casos por acidentes de trabalho, raramente por ferimentos causados por explosões ou alta voltagem.Os marceneiros, por exemplo, representam um grupo

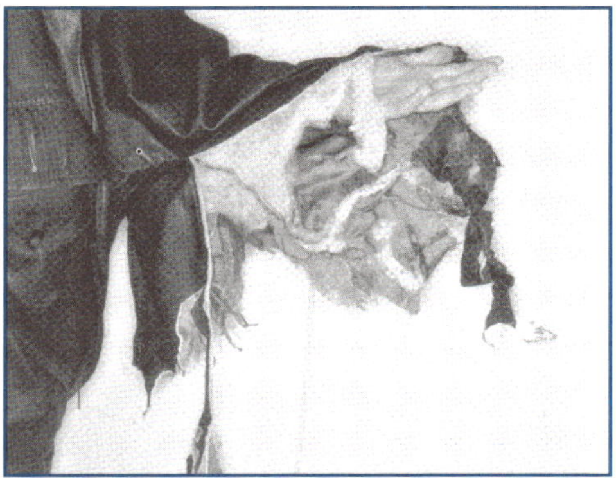

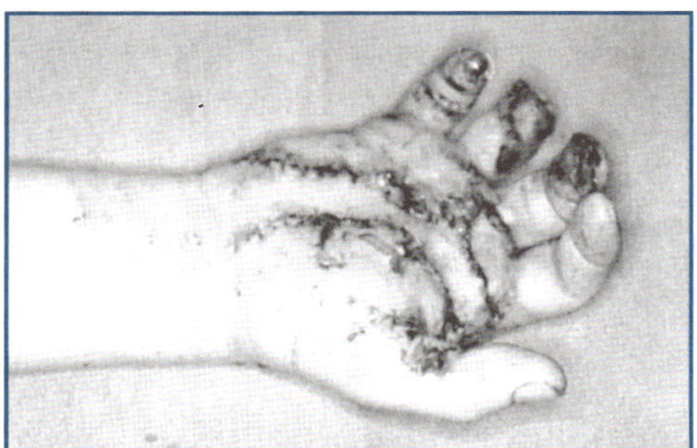

Figura 19.1 a e b Ferimentos por explosão de rojão para festas de fim de ano. **a)** estado da jaqueta após o acidente e **b)** a mão ferida após uma semana.

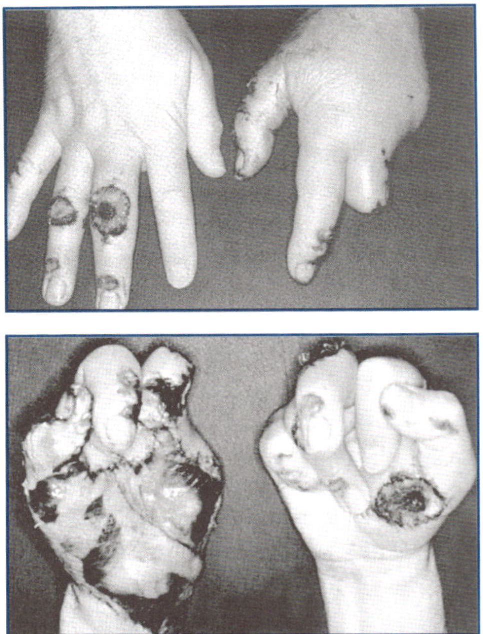

Figura 19.2 a e b Lesão por alta tensão **a)** superfície dorsal e **b)** superfície palmar.

profissional particularmente propensos a esses acidentes.

Entre as outras causas de acidente incluem-se os ferimentos de corte com machado, máquina de pão, ferimentos provocados por uma serra de mão ou circular, ferimentos por cortador de grama, laminador, máquinas agropecuárias e industriais, ferimentos por rojões na passagem de ano, assim como queimaduras por alta voltagem a 10.000 Volt (ou ainda mais). Em adolescentes, a tentativa de confeccionar bombas (rojões) frequentemente leva a amputações (Figura 19.1 e 19.2).

Medidas de emergência no local do acidente

No local do acidente, o membro amputado deve ser envolvido ao máximo em uma compressa seca *esterilizada* e embalado numa sacolinha plástica *à prova d'água*. Numa outra embalagem de água com gelo o membro amputado tratado é resfriado. A temperatura da água gelada deverá estar em aproximadamente 4°C, a fim de evitar um dano de resfriamento durante o transporte para o hospital.

O resfriamento imediato do membro amputado a 4°C é muito importante, porque assim se reduz a necessidade de oxigênio dos tecidos. Um dedo amputado pode ser mantido resfriado por até 20 horas sem danos; no entanto, por apenas 8 a 10 horas em temperatura ambiente. Membros amputados que contenham musculatura, por exemplo uma mão, mesmo sob condições ideais de resfriamento só se conservam por 5 a 6 horas, em virtude da grande necessidade de oxigênio do tecido muscular.

Importância funcional dos dedos individuais

Para os pacientes, uma amputação está imediatamente associada à perda da independência. Cada dedo tem uma importância especial para a realização de determinadas funções e atividades manuais.

Polegar

O polegar é, do ponto de vista meramente funcional, o oponente a todos os dedos longos. Uma perda de comprimento deve, por isso, ser evitada ao máximo. Cada centímetro é importante para manter a função de preensão. Na ausência do polegar, o paciente não consegue realizar nenhuma preensão de ponta ou de chave. Não pode pegar e segurar objetos como copos, por exemplo, pois falta o polegar como oponente, e a primeira prega entre-dedos está mais ou menos ausente. Como o polegar realiza junto com o indicador muitas atividades motoras finas, a perda do polegar, no que diz respeito à sensibilidade do paciente, representa um grande problema.

Dedo Indicador

O indicador é responsável, em conjunto com os três primeiros dedos, pelas preensões de precisão da mão funcional. A altura da amputação é determinante para a privação que o paciente deverá assimilar. Se ocorreu na extremidade do membro, o paciente terá dificuldades em pegar pequenos objetos. A menor perda em comprimento já se faz perceptível. O paciente não consegue, por exemplo, arranhar nada com as unhas ou puxar algo para si com os dedos.

Há a perda do M. flexor profundo dos dedos em uma amputação na altura da articulação interfalangiana distal. Dessa forma, a preensão de extremidade fica minimizada e funcionalmente limitada. A preensão de chave, por outro lado, pode ser realizada sem muitas limitações.

Em sentido proximal, não resulta nenhuma perda funcional para o atingido. A amputação em determinada altura pode antes criar impedimentos, em virtude de atrapalhar a preensão de extremidade entre o polegar e o dedo médio. Um outro aspecto é o problema estético com o qual o paciente precisa lidar. Existe a possibilidade de, mediante uma redução do 2º raio na base do metacarpo, reduzir e contornar um pouco o problema. No entanto, a lacuna resultante pode representar problemas para a preensão de objetos menores. As mulheres questionam com freqüência sobre uma prótese de dedo para que sua mão fique novamente "apresentável".

Dedo Médio

A base da falange proximal precisa ser mantida para a estabilização do arco do metacarpo. Dessa forma, o paciente estará em condições de segurar objetos menores. Tratando-se porém de uma amputação total, a perda do dedo médio será evidente em qualquer manuseio. A deficiência funcional pode ser atenuada através das seguintes medidas:

- Ressecção do raio do dedo até a base do metacarpo;
- tratamento com uma prótese de dedo;
- transposição de um dedo vizinho.

Trata-se aqui de medidas secundárias, que o médico e o paciente poderão discutir e planejar com toda a calma.

Dedo Anular

O dedo anular possibilita, em conjunto com o mínimo, a preensão com força. Ambos os dedos fixam e oferecem o apoio suficiente ao polegar ao pegar algo. Sua ausência ocasiona, exatamente a do dedo médio, uma incômoda lacuna. Pequenos objetos caem com facilidade da mão do paciente. A ausência pode ser bastante compensada com uma prótese de dedo ou uma transferência do dedo mínimo ao 4º raio do dedo.

Dedo Mínimo

Exatamente como no caso do polegar, prevalece o objetivo de preservar ao máximo o comprimento do dedo. O dedo mínimo encerra a mão do lado ulnar e nos permite, dessa forma, segurar pequenos objetos na mão como moedas, nozes, parafusos etc. Além disso, ele é importante para a execução da força. É mais vantajosa uma diminuição da mão quando há a presença de um coto não-funcional, tão pequeno que não tenha mais função de preensão. Essa ocorre na maioria através de uma ressecção diagonal na base (Figura 19.3). Essa operação

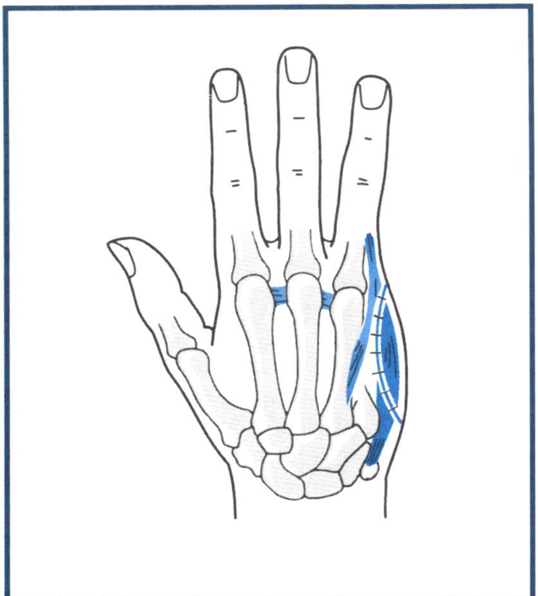

Figura 19.3 Estreitamento da mão devido à remoção do 5º metacarpo em amputação do dedo mínimo.

é realizada, com exceção de cirurgias traumáticas, igualmente na contratura Dupuytren, no dedo mínimo. É indicada quando o procedimento cirúrgico tradicional não promete sucesso, ou seja, quando o paciente tende a rescidivas ou quando o quadro da doença já está tão avançado que pode chegar a problemas higiênicos.

As lesões *complexas* implicam, com freqüência, a amputação de dedos individuais, uma vez que ferimentos de trabalho ou por explosões na maioria das vezes atingem muitos dedos ou grandes partes da mão. Distingue-se entre as seguintes formas:

- Amputação radial.
- Amputação ulnar.
- Amputação transversal.

Situação psíquica do paciente

Como em todas as situações difíceis ou traumáticas, os pacientes encontram-se primeiramente sob um estado de choque. Alguns acreditam ter apenas sonhado com o acidente. "Logo eu acordo e tudo passa", dizem os pacientes na terapia de mão. Mas eles não acordam e, em vez disso, têm de se confrontar com a nova situação.

Quando os pacientes percebem o que lhes aconteceu, têm a impressão de que o mundo vai desabar sobre eles. Precisam assimilar todo um emaranhado de situações difíceis e desconhecidas: acidente - hospital - cirurgia - perda de um ou mais dedos - Fisioterapia.

O paciente tem a sensação de nem poder respirar. A correta assimilação de seu acidente requer muito tempo e começa, em geral, à noite. Isso causa, por um lado um mau sono, e por outro a não-aceitação da mudança de situação no momento da alta hospitalar. As expectativas dos pacientes e de seus familiares sobre os fisioterapeutas e outros funcionários da equipe terapêutica são muito altas. Nem em todo hospital há um psicólogo, e dessa forma os terapeutas são obrigados a superar sozinhos todos os problemas, apesar de muitas vezes o destino dos pacientes tocá-los pessoalmente. Alguns pacientes entram em depressão e pensam até em suicídio. Mesmo assim os fisioterapeutas precisam se manter fortes e estruturar os pacientes e seus familiares. Não é tarefa fácil, principalmente para aqueles que não tiveram em sua formação o conteúdo da orientação psicológica ao paciente.

Muitos fatores são importantes na assimilação da situação traumática. O paciente precisa se confrontar com muitas perguntas e muitos detalhes:

1. Causa da amputação

O paciente contribuiu para o acidente, por exemplo por ter fabricado um rojão/uma bomba?

Ele é totalmente inocente na perda de seus membros? Envolveu-se, por exemplo, em um acidente de trânsito? Ou foi um acidente de trabalho? Poucas pessoas trabalhando sob forte pressão do tempo?

2. Amplitude da amputação e idade do paciente

Em que medida o paciente estará limitado em suas atividades em decorrência da amplitude da amputação? Profissional, privada ou na realização de seus hobbies? A mão funcional foi preservada? Ele poderá continuar exercendo a profissão atual? Precisará eventualmente ser readaptado? Mudará da mão dominante para a mão não-dominante (treinamento para escrita sinistra ou destra)?

Os pacientes mais idosos têm maior dificuldade de adaptação que os pacientes mais jovens. Na maioria, porém, colocam menos exigências com relação às funções das mãos, e são mais tranqüilos.

3. Situação financeira

Existe também questões ou problemas financeiros quando a reintegração social de um paciente requer muito tempo. Após seis semanas, ocorre (na Alemanha) uma redução percentual de seu rendimento. Não se financia mais uma readaptação aos pacientes mais velhos a partir de um limite de idade. Em vez disso, eles são levados à aposentadoria.

4. Rede social e aspecto cultural

Quanto à assimilação da perda de um ou mais membros, a família e o círculo de amigos é de grande ajuda quando eles lidam naturalmente com a situação, ou seja, quando auxiliam o atingido sem, no entanto, o superproteger. Falsa compaixão traz mais danos que auxílio. Os pacientes necessitam da oportunidade de tornarem-se novamente independentes. Não lhe deve ser tirada qualquer atividade ou responsabilidade.

A religião pode auxiliar o paciente se ele aceitar o fato como uma vontade de Deus, mas ele também pode ser interpretá-lo como um castigo de Deus. Os cristãos acreditam que o corpo estará intacto no dia da ressurreição; enquanto os islâmicos, por outro lado, crêem que após uma amputação a porta do paraíso lhes é fechada. Em algumas culturas são decepadas partes dos dedos ou a mão toda como castigo, ou para autopurificação. Para adeptos dessas culturas, a amputação pode ser mal interpretada.

5. Aspecto estético

O aspecto estético tem grande importância principalmente para as mulheres. De acordo com nossa experiência, são as mulheres que demonstram maior interesse pela prótese de dedos. Para algumas, no início é difícil olhar para o próprio coto. Causa-lhes problemas apoiar a mão aberta sobre a mesa. Por isso, elas tentam esconder sua "mácula", por exemplo sentando-se com a mão cerrada em punho, ou colocando/escondendo a mão no bolso da calça.

Em amputações de maior extensão fica mais difícil escondê-las. Por essa razão, esses pacientes são obrigados a se confrontar mais intensivamente com sua situação. Um início de aceitação da situação se revela quando os pacientes empregam despreocupadamente a mão ferida para gesticular.

Terapia

Existem várias possibilidades de executar uma *"formação do coto"*. Elas dependem do local da formação do coto, se os dedos ou o polegar estão feridos, e a amplitude da amputação (veja Importância Funcional dos Dedos). Essas cirurgias são realizadas sob anestesia do Plexo e isquemia (ausência de sangue). Em operações mais demoradas, a sedação é prosseguida de sedação por intubação. Os pacientes são tratados com uma tala de gesso de antebraço, sendo que as articulações MP (metacarpofalangeanas) são fixadas em flexão máxima após formações de cotos nos dedos.

Se é o caso de um *reimplante* (vide página 175), isso dependerá da superfície do corte e do estado do membro amputado. É possível um reimplante em um isolamento liso ou relativamente liso (em parte, com perda em comprimento). Um membro amputado muito danificado dificilmente ou não pode ser absolutamente reimplantado.

Há a discussão sobre a transposição do dedo indicador conforme Bunnel (Figura 19.4) ou a transferência do segundo dedo para a reconstrução do polegar. Este último é raramente realizado.

Fisioterapia

O objetivo de qualquer formação de coto é uma amputação sensível, isenta de dor, com boa mobilidade. A Fisioterapia inicia-se no segundo dia pós-cirúrgico, salvo raras exceções, a fim de alcançar esse objetivo. Para a terapia, a bandagem de gesso é removida e inicia-se a profilaxia do edema.

Profilaxia de edema: os pacientes são orientados a movimentar os ombros na amplitude completa e sustentar ou acomodar sua mão para o alto ao passear ou dormir. Estando seco o ferimento da amputação, tratamos o(s) dedo(s) com bandagem Roban. Após a remoção dos pontos, a bandagem Roban é substituída pelas meias de dedos e, caso necessário, tratamos o paciente com luvas de compressão. Isso depende da situação do edema e amplitude da amputação. Eventualmente, após contato com os médicos responsáveis pelo tratamento, indica-se uma drenagem linfática manual.

Exercícios de movimentação: já no segundo dia pós-cirúrgico iniciam-se cuidadosos exercícios de movimentação. Basicamente, cada articulação é mobilizada isoladamente, para que ganhe o máximo de mobilidade articular. Para tanto, fixa-se o segmento proximal à articulação exercitada, e o paciente é orientado a movimentar ativamente a articulação (Figura 16.8).

O paciente deve aprender o mais rápido possível a incluir sua mão ferida em atividades cotidianas simples. O paciente recebe um programa de exercícios de baixa dosagem para que se habitue ao novo comprimento dos dedos, como montar torres com blocos, deslocar buchas de madeira da esquerda para a direita, no Treinador Ativo,

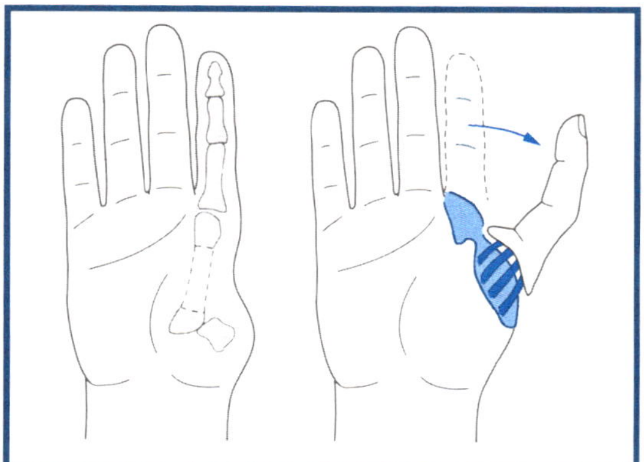

Figura 19.4 Transposição do dedo indicador conforme Buck-Gramcko.

e exercitar-se com jogos de encaixe. O WBroM também oferece boas possibilidades de exercícios acima da cabeça, com simultâneo descongestionamento.

Enrijecimento: também iniciam-se exercícios leves de enrijecimento no segundo dia pós-cirúrgico. Um bom e detalhado *esclarecimento* sobre a importância do enrijecimento do coto deve estar em primeiro plano. O paciente precisa entender que uma melhora se verifica tanto mais rápido quanto mais ele enrijecer sua amputação. O enrijecimento é concluído com sucesso se os dedos remanescentes puderem ser incorporados sem dor a todos os movimentos. Os pacientes não precisam mais ter medo de deixar cair objetos por não poderem tolerar o contato, o que antes lhes proporcionava fortes dores.

Russel (1950) defende o conceito de que em repetidas percussões do membro amputado ocorrem pequenos e doloridos neuromas, as fibras nervosas se degeneram e são substituídas por tecido conjuntivo.

Pesquisas de Hochreiter (1983) concluíram que as vibrações elevam o limiar do estímulo nervoso, restringindo a hipersensibilidade tátil.

Mackinnon e Dellon (1988) pressupõem que o paciente aprende a filtrar estímulos desagradáveis e perceber os estímulos verdadeiros subjacentes a esses (Walner-Nilsson, 1997).

O início dos exercícios de enrijecimento é difícil para os pacientes, devido às dores. Os pacientes tendem a se acostumar a movimentos compensatórios, a fim de evitá-las. Por isso, de início tocam o coto somente com os próprios dedos. Outras possibilidades para o aumento da dessensibilização consistem em alisar e tamborilar com os próprios dedos.

Tão logo os pacientes suportem isso e os pontos tenham sido extraídos, eles podem recorrer às mais variadas possibilidades para a dessensibilização:

- Com o coto, bater levemente sobre a mesa, um balcão ou o joelho;
- esfregá-lo sobre uma toalha ou um jeans;
- escovar o coto;
- brincar com a bola-ouriço;
- esfregar o coto com uma lixa fina;
- procurar pequenos objetos (por exemplo clipes, pérolas, botões) em recipientes com milho, arroz ou pinhas (desafio um tanto maldoso).

Não há limites para a fantasia. Às vezes os próprios pacientes têm boas idéias. Alguns começam a arrumar seu quartinho de ferramentas, organizando todos os parafusos de forma a manusearem cada parafuso e cada porca individualmente.

Outra possibilidade está nos banhos. Os pacientes são tratados com banho morno de dedo ou de mão com um extrato de casca de carvalho. Casca de carvalho curte a pele, tornando o coto mais insensível.

Muitos cotos são muito sensíveis ao frio, principalmente no começo, por isso esses pacientes vestem luvas precocemente ou se tornam sensíveis a mudanças de temperatura. Dependendo do clima, o coto dói.

Após os pontos terem sido removidos e as crostas tiradas, os pacientes começam com prazer o amassamento da parafina. É isso que torna os dedos mais macios e móveis.

Também jogos de bola, como pegar ou quicar bolas de diversos tamanhos, são bem apropriados ao enrijecimento.

Observação: quando os pacientes trabalham rigorosamente o enrijecimento, na maioria dos casos as extremidades da amputação ficam livres de dor após catorze dias.

Complicações

- *Pacientes muito sensíveis* sofrem um colapso em determinadas circunstâncias durante o tratamento e, por isso, no começo só podem ser tratados deitados. A visão do coto causa-lhes grande dificuldade, e tocar o próprio coto requer uma imensa superação.
- Em casos raros desenvolve-se um *neuroma*, ou o paciente sofre com *dores-fantasma*. Elas se manifestam por ardência e estados similares a cãibras nos dedos não mais presentes. Causam problemas principalmente à noite, mas podem apresentar melhora espontânea com os anos. Um intensivo e bom enrijecimento do coto é a melhor profilaxia para atuar contra o desenvolvimento de um neuroma, ou da dor fantasma.

Estando um coto sem tratamento de sensibilidade e portanto insensível, em virtude da cobertura de pele, o paciente não está em condições, entre outros, de perceber diferenças de temperatura e, por esse motivo, precisará ser precocemente informado quanto ao risco de acidente decorrente. Há um risco muito alto, que não se nota, de se ferir (cortar), queimar ou sofrer congelamentos. Dependendo da extensão da amputação, o movimento reflexo de tirar a mão não existe mais.

Após a formação de coto nos dedos individuais, os pacientes estão, dependendo da profissão, novamente aptos ao trabalho após três a seis semanas.

Direitos com relação ao seguro de acidentes

A valorização da perda de diversos membros é mensurada pelas seguradoras em concordata com as Condições Gerais de Seguro de Acidente de 1994 (AUB), de acordo com os determinados graus de invalidez. A relevância funcional dos dedos individuais serve como base. Tratando-se ou não de uma perda da parte dominante ou não-dominante do corpo, o que não é levado em consideração. Em perdas ou incapacidade de movimento são aplicadas as indicações percentuais apresentadas na Tabela 19.1. A valorização do lado direito ou do lado esquerdo é equivalente (Baumgartner e Botta, 1997).

Tratamento com prótese: é muito importante o tratamento com prótese em amputações amplas, a começar pela pos-

Tabela 19.1 Graus de invalidez em caso de incapacidade motora ou perda

Membro atingido	Grau de invalidez em %
Dedo polegar	20
Dedo indicador	20
Dedo médio	5
Dedo anular	5
Dedo mínimo	5
Mão na altura da articulação	55
Antebraço abaixo do cotovelo	60
Antebraço acima do cotovelo	65
Braço na altura da articulação do ombro	70

sibilidade de compensar a perda de peso e propiciar ao paciente um caminhar ereto sem distensões musculares. Nós encaminhamos nossos pacientes para tratamento protético e treinamento com prótese para clínicas especializadas.

Reimplante

Definição

Reinserção microcirúrgica de um membro extirpado do corpo, com o objetivo de recuperar a situação original de forma funcional e estética. Em amputações múltiplas, por exemplo de dedos, os reimplantes em um coto vizinho ou até oposto, podem representar a melhor solução para o momento.

Conforme Meyer (1985) só se pode falar em reimplante quando ocorre uma amputação total. Permanecendo uma pequena ponte de pele no membro amputado e no coto, trata-se de uma amputação subtotal, apesar de as exigências cirúrgicas serem iguais ou mais difíceis de ser cumpridas (Baumgartner e Botta, 1997).

Indicação

É possível realizar reimplante somente em um rompimento liso ou relativamente liso da amputação. Em certas circunstâncias, é preciso prever uma pequena perda de comprimento, que ocorre em virtude de todas as extremidades das estruturas terem de ser adaptadas umas às outras.

Terapia

Antes do procedimento, o paciente precisa ser esclarecido de forma realista sobre perspectivas de sucesso do reimplante. Promessas vazias não auxiliam o paciente em nada. Também é interessante ele conhecer de antemão as desvantagens de um reimplante para a terapia subseqüente. As seguintes manifestações que podem estar ligadas ao reimplante:

- Limitações de movimentos;
- prejuízos à sensibilidade; e
- sensibilidade ao frio.

O reimplante é realizado sob anestesia do Plexo e isquemia (ausência de sangue). Estendendo-se a cirurgia por um muito tempo, a sedação pode continuar sob a forma de uma sedação entubada. O ideal é que duas equipes cirúrgicas estejam disponíveis, pois dessa forma o coto e o membro amputado podem ser preparados simultaneamente. Eventualmente os pacientes necessitam de bolsas de sangue (Figura 19.5).

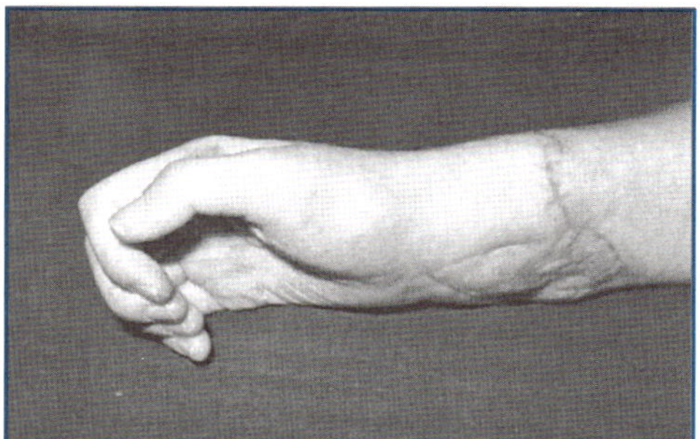

Figura 19.5 Estado após reimplante de mão.

Fisioterapia

Os médicos normalmente realizam a troca do curativo, e controlam constantemente a irrigação sangüínea do membro reimplantado. Os pacientes recebem a aplicação de *Hirudo medicinalis (Blutegel)* sobre o dedo reimplantado ao sinal de uma obstrução venosa. Esse procedimento tem se mostrado muito eficaz. A circulação sangüínea está amplamente assegurada após o quarto dia pós-cirúrgico, e pode-se dar início a exercícios ativos e passivos leves.

Tabela 19.2 Direitos à pensão no âmbito legal do seguro de acidentes

Membro atingido	Direito à Pensão em %
Membro da unha	0
1/2-2/3 falange proximal do polegar	15
Polegar com membro base	20
Polegar com metacarpo	25
Dedo indicador	10
Dedo médio	0
Dedo médio e cabeça do metacarpo	10
Dedo anular	0
Dedo anular com cabeça do metacarpo	10
Dedo mínimo	0
Polegar e dedo indicador	30
Polegar e dedo médio	30
Polegar e dedo mínimo	25
Dedos indicador e médio	25
Dedos indicador e anular	30
Dedos médio e anular	25
Dedos médio e mínimo	25
Dedos polegar, indicador e médio	25
Dedos polegar, indicador e mínimo	20
Dedos polegar, anular e mínimo	40
Dedos polegar, indicador e anular	40
Dedos indicador, médio e anular	40
Dedos indicador, anular e mínimo	35
Dedos indicador, médio e mínimo	35
Dedos médio, anular e mínimo	30
Todos os dedos, exceto o mínimo	45
Todos os dedos, exceto o indicador	45
Todos os dedos, exceto o polegar	40
Todos os dedos	50
Dedos polegar, indicador e médio, mais o metacarpo	45
Dedos médio, anular e mínimo, mais o metacarpo	40
Todos os dedos e metacarpo exceto polegar	55
Mão toda	60

Observação: antes da Fisioterapia, é indispensável o contato com o médico que realizou a cirurgia, e/ou a leitura do relatório cirúrgico, a fim de obter conhecimento em tempo hábil de quão estáveis ao esforço e estáveis aos exercícios estão as estruturas. Outro aspecto importante é que todos os fisioterapeutas responsáveis visualizem *todas* as estruturas (nervos, vasos, tendões extensores e flexores como também o osso) que estavam rompidas.

Fisioterapia após reimplante de dedo

Após um reimplante de dedos individuais, a fisioterapia pode se apresentar da seguinte forma:

Profilaxia de edema: o paciente é orientado a movimentar seus ombros em amplitude completa várias vezes ao dia. Ele é instruído, ao caminhar, a manter a mão erguida e acomodar sua mão mais alto que o cotovelo levemente flexionado.

Observação: O limite de dor do paciente deverá ser impreterivelmente observado.

Exercícios de movimentação: iniciamos com leves exercícios passivos e ativos.

A tala de gesso é removida e o curativo é reduzido ao mínimo possível para se fazer a Fisioterapia, de forma a não inibir os movimentos individuais. Iniciam-se exercícios ativos e passivos leves.

Um programa de exercícios de baixa dosagem facilita ao paciente empregar novamente sua mão. Com bloquinhos de madeira eles constroem torres, deslocam buchas de madeira da esquerda para a direita, e mais tarde trabalham com o Treinador Ativo ou jogos de encaixe.

Após três a seis semanas, em geral, os pacientes estão novamente aptos ao trabalho.

Fisioterapia após o reimplante de mão

Após o reimplante de mão, a terapia leva consideralmente mais tempo. Pode-se passar um ano até que o paciente esteja novamente apto ao trabalho.

Somente em casos raros tem-se a sorte de acompanhar de verdade o paciente de volta ao trabalho (Figura 19.6). Para tanto, é marcado um encontro no local de trabalho do paciente, no qual estão presentes o paciente, seu superior ou empregador, um representante da associação profissional e o(a) respectivo(a) fisioterapeuta. Organiza-se uma reintegração livre de entraves ao local de trabalho diretamente no local. Os seguintes aspectos precisam ser observados, para que se encontre um local adequado para o paciente trabalhar na empresa:

- Atividades que o paciente já pode realizar;
- tempo de esforço que o paciente tolera;

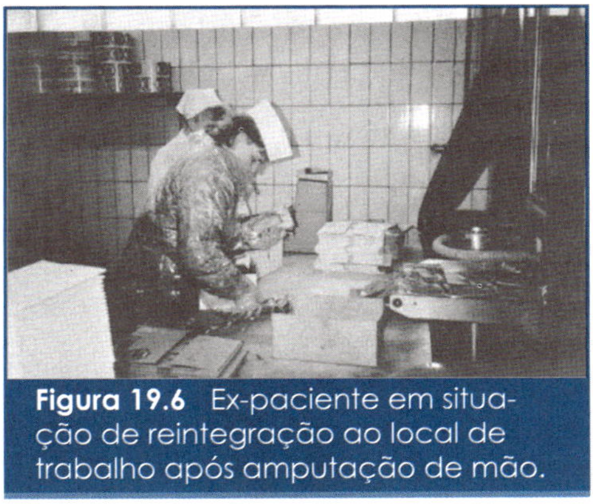

Figura 19.6 Ex-paciente em situação de reintegração ao local de trabalho após amputação de mão.

- procedimentos de trabalho que podem ser experimentados.

Posteriormente, os fisioterapeutas elaboram um plano para o aumento gradativo da capacidade de trabalho do paciente. Esse plano contém dados exatos sobre quantas horas o paciente trabalha no início, quando o percentual de horas será elevado e a quais intervalos de tempo. Nisso, o *feedback* do paciente é muito importante. Estando a carga muito baixa ou a mão inchando extremamente, o plano é adaptado e corrigido de acordo com as respectivas necessidades.

NEUROMA

Definição

Após rompimento de um nervo periférico, surge uma regeneração nodular espontânea com hiperestesia e hiperalgesia locais. A causa exata para o seu surgimento é desconhecida.

Sintomas

Dores constantes, localizadas, como choques elétricos, que persistem mesmo após longas tentativas de enrijecimento.

Terapia

Cirurgia sob anestesia do Plexo e isquemia (ausência de sangue). As terminações nervosas são introduzidas nos ossos, de forma que não estejam mais expostas a nenhum estímulo mecânico.

Observação: o paciente precisa ser bem informado a respeito da cirurgia e, principalmente, do subseqüente treinamento de enrijecimento e dessensibilização. Os resultados após a realocação de neuroma são muito bons, caso o paciente coopere e trabalhe intensivamente.

Os pacientes recebem uma tala de gesso de antebraço na sala cirúrgica. No segundo dia pós-cirúrgico iniciam-se a fisioterapia com profilaxia de edema, exercícios de movimentos e enrijecimento da cicatriz (vide página 93).

Queimaduras 20

Definição

Trata-se de uma lesão térmica de tecido por atuação direta (fogo) ou indireta (alta voltagem) de calor.

Causas

- Queimaduras por fogo;
- escaldamentos com água quente ou vapores quentes;
- corrosão por produtos químicos;
- acidentes por alta voltagem e outros acidentes elétricos;
- atuação de materiais sintéticos quentes.

Subdivisão por Grau de Intensidade

As queimaduras são divididas de acordo com a lesão na pele em graus de intensidade três a quatro (Figura 20.1).

- Queimadura de 1º grau: combustão eritematosa. Aqui ocorre uma vermelhidão da pele, sem formação de pequenas bolhas. Cura sem formação de cicatriz, dentro de alguns dias.
- Queimadura de 2º grau: combustão bolhosa.

Queimaduras de 2º grau podem ser subdivididas adicionalmente em queimaduras superficiais e profundas.
Queimaduras superficiais: Vermelhidão da pele com formação de pequenas bolhas. A sensibilidade não está comprometida. Cura após duas semanas, sem formação de cicatriz, porém na maioria dos casos com uma longa permanência de vermelhidão da antiga lesão, ou uma hiper ou hipopigmentação.
Queimaduras profundas: Desenvolvimento como na queimadura superficial de 2º grau, com a diferença de que a sensibilidade fica comprometida, a cura leva mais tempo e na

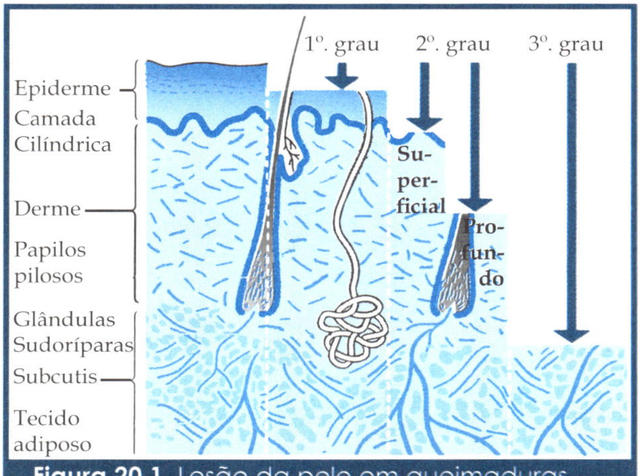

Figura 20.1 Lesão da pele em queimaduras (conforme Sauer, 1984).

maioria das vezes permanece uma cicatriz.

- Queimadura de 3º grau: combustão escarótica.
  Todas as camadas da pele são atingidas (epiderme, cutis e eventualmente as camadas de tecidos inferiores). Não há mais sensibilidade. Não ocorre cura espontânea dentro de duas a três semanas. Cura com formação de cicatriz, contraturas e perdas funcionais de acordo com a amplitude da queimadura. Há propensão à formação de quelóides, principalmente em escaldamentos e em crianças.

- Queimaduras de 4º grau:
  Ocorrem carbonificações e necroses. São freqüentemente consideradas como queimaduras de 3º grau.

Diversos graus de queimadura podem se apresentar lado a lado.

A extensão das queimaduras é determinada pela chamada prova dos nove. Quando 15% da superfície corporal está atingida, fala-se então da chamada doença de queimadura. Nessa ocorrem distúrbios nos processos de metabolismo de tecido. A imunidade do paciente está reduzida, podendo ocorrer deficiência funcional dos rins e dos pulmões.

Pacientes com queimaduras gravíssimas são tratados em clínicas especiais, onde, entre outros equipamentos, há camas para queimados. Esses pacientes só vêm a hospitais comuns para tratamento posterior. Pacientes com queimaduras de mão, em contrapartida, são tratados primariamente em clínicas de emergência. Em queimaduras de mão apenas 1% da superfície do corpo está atingida. Nós nos defrontamos com um ferimento grave, porém não com uma situação de risco de morte.

Terapia

Em queimaduras recentes, a área queimada deverá ser imediatamente resfriada em água corrente fresca (ou morna) durante 15 minutos, para se evitar uma lesão mais profunda de pele.

Queimadura de 1º grau: aplicar uma pomada refrescante para queimadura ou uma pomada para ferimentos ou cicatrizante. Permitir ventilação e movimento.

Queimadura de 2º grau (superficial): as pequenas bolhas são perfuradas sob condições estéreis, polvilhadas com pó para feridas e, em seguida, protegidas com um pequeno, fino e estéril curativo que não impeça o movimento. O tratamento ocorre sob a forma de *curativo invólucro estéril* (câmara úmida), caso atinja áreas maiores. Para tanto, a mão é inserida em uma embalagem plástica estéril, lacrada no punho do paciente com esparadrapo. O paciente deve movimentar a mão na embalagem. Se necessário, receberá sessões de fisioterapia, para que possa mexer sua mão até a amplitude final de movimento. Pontos relevantes do tratamento: o cerramento completo do punho com mobilização das articulações MCF, o pinçamento, assim como a oposição do polegar em relação a todos os dedos longos. O paciente é medicado com analgésico quando a movimentação estiver muito dolorida. Diariamente os médicos trocam o curativo-invólucro e removem várias vezes ao dia a exsudação que se acumula na câmara úmida.

Os pacientes recebem, adicionalmente à terapia por curativos, banhos de mão com solução Braunol e, caso necessário, uma tala de acomodação noturna em *Intrinsic-plus,* ou uma modificada adaptada às condições da ferida (vide página 35).

Queimaduras de 2º grau (profundas) e 3º grau: nesses casos faz-se necessário um tratamento cirúrgico do paciente. Dependendo da abrangência da queimadura, o desgaste pode ser iniciado precocemente até a camada de pele bem irrigada com sangue ou uma fissura-tampão de pele; em feridas palmares restritas, usar também um tampão de pele espessa. O enxerto precoce em áreas de queimaduras minimiza os riscos de infecção e evita contraturas.

Não havendo possibilidade de tratamento imediato devido ao estado do paciente, por exemplo em queimaduras circulares ou edemas acentuados, são realizados cortes de descarga para assegurar a irrigação sangüínea. A parte inferior deverá primeiro ser liberada profundamente de necroses e de todo o tecido infectado, caso se manifestem infecções. Somente após isso é possível um enxerto de pele.

Queimadura de 4º grau: aqui, na maioria dos casos, só resta a amputação. Ela deve ser realizada de tal forma que os pacientes sofram o mínimo possível com restrições funcionais.

Fisioterapia

Nosso campo de atuação em pacientes de queimaduras é vasto. Fazem parte dos objetivos e medidas típicos:

- Evitar contraturas: A terapia de movimento deve ser iniciada o mais breve possível. Os alongamentos associados devem ser realizados de forma cuidadosa e lenta, para não romper a granulação de tecido recém-formada ou placas de cicatrizes próximas à articulação, e também para evitar novas feridas secundárias.
- Se o paciente apresenta queimaduras dorsais profundas, só podemos iniciar os exercícios de movimentos para as articulações IFD e IFP quando as feridas sobre as articulações estiverem fechadas, em virtude de ser alto o risco de surgir uma deformidade em casa de botão devido ao deslizamento dos freios laterais. Com cuidado podemos exercitar as articulações MF e do punho na troca das bandagens. A mão é imobilizada pelo resto do dia com uma tala, a fim de evitar deformidades e preservá-la o máximo possível.

Observação: para controle, realizar a Fisioterapia sob condições estéreis, sem curativos.

- Instrumentos auxiliares de tratamento: Encorajamos os pacientes a realizarem atividades do cotidiano como comer, vestir-se etc., de forma independente o quanto antes. Caso necessitem de instrumentos auxiliares, como para comer ou para escrever, eles devem ser providos com os mesmos. Com o passar do tempo, esses meios se tornam supérfluos.
- Produzir talas de acomodação, para que as articulações sejam alocadas da melhor maneira possível, e dessa forma não surjam contraturas (contraturas de articulação e cicatriz) e edemas. As talas estáticas precisam ser especialmente bem acolchoadas. O material de revestimento deve ser lavável ou, por questões higiênicas, substituído com freqüência. O risco de infecção em pacientes queimados é maior, uma vez que seu sistema imunológico está enfraquecido pelo acidente. As talas de acomodação precisam ser regularmente controladas e readaptadas.
- Bom tratamento de pele: a nova pele é muito sensível e necessita de tratamento intensivo. Lubrificação regular

com cremes gordurosos é indispensável! Os sabonetes usados devem ter pH neutro ou com meio ácido.

- Adaptar bandagens de compressão: como cicatrizes de queimaduras freqüentemente formam cicatrizes hipertróficas, os pacientes necessitam de bandagens de compressão. Cicatrizes hipertróficas são inelásticas, formam protuberâncias resistentes, em forma de cordão ou discos, que nos primeiros seis meses se tornam mais duras, mais altas e maiores. As cicatrizes coçam muito, são de coloração vermelha e na maioria superaquecidas. As cicatrizes se tornam mais macias no decorrer de dois anos, aproximadamente, e no final da cicatrização elas empalidecem. A cicatrização sempre ocorre com um encurtamento. Formam-se contraturas de cicatriz caso haja cicatrizes sobre articulações ou em sua proximidade imediata. A propensão a cicatrizes hipertróficas ou quelóides é mais acentuada em crianças que em adultos, e esses são observados de forma mais intensa. De acordo com a área em que se encontram as cicatrizes, os pacientes recebem luvas, camisas, calças ou máscaras de bandagem.
- Treinamento de sensibilidade: as áreas das cicatrizes dos pacientes são hiper ou hipossensíveis. Os pacientes necessitam de um treinamento de dessensibilização nos casos de hipersensibilidade e treinamento de sensibilização nas áreas de cicatriz hiposensíveis.

Situação psíquica dos pacientes

Os pacientes sofrem muito psiquicamente, sobretudo durante a formação de cicatrizes. Muitas vezes as cicatrizes que se apresentam no corpo são difíceis de esconder, como no rosto, decote ou mãos. Os pacientes sentem-se desfigurados. Mesmo o uso das bandagens de compressão nem sempre é fácil. Elas são quentes e incômodas no verão. Além disso, os pacientes necessitam de uma boa dose de autoconfiança para se mostrarem com uma bandagem de rosto ou outras bandagens de compressão visíveis. Somente quando usadas regularmente as bandagens levam a bons resultados. A falta de tato na reação de outras pessoas com freqüência cria no paciente dificuldades para participar da vida social.

Outro problema é o medo dos pacientes quanto as privações de funções ou "mutilações", caso sejam necessárias amputações. A qualidade de vida dos pacientes fica enormemente limitada. Muitas vezes os pacientes têm diante de si cirurgias associadas a dores, seguidas de trocas de curativo e terapias muito doloridas, até que todas as contraturas de articulação e de cicatriz tenham sido eliminadas ao máximo. Uma cura completa não é possível, os defeitos permanecem visíveis. As cicatrizes externas, e também muitas vezes as internas, continuam existindo.

Crianças pequenas que tenham se escaldado em água quente ou chá, e cujo tratamento já esteja concluído há tempos, têm freqüentemente novos problemas com as cicatrizes na puberdade. Eles não gostam de banhar-se junto a seus colegas de esportes, ou de se expor na piscina. Os pais empreendem sempre grandes esforços a fim de reestruturar seus filhos. Nosso trabalho consiste em, desde o começo, integrar os pais no tratamento. Com freqüência os pacientes sofrem uma vida inteira as conseqüências de sua queimadura.

21 Contratura de Dupuytren

Definição

A contratura de Dupuytren (CD) é uma contratura dos envoltórios longos da aponeurose palmar, que se encontra entre a pele e os tendões flexores na cavidade distal da mão e na área dos dedos. Os tendões flexores não são atingidos (*American Society of Surgery of the Hand,* 1990).

Anatomia

A aponeurose palmar (Figura 5.20) é um disco tendinoso, irregular e resistente de tecido conjuntivo, que encerra o âmbito central da cavidade da mão contra o espaço subcutâneo. Os tendões do M. palmar longo e do hipotenar do M. palmar curto incidem na aponeurose palmar. A aponeurose palmar consiste de uma parte mediana forte e duas partes laterais mais fracas. Os funículos laterais pertencem às fácias tenares e hipotenares. O funículo mediano forma a aponeurose palmar em si. Ela tem a forma de um leque, e protege as partes moles da cavidade da mão contra ações de pressão. A parte média da aponeurose é formada por uma camada superficial das fibras em transposição longitudinal, que também incide no tendão do M. palmar longo. Uma base profunda de fascículos dispostos transversalmente (fascículos transversais) encontra-se no setor médio da cavidade da mão. A camada transversal de fibras segue em forma de cinco ligamentos (fascículo longitudinal).

O primeiro ligamento incide na fáscia e na pele do espaço tenar, os outros quatro ligamentos seguem até a região da cabeça do osso metacarpo II a V, com inserção parcial na pele do dedo, parte com divisão parcial em forquilha e os tendões dos flexores envolvendo o aparelho ligamentar das cabeças metacarpais. No âmbito das pregas de pele interdigitais são formados novamente freios de fibras transversais, os Ligg. Metacarpo transverso supercial. A aponeurose palmar, devido a muitos feixes de fibras de colágeno, está muito fortemente associada à subcútis e à cútis, que não podem ser extraídos do disco de tendão (Rauber e Kopsch, 1998).

Histórico

A doença foi descrita pela primeira vez em 1614, pelo Dr. Felix Platter. Ele supunha que um encurtamento do tendão flexor fosse a causa. Essa falsa suposição persistiu durante muitos anos nos círculos técnicos, de forma que até hoje muitos pacientes ainda falam de um encurtamento do tendão.

O primeiro caso documentado provém de Henry Cline que, em 1777, ano de nascimento do barão

Dupuytren, preparava uma mão com uma contratura dessas.

A contratura de Dupuytren recebeu essa denominação pelo cirurgião francês barão Guillaume Dupuytren (1777-1835), que em 1831, em Paris, apresentou sua tese do quadro da doença e descreveu a retração da aponeurose palmar.

Epidemiologia

A contratura de Dupuytren apresenta-se freqüentemente em homens entre 40 a 60 anos. Quanto antes a doença inicia-se, tanto mais agressivo é seu progresso. Mulheres são raramente atingidas. Está comprovada a alta incidência em pessoas de ascendência escandinava ou celta. A contratura de Dupuytren ocorre mais raramente na África e na Ásia. Os pacientes provêm de todos os grupos profissionais.

Causas

As causas da contratura de Dupuytren não estão esclarecidas até hoje. São discutidas várias teorias:

- *Fator familiar*: parte-se do pressuposto de um gene com herança dominante, que leva a um grande número de incidências em família. Quando a mãe já está enferma, o prognóstico da evolução da doença é mais desfavorável.
- *Associação com outras doenças*: a contratura de Dupuytren é freqüentemente associada a outras doenças: diabete, epilepsia, alcoolismo e cirrose de fígado. Em virtude da alta incidência dessas doenças, pode-se tratar de mero acaso.
- *Trauma*: muitas vezes, ocorre uma coincidência temporária entre um trauma e a manifestação da contratura de Dupuytren. Uma associação causal não está comprovada até hoje.

Associando-se outros fatores, então se trata de uma *Diathese-Dupuytren* (Hueston 1961). Muitas vezes a doença apresenta uma evolução agressiva, e os pacientes tendem a recidivas.

Sintomas e evolução

O início da contratura de Dupuytren normalmente não é percebido pelos pacientes, já que a doença se dá isenta de quaisquer dores. A doença só é percebida quando o tecido doente exerce pressão sobre um nervo sensível ou quando os pequenos nódulos do vão do meio da mão, ou sobre a articulação MCF do dedo mínimo, ficaram tão grandes que na preensão ocasionam queixas.

Os pacientes, em sua maioria, só procuram o médico quando a doença está em estágio avançado, quando pequenos nódulos, funículos ou atrofias se tornaram visíveis ou quando há a presença de uma contratura flexora (mais comum no quarto e quinto dedos). O paciente pode apresentar, por exemplo, dificuldade em retribuir um aperto de mão, vestir uma luva ou pôr a mão no bolso da calça. Outros pacientes só se manifestam quando, com os dedos totalmente flexionados, têm problemas na manicure.

Encontramos uma grande diversidade com referência ao grau de intensidade, evolução, localização e tendência à recidiva na apresentação da contratura de Dupuytren.

Subdivisão de acordo com o grau de intensidade

Subdividimos a apresentação em diversos graus de intensidade, a fim de documentar a evolução e posteriormente poder compará-la .

De acordo com Iselin e Dieckmann, as articulações individuais dos dedos distinguem-se em:

- Estágio I: nódulos na mão sem impedimento extensor.

- Estágio II: contratura flexora na articulação proximal.
- Estágio III: contratura flexora nas articulações proximal e média.
- Estágio IV: contratura flexora nas articulações proximal e média, e hiperextensão na articulação distal.

Em contrapartida, Tublina e Michon apresentam em sua subdivisão a abrangência total das contraturas de articulação:

- Estágio 0: nenhuma contratura.
- Estágio I: contraturas até 45°.
- Estágio II: contraturas 45 a 90°.
- Estágio III: contraturas 90-135°.
- Estágio IV: contraturas acima de 135°.

A proliferação das alterações patológicas está associada às estruturas de tecido conjuntivo normal da aponeurose palmar. A transformação da cicatriz da articulação ocorre aos surtos, porém também pode estagnar durante anos ou permanecer inalterada.

Na maioria dos casos, são atingidos os dedos anular e mínimo, raramente o dedo médio e quase nunca o indicador. Quando o polegar é afetado, isso ocorre devido a uma formação de funículo em contratura abdutora, muitas vezes associada com uma formação de meda na 1ª. prega inter-dedos. No estágio IV, mesmo os dedos saudáveis estão limitados na extensão (Figura 21.1). Remissões da doença no estágio inicial são possíveis em 6% dos pacientes.

Doenças similares e/ou simultaneamente ocorrentes

- *Mordus Ledderhose* (formação nodular na extremidade radial da aponeurose plantar);

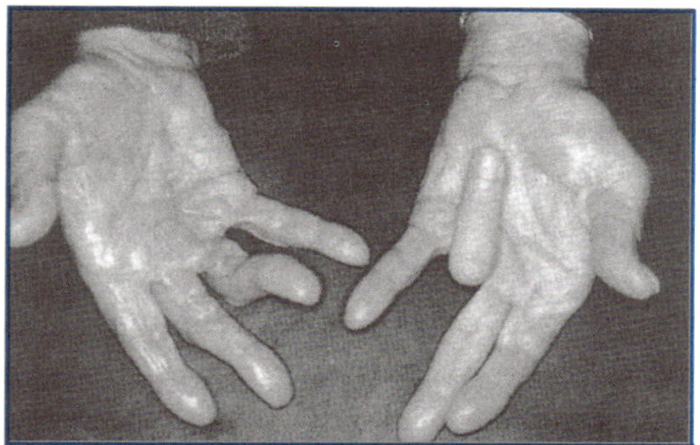

Figura 21.1 Contratura de Dupuytren.

- *Induratio penis plastica* (enrijecimento no tecido conjuntivo da túnica albugínea, que principalmente na ereção leva a uma dobra do pênis); e os chamados
- *Knuckle pads* (revestimentos nodulares de dedos no lado extensor sobre as articulações de mediais).

Terapia

Conservadora: foram testados muitos procedimentos terapêuticos com o decorrer do tempo: raios-X, para evitar o crescimento celular, injeções locais de cortisona, doses de vitamina E, massagens ou tratamentos com talas. O resultado esperado, no entanto, não ocorreu. A única terapia com promessas de sucesso é, atualmente, a cirurgia.

Cirúrgica: o objetivo de qualquer cirurgia é a melhora funcional da mão, ou das mãos, atingida(s). No caso de pacientes mais jovens decide-se mais cedo por uma cirurgia, já que a evolução da doença é mais agressiva. Não existe, no entanto, um limite de idade.

Os resultados pós-cirúrgicos não dependem só da idade, mas também da constituição da mão do paciente. Mãos de trabalhadores com fortes calosidades são mais difíceis de tratar. Os resultados não são, na maioria das vezes, satisfatórios também em alcólatras. Em mulheres o risco de complicação por distrofia reflexa ocorre mais que nos homens.

Os pacientes devem ser informados, antes da cirurgia, de que o tecido modificado é removido através do procedimento cirúrgico, mas que a doença no entanto não está curada. Sempre poderão ocorrer recidivas.

Existem técnicas cirúrgicas bem distintas; vão do simples rompimento do funículo (fasciotomia) até a ressecção segmentada, fasciectomia parcial ou radical, técnica *open palm*, artrodese da articulação IFP até a amputação.

A técnica cirúrgica empregada depende do paciente (estado geral) e das condições da mão a ser operada (primeira cirurgia, recidiva, perspectivas de sucesso).

Na maioria dos casos realiza-se a *fasciectomia parcial*. A cirurgia ocorre sob anestesia do Plexo e isquemia. Os médicos trabalham com auxílio de um óculos-lupa. O tecido patológico é amplamente removido.

Tratamento pós-cirúrgico: o paciente é tratado com uma bandagem compressora e uma tala de gesso dorsal com suporte para os dedos operados. Dessa forma, obtêm-se as seguintes posições de articulações:

- punho 20° extensão;
- articulação MCF dos dedos envolvidos 20° flexão.

Fisioterapia

Os pacientes são orientados a manter o braço elevado para a profilaxia de edema, movimentar ombros e cotovelos em sua amplitude total e os dedos fora da tala de forma moderada, e os outros dedos normalmente. Para dormir, a mão é acomodada em posição mais alta.

Em geral, os pacientes vêm mais após a remoção do gesso (7° dia pós-cirúrgico) ou após a extração dos fios (10° a 12° dia pós-cirúrgico). Os pacientes recebem um banho de mão morno em Braunol ou Camilosan, as crostas e a pele velha excedente são removidas. Seguem tratamento de cicatriz com uma pomada para ferida ou cicatrizante, massagem de cicatriz, assim como análise da mobilidade de dedos (Figura 21.2).

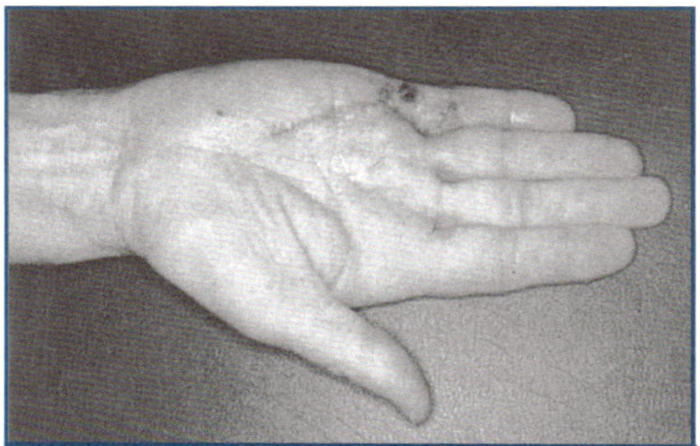

Figura 21.2 Estado da mão depois da operação Dupuytren no dedo mínimo.

Mostramos ao paciente como ele deve, se possível de hora em hora, massagear sua cicatriz. Para tanto, ele utiliza um pouco de creme para proteger a pele. É irrelevante qual creme é utilizado. Os pacientes tentam, com pressão moderada e pequenos movimentos circulares e/ou através deslocamento do tecido da cicatriz, amaciar sua cicatriz (vide página 95).

O tratamento da cicatriz, assim como o enrijecimento, ocupa grande espaço na unidade de terapia. Com a cicatriz, o resultado do tratamento atinge a estagnação ou decai. São especialmente indicadas bolas-ouriço para o enrijecimento.

Estando a cicatriz especialmente dura, ela é massageada com o bastonete Deuser após encerramento do processo de cicatrização. Os pacientes não o consideram muito agradável, porém o sucesso fala por si: as cicatrizes amolecem.

Meios auxiliares: todos os pacientes recebem uma tala de acomodação noturna (Figura 21.3a e b). A tala é feita de material termoplástico e internamente acolchoada com material de revestimento. O material de revestimento acolchoado absorve um pouco o suor e torna o uso da tala mais agradável. O material termoplástico tem a vantagem de que se pode sempre readaptá-lo. Assim podemos corrigir a posição extensora dos dedos operados para a posição inicial (neutra), caso essa tenha aumentado após longo período de mobilização dos dedos.

O(s) dedo(s) operado(s) e os dedos saudáveis são fixados na tala em posição extensora.

Observação: fixar todos os dedos na tala em posição extensora, pois, para muitos pacientes, é desagradável quando somente os dedos operados são estendidos. Os pacientes devem usar as talas de acomodação noturna por 6 a 12 meses. Nesse período, as cicatrizes estão macias e também totalmente curadas internamente . São esperadas reduzidas taxas de recidivas graças ao longo tratamento com tala.

Se a cicatrização está concluída e o dedo apresenta uma deficiência extensora, então o paciente recebe um *Quengel extensor*. Há diversos modelos, em variados tamanhos.

O paciente é orientado a utilizar de hora em hora seu Quengel extensor. Ele aumenta o período, até alcançar dez minutos. Mas não deve usar seu Quengel por mais tempo que a unidade de treino (por hora/aula). A resistência extensora é elevada de acordo com o modelo, conforme as seguintes possibilidades:

- Através do número ou comprimento dos elásticos, ou;
- através do parafuso.

Havendo dificuldades quanto à mobilidade, então elaboramos um programa de exercícios em conjunto com o paciente e mobilizamos os dedos conforme o possível após a cirurgia. A amplitude de movimento final de extensão não é recuperada em todos os casos. Exercícios para estimular a extensão são prioridade após a cirurgia.

Observação: nem todo paciente recupera a posição final da amplitude de movimento de extensão nas articulações IFP. Os limites individuais precisam ser respeitados.

Autotreinamento: o paciente pode treinar a extensão a qualquer momento massageando seu cotovelo flexionado com a mão operada, ou procurando

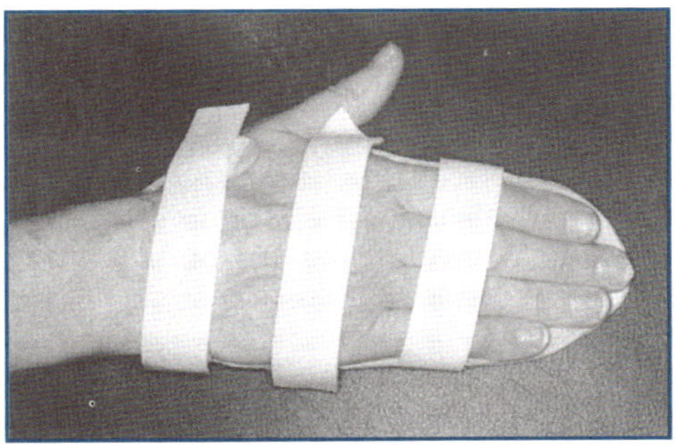

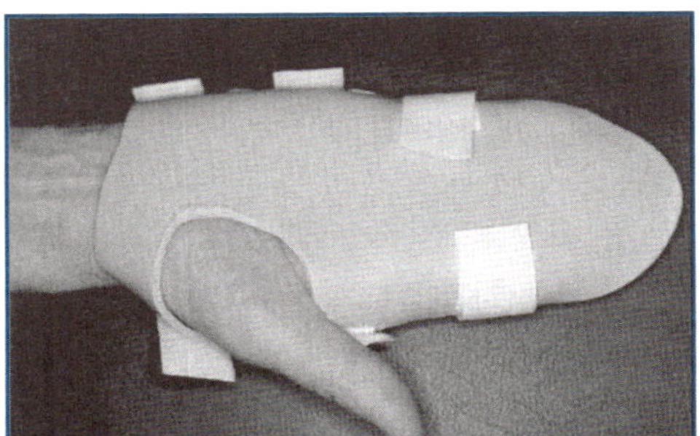

Figura 21.3 a e b Tala de acomodação noturna.

tocar o seu joelho sentado. Outro exercício: o paciente tenta, na medida do possível, colocar a mão sobre a mesa e elevar os dedos um após o outro.

Na Fisioterapia, com o auxílio de exercícios de tração da Terapia Manual, tentamos aumentar a extensão.

Banhos mornos são agradáveis, enquanto as cicatrizes ainda não estão totalmente curadas, com posteriores *aplicações de parafina* (vide página 140). Com a parafina, a pele se torna macia, e ao mesmo tempo os dedos se tornam mais móveis através do amassamento da parafina. Os pacientes adoram aplicações de calor, principalmente no inverno, em função de os dedos operados serem mais sensíveis ao frio.

Para casa, os pacientes recebem *massa de modelar terapêutica*. Dessa forma, conseguem melhorar (desenrolar) sua capacidade extensora e a mobilidade dos dedos. A terapia de amassamento existe em diversas intensidades - a intensidade necessária ao paciente depende de sua força momentânea na mão. A massa, infelizmente, fica cada vez mais mole durante o uso.

Observação: guardar a massa na geladeira. Ela fica mais dura e pode ser usada por maior tempo nos exercícios.

Por questões de higiene, cada paciente recebe sua própria massa (vide página 23). Os pacientes devem, tão logo quanto possível, integrar a mão operada no dia-a-dia normal. Dependendo da profissão do paciente, ele estará novamente apto ao trabalho em uma a seis semanas.

Síndrome do Túnel do Carpo 22

Definição

A Síndrome do Túnel do Carpo (STC) consiste num quadro baseado numa compressão distal do N. mediano (Figura 5.9).

Causas

Ocorre um aumento *de volume* das estruturas que compõem ou atravessam o túnel do carpo e, com isso, a compressão do N.mediano devido aos seguintes fatores:

- Sinovite do tendão flexor (por exemplo em caso de poliartrite crônica).
- Distúrbios e mudanças endócrinos, associados com acúmulo de água e gordura (por exemplo gravidez, menopausa, obesidade).
- Tumores.
- Gânglios de articulação da mão.
- Musculatura atípica (por exemplo um ventre do músculo que se estende até o túnel do carpo).
- Sintomas traumáticos associados (por exemplo um hematoma ou uma infecção).
- Formação hipertrófica de cicatriz (por exemplo após lesão de tendão).
- Lesão mecânica crônica ou trófica de nervos (por exemplo reduzido afluxo de sangue pelo movimento ou deslocamento dos ossos do carpo, (raiz da mão).

Epidemiologia

Mulheres entre 40 a 60 anos são mais atingidas pela STC.

Sintomas

A STC tem maior incidência na mão dominante. Em 50% dos casos, trata-se de uma STC bilateral. Os pacientes apresentam os seguintes sintomas:

- A mão "adormece" durante a noite. Associados a esse fato estão sensações de torpor, formigamento ou um "caminhar de formigas" na área de inervação do N. mediano. Esses problemas noturnos são associadas à mudança de disposição do punho durante o sono, ou seja, que o túnel do carpo é pressionado pelo punho com a inclinação palmar ou dorsal.
- As dores noturnas da mão, em algumas circunstâncias sentidas como uma queimação, irradiam por todo o braço. Os pacientes amenizam ou eliminam esses sintomas sacudindo, massageando ou deixando o braço pendurado.
- A mobilidade das mãos afetadas fica limitada nas primeiras horas da manhã.
- Os pacientes conseguem apenas por um curto período realizar atividades envolvendo apenas um

lado da mão, por exemplo escrever à máquina, torcer roupa, tricotar, atividade intensa de jardinagem ou de limpeza.
- Os pacientes percebem uma fragilidade em sua função de preensão; eles têm a impressão de não conseguir pegar mais nada com firmeza.
- Em preensões de precisão, como costurar, a habilidade fica limitada.

Diagnóstico

Para determinar o diagnóstico de Síndrome Túnel do Carpo, o médico tem as seguintes possibilidades diagnósticas:

- Apresenta-se uma atrofia na região tenar na comparação contralateral. A região tenar do polegar apresenta-se achatada e perdeu seu arredondamento típico.
- Verificação da sensibilidade do N. mediano pela pressão. Durante o teste, aplica-se forte tensão sobre o Lig. Transverso do carpo, que ocasiona irradiação dolorosa no terceiro dedo radial.
- Um Sinal *Hoffmann-Tinel* positivo se apresenta quando ao percutir-se o local de acesso do N. mediano no túnel do carpo ocorrer um "choque" (uma sensação de choque) na área de inervação distal do nervo (Figura 22.1).
- No *Teste Phalen*, ambos os punhos são levados à flexão máxima, e é medido o tempo até surgimento dos primeiros sintomas. Um teste positivo após 15 a 20 segundos indica a existência de uma STC. Em *Teste Phalen contrário*, ambos os punhos são levados à extensão máxima. O procedimento posterior corresponde ao Teste Phalen (Figura 22.2).
- É realizado um raio-X após uma fratura anterior do rádio com o intuito de diagnosticar modificações esqueléticas concentradas, por exemplo em torno túneo do carpo.

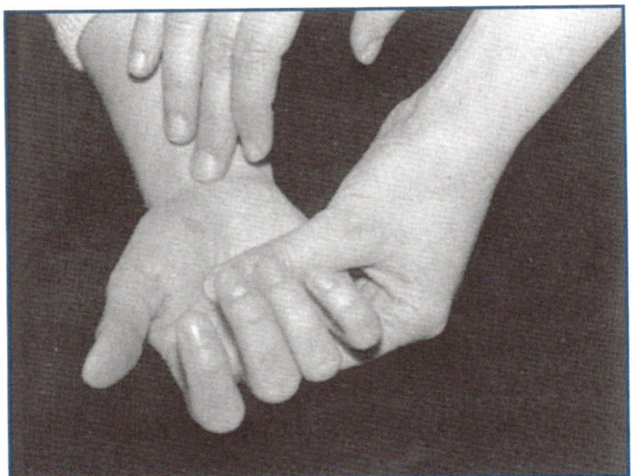

Figura 22.1 Sinal *Hoffmann-Tinel*.

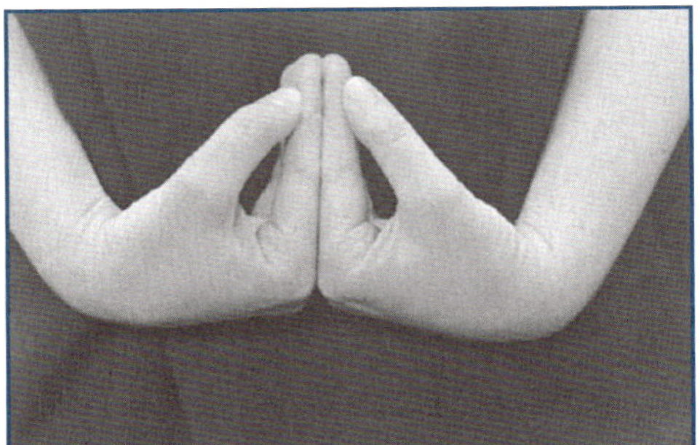

Figura 22.2 Teste *Phalen*.

- Exames Eletromiográficos (EMG) informam sobre os fluxos de ação da musculatura. A velocidade de condução de estímulos é prolongada na presença de STC.

Terapia

O objetivo do tratamento da STC é combater as causas da compressão de forma conservadora ou cirúrgica.

Conservador: trata-se aqui de uma terapia com tala (Figura 22.3). Para se evitar uma posição flexora extrema no punho, esse é imobilizado em leve posição extensora (10 a 20°). A imobilização pode ser feita mediante aplicação de uma tala de gesso, de material termoplástico ou

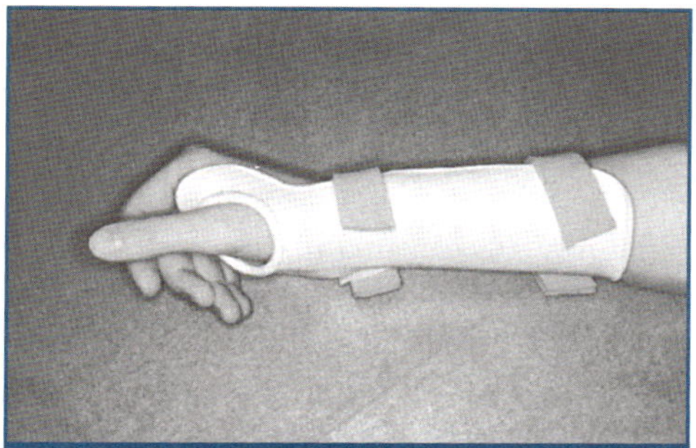

Figura 22.3 Tala em situação pós-STC.

através de uma guarnição para punho (munhequeira), que pode ser adquirida em lojas do ramo. Por serem inibidoras no trabalho, as talas são utilizadas, na maioria dos casos, apenas à noite.

O tratamento conservador só é indicado para pacientes com um quadro mínimo de sintomas. Em pacientes com atrofia da região tenar, bem como ausências motoras intensas e sensíveis, ele não é indicado, pois os problemas não serão sanados.

Observação: motociclistas ou pacientes com manifestações leves de STC podem acomodar a mão à noite sobre um travesseiro, a fim de evitar uma posição flexora intensa do punho. Em pessoas de sono relativamente tranqüilo, essa simples medida leva ao sucesso.

No caso de pacientes em que o uso da terapia com tala trouxe melhora, mas que não estão totalmente livres dos sintomas, a terapia pode ser auxiliada pelo emprego de medicamentos. Trata-se da injeção local de um preparado de cortisona no túnel do carpo. A fricção com diversos cremes na área do punho também pode representar auxílio, por exemplo Hydrastis ou um preparado de castanha-da-índia.

Cirúrgico: em anestesia local ou de Plexo e isquemia, o retináculo flexor é rompido ao longo de sua extremidade ulnar. Os pacientes recebem uma tala de gesso de antebraço com 20° extensão no punho por uma semana. Os dedos devem estar livres para movimentação.

Complicações

Após o procedimento cirúrgico, podem ocorrer os seguintes problemas, que atingem com maior freqüência as mulheres:

- forte e característica formação de edema;
- desenvolvimento de uma síndrome distrófica;
- cicatrizes hipersensíveis;
- extrema proteção da mão, entre outros.

Fisioterapia

Nossa meta é uma mão funcional, livre de dores, para que os pacientes possam dar conta de suas necessidades diárias sem problemas.

A maioria dos pacientes não recebe nenhuma indicação fisioterapêutica após a cirurgia. Eles são operados sob forma ambulatorial e, após breve orientação, realizam sozinhos seus exercícios em casa. São instruídos sobre como enrijecer a cicatriz após a remoção do gesso e como movimentar seus dedos em amplitude completa. A carga da mão é lentamente aumentada. Para evitar estados de inchaço, os pacientes são orientados a acomodar a mão elevada à noite e, ao caminhar, não a deixar pendurada.

Faz-se necessária uma terapia fisioterapêutica na ocorrência de complicações no procedimento pós-cirúrgico (Figura 22.4a e b). De acordo com o diagnóstico, podem ser tomadas as seguintes providências:

Intensa formação edêmica: adapta-se uma luva de compressão, que é utilizada por várias semanas pelos pa-

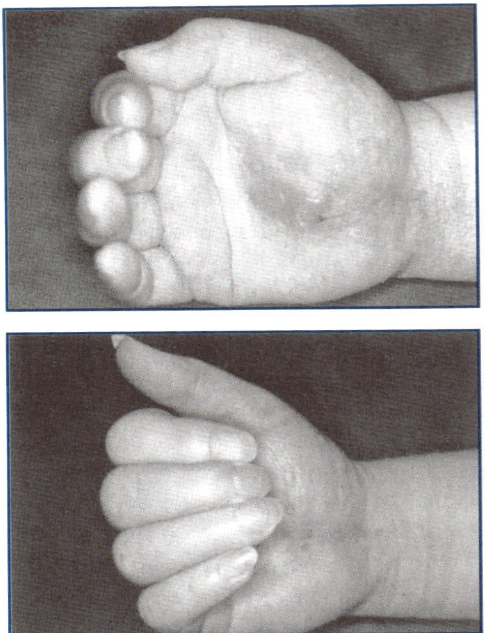

Figura 22.4 a e b situação após STC com distrofia **a)** no início da terapia e **b)** após três semanas.

cientes. Para a drenagem trabalha-se muito acima da cabeça, por exemplo no WBRoM (vide página 17).

Cicatrizes hipersensíveis: obtêm-se bons resultados no amaciamento da cicatriz através de batidas com os próprios dedos ou sobre diversas bases (mesa, encosto do sofá), trabalho com a bola-ouriço, escovas etc. Para a noite, a cicatriz é tratada com uma massa modular Otoform-K. Trata-se aqui de uma massa modular de dois componentes, adaptada diretamente sobre a cicatriz do paciente. O grau de enrijecimento da massa está adequado quando ela ainda é percebida macia, como uma massa flexível de borracha (comparável com a consistência de um chiclete). Os pacientes envolvem à noite o módulo Putty-Elastom com uma faixa elástica sobre a área da cicatriz, ou fixam-no com uma luva de compressão. A massa exerce uma pressão constante e leve sobre a cicatriz, tornando-a insensível.

Observação: demarcar a área de reprodução com uma caneta, para que o módulo seja sempre realocado na posição prevista. Em vez da massa modular Putty-Elastom, pode ser usado o chamado Elasto-Gel, que é cortado de acordo com o tamanho necessário (tamanho fornecido: 10 x 10 cm) e fixado sobre a cicatriz conforme descrito acima.

Os pacientes treinam com o *Dystrophile* (vide página 22) ou com uma escova (página 26), quicam bolas de diversos tamanhos e durezas, para elevação da carga e posterior enrijecimento da cicatriz.

- *Desenvolvimento de uma distrofia simpático reflexa*: temos de tentar trabalhar contrariamente ao acontecimento à menor supeita de uma distrofia simpático reflexa. Os pacientes recebem banhos de mão com água oxigenada, assim como arnica, e são submetidos à terapia como se já houvesse uma distrofia reflexa (vide página 194).

- *Mobilidade Restrita*: a mobilidade da articulação do punho é avaliada neste caso. O paciente pode, por exemplo, rolar uma bola para frente e para trás. Atenção: os cotovelos precisam sempre ter contato com uma superfície, senão a articulação do punho não realiza o movimento de forma correta.

Os pacientes trabalham com o *Aktiv-trainer* com elevação da carga, utilizam o jogo de encaixe, praticam exercícios com o prendedor de roupas. Os pacientes podem trabalhar amassando parafina, ou em caso de desconforto devido ao material, utilizar massa terapêutica.

O intervalo de tempo até os pacientes estarem aptos ao trabalho é variável. De acordo com a profissão e o estado pós-cirúrgico, a volta ao trabalho pode ainda não ocorrer entre uma a oito semanas.

23 Distrofia simpático reflexa

Também são usadas as denominações *Morbus Sudeck, Síndrome de Sudeck, Distrofia dos Membros de Sudeck* e *Causalgia* para esse quadro de doenças. O cirurgião natural de Hamburgo Paul Hermann Martin Sudeck (1866-1945) descreveu, em 1900, o quadro dessa doença. Em Língua Inglesa é conhecido pelo nome de *posttraumatic sympathetic distrophy* e *reflex sympathetic dystrophy*. Em nosso meio, é sugerido o uso da denominação *Distrofia Simpático Reflexa (DSR)* como sendo válida, uma vez que várias causas são apontadas como sendo a razão que desencadeia os sintomas. Os termos *Causalgia* (de uma lesão neural periférica), *Morbus Sudeck* (de um trauma) e *Síndrome Ombro-Mão* (o ombro e o braço também estão afetados) são todos englobados no termo genérico *Distrofia Simpático Reflexa* (Figura 22.4).

Causa e Processo

A causa exata da distrofia simpático reflexa não é conhecida. Supõe-se, entretanto, que se trata de um desencadeamento reflexo de um distúrbio do sistema nervoso simpático.

O começo da doença é lento, discreto e em muitos casos não pode ser diagnosticado com certeza. A distrofia simpático reflexa surge sobretudo em condições pós-traumáticas e pós-cirúrgicas, por exemplo após fraturas distais do antebraço, lesões neurais, queimaduras, assim como quadros pós-cirúrgicos devido à Síndrome do Túnel do Carpo, contratura de "Depuyt", e assim por diante. Em casos mais raros, os fatores desencadeantes podem ser um infarto do miocárdio ou doenças de ordem vascular.

A repetição e o reposicionamento incerto de fraturas, imobilidade de uma articulação, por longo período de tempo e o repouso excessivo de pacientes receosos são fatores favoráveis para o aparecimento de uma Distrofia Simpático Reflexa. Alguns pacientes são, pela sua personalidade, predestinados a desenvolver essa distrofia. Por essa razão fala-se também do Biotipo Sudeck. As mãos frias e constantemente suadas, receio acentuado e baixa auto-estima são sintomas característicos desses pacientes.

Os pacientes se encontram em um círculo vicioso que precisa ser quebrado. Aí estão condicionados os seguintes fatores recíprocos: dores - imobilizar ou repousar a articulação - distúrbios circulatórios - edemas - contraturas articulares - dores.

Sintomas

- Dores: tanto em repouso, como em estado de sobrecarga, aparecem dores do tipo queimações e repuxamentos. Quando os pacientes deixam o braço afetado pendurado, as dores, na maioria das vezes, aumentam. Por essa razão, os pacientes se valem de uma posição de alívio. O cotovelo é levemente flexionado e a mão sadia auxilia (carrega) a mão afetada. Não é possível mensurar as dores, dá apenas para se ter uma noção subjetiva. Entretanto, é justamente nesses pacientes em que se identifica claramente uma má relação entre a cirurgia realizada e a suposta duração da dor, assim como sua localização.

- Edemas: eles podem estar bastante acentuados e também englobar áreas da mão ou do antebraço que não estejam envolvidas.
- Temperatura cutânea variada: no início da Distrofia Simpático Reflexa, a temperatura cutânea aumenta em relação ao lado contralateral do corpo, depois diminui. Primeiramente a pele fica marmorizada, depois aparecem mudanças cianóticas e uma diminuição da secreção sudorípara. É típico, uma pele brilhosa, sem dobras e no estágio mais avançado uma mão inchada e cianótica.
- Redução da Mobilidade: observa-se uma redução da mobilidade devido aos edemas fortemente desenvolvidos. Primeiramente há uma redução da mobilidade ativa, depois também da passiva - novamente em uma maior extensão do que a lesão anterior ou a cirurgia permitiriam ocorrer.
- Na radiografia aparecem manchas de osteoporose, manchas claras subcondrais e mais tarde o estreitamento do corticóide. Esse diagnóstico é de novo mal relacionado com o processo da lesão.

Divisão dos Estágios

A Distrofia Simpático Reflexa é dividida em três estágios sucessivos entre si. Nos estágios I e II os sintomas podem ser revertidos com o tratamento adequado. Em contrapartida, o estágio III é caracterizado pela perda funcional.

Estágio I (fase aguda): marcada por um aquecimento parecido com um processo inflamatório da mão, inchaço das partes moles, dores que queimam e aumentam com o movimento e a secreção sudorípara aumentada ou diminuída. A mão está parcialmente brilhosa e marmorizada. Aparecem os primeiros sinais de manchas osteoporóticas na radiografia após as primeiras semanas.

Estágio II (fase subaguda): esse estágio é alcançado aproximadamente após oito semanas do aparecimento dos primeiros sintomas, quando prevalece o quadro clínico da distrofia. A temperatura da pele está fresca e sua cor é cianótica. É observado um aumento da espessura capilar. As dores também são características nessa fase, entretanto diminuem gradativamente. A mobilidade articular diminui devido à retração capsular e à atrofia muscular. As marcas osteoporóticas na imagem da radiografia ficam cada vez mais visíveis.

Estágio III (fase crônica final): o estágio III começa aproximadamente em ¾ de ano após o aparecimento da doença. A pele está fresca, pálida, seca e brilhosa. A atrofia da pele e do tecido subcutâneo é fácil de ser identificada. A mobilidade da articulação está praticamente anulada pela atrofia da musculatura e de todas as outras estruturas. As dores só aparecem com sobrecarga corporal. Vê-se uma cortical óssea extremamente fina e um sinal bastante forte da diminuição do número de trabéculas esponjosas na radiografia.

Tratamento

Junto com a Fisioterapia (veja abaixo), os pacientes são tratados através de medicamentos. Antigamente era colocado, em alguns casos, um bloqueador estelato (bloqueador neural). Ele libera calor para a mão afetada, seguindo daí uma coloração rosada mais normal da pele. Como os pacientes estavam livres da dor, a Fisioterapia lhes agradava mais. Infelizmente, os pacientes tinham medo do bloqueio (injeção na região do pescoço), e esse medo inviabilizou os resultados relativamente bons. O bloqueador estelato foi, por esta razão, posto de lado e é hoje é utilizado apenas em casos raros de Distrofia Simpático Reflexa.

Fisioterapia

Ao menor indício de que uma Distrofia Simpático Reflexa esteja se desenvolvendo, a Fisioterapia deve ser constituída como se aquela já estivesse sido confirmada. Pois, quanto antes forem feitas as medidas corretivas, melhor será o prognóstico. Referência: as reclamações do paciente não estão na maioria das vezes relacionadas com o processo da lesão ou da cirurgia. Mesmo assim, é aceita a vivência do paciente.

Objetivos Típicos

O objetivo é, com a ajuda de uma Fisioterapia bem dosada e funcional, atingir a redução dos edemas e das dores, normalizar as condições de irrigação sangüínea, assim como evitar o avanço das atrofias, diminuir as restrições de movimento ativo e passivo e possibilitar ao paciente uso normal e funcional da mão.

Medidas Típicas

Medidas de redução dos edemas: os pacientes devem posicionar seu braço para cima, receber diariamente, uma ou duas vezes, uma drenagem linfática e bandagens com uma argila ácida e arnica. A temperatura da água depende da percepção dos pacientes e pode ser tanto fria como morna. Ganham uma bacia com produtos de banho para que possam lavar a mão várias vezes ao dia. Tivemos más experiências com tratamentos usando gelo, e portanto não o usamos mais em casos de sintomas de Distrofia Simpático Reflexa; o gelo mostrou-se demasiadamente agressivo.

Outras medidas são:

- Escovação da mão.
- Movimentações passivas e ativas cuidadosas (observar e aceitar o limite da dor). Os pacientes são enfaticamente solicitados, a cada hora, a movimentar o ombro e o cotovelo no lado afetado em todas as direções de movimento.
- Eventualmente tratar a mão com "Roban" ou uma luva compressora.
- Um programa de exercício que tenha, por exemplo, os seguintes elementos: trabalhar no aparelho "WBRoM", esfregar com uma escova em cima de um anteparo, exercitar-se com vários aparelhos manuais ou com uma massa terapêutica.

> Dica: os pacientes não podem se sobrecarregar, senão pode-se ter uma piora do quadro da doença. Nós os tratamos diariamente, em sessões curtas, com muitos intervalos. Caso o inchaço da mão tenha diminuído e não apareçam mais oscilações, podemos aumentar a duração do tratamento e a resistência. Podemos, por exemplo, começar a amassar massa de parafina, caso o paciente sinta-se confortável.

O tratamento da Distrofia Simpático Reflexa é muito demorado e pode, sob circunstâncias, durar um ano ou mais.

> Dica: precisamos motivar o paciente cada vez mais. Ele precisa aprender a aceitar sua mão, e não vê-la apenas como um estorvo.

O constante *feedback* do paciente com relação à sobrecarga é importante. Apenas assim podemos determinar nosso programa de tratamento personalizado para o paciente, e evitar excessos de esforço.

24 Artrose

Definição

Doença degenerativa da articulação com as causas mais variadas.

Contribui para seu surgimento a relação desproporcional entre solicitação e capacidade de realizar uma função.

Causa

Nas artroses *idiopáticas*, a causa é desconhecida. Uma sobrecarga das articulações não tem, nesse caso, influência nenhuma. As causas a seguir podem destruir as superfícies das articulações ou contribuir para o surgimento da artrose.

- Traumas, por exemplo após uma fratura, quando se manifestou uma alteração das superfícies articulares.
- Infecções.
- Doenças reumáticas.
- Instabilidades em ligamentos.
- Deformidades congênitas de articulações ou doenças nas articulações.

Sintomas

Nem toda artrose causa queixas. Quando os pacientes não se queixam, fala-se de uma artrose clínica latente. Se os pacientes reclamam de dores, essas se agravam em atividades específicas, de acordo com a articulação atingida, até a dor em repouso.

Epidemiologia

As mulheres são as mais atingidas pelas artroses idiopáticas, principalmente a partir dos 40 anos.

Diagnóstico

Nos raios-X apresentam-se as seguintes alterações características: redução do espaço articular, esclerose subcondral, subluxação, osteófitos, e formação de junções, bem como erosões císticas. A terapia é explicada conforme exemplo da artrose da articulação do polegar.

Artrose da articulação do polegar

A artrose pode atingir basicamente qualquer articulação. No caso de artrose da articulação do polegar, trata-se da forma de artrose de manifestação mais freqüente na área da mão, atingindo principalmente mulheres a partir do 40º ano de vida.

Sintomas

- Dores que ocorrem principalmente em movimentos de rotação, por exemplo ao se desrosquear uma tampa.

- Quase nenhuma limitação de mobilidade.
- Perda de força, principalmente em preensão de ponta e de três pontos.
- Ranger extremamente dolorido e fricção na movimentação (crepitação); a fricção sobreposta das áreas de articulação ásperas pode ser percebida pelos terapeutas em movimentos passivos.
- Subluxação radial e, numa evolução posterior, posicionamento falho de abdução com hiperextensão da articulação metacarpofalangiana medial.

Terapia

Conservadora: injeção de cortisona na articulação. Raramente se indica um tratamento fisioterapêutico aos pacientes.

Cirúrgica: em artroses extremamente doloridas, como possibilidade, é realizada a plástica do M. flexor radial do carpo (Plástica FRC) (Figura 24.1). Para tanto, o osso trapézio é removido, o tendão do M. flexor radial do carpo seccionado e dividido numa extensão de 5cm em direção à inserção com o paciente sob anestesia Plexo e isquemia. Esse tirante de tendão é introduzido através de uma perfuração transversal na base do osso metacarpo e fixado de forma rígida com suturas periósticas a um tampão de osso extraído do trapézio. A mão do paciente é imobilizada durante três semanas em uma tala de gesso de polegar-antebraço.

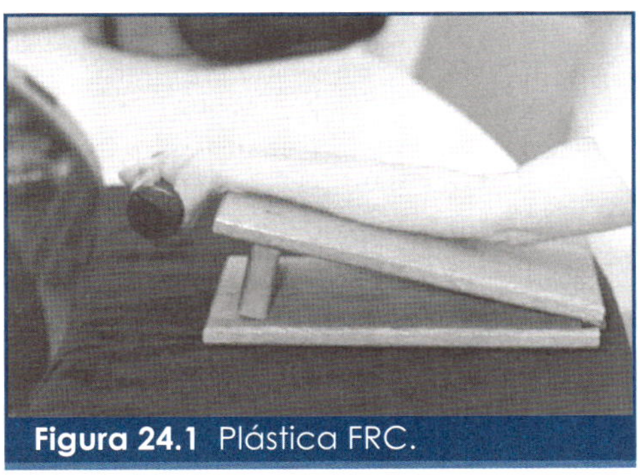

Figura 24.1 Plástica FRC.

Fisioterapia

O tratamento é iniciado no primeiro dia pós-cirúrgico. O paciente recebe explicação sobre a profilaxia de edema, e a mobilidade dos dedos longos na tala de gesso é controlada. Caso os pacientes apresentem problemas na mobilidade dos dedos, tentamos melhorá-la até que possam apresentar um bom cerramento de punho. Após três semanas, quando a tala de gesso tiver sido removida, os pacientes são submetidos a um banho morno de mão, a pele velha e eventuais crostas ainda presentes são removidas. Em seguida, tratamento da cicatriz com pomada Bepanteno, seguindo-se de massagem na cicatriz e medidas de enrijecimento. Os pacientes apresentam uma pequena e torcida cicatriz radiopalmar sobre a articulação do polegar.

Quando a articulação do punho está em movimento, ela é controlada e, dependendo do caso, volta a ser mobilizada. A seguir, o fisioterapeuta movimenta a articulação passivamente, enquanto os pacientes se integram lentamente ao processamento do movimento. Dessa forma, a abrangência do movimento é aumentada passo a passo. Mais tarde, o paciente pode ampliar a mobilidade do punho rolando-o sobre uma bola, exercitando-se com o Treinador Ativo, ou sobre uma superfície inclinada ou um canto da mesa com halteres leves (Figura 24.2).

Para estimular a mobilidade da articulação do polegar, pede-se que os pacientes juntem a ponta do polegar com a do indicador. Nisso, precisam formar a vogal O. Alcançado esse objetivo, treina-se com os dedos médio,

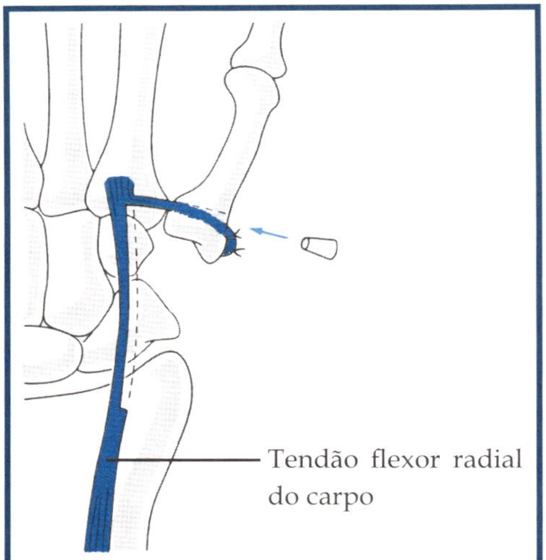

Figura 24.2 Exercício com halteres em superfície inclinada.

anelar e mínimo. O importante é que sempre se forme o O.

Elevando-se o grau de dificuldade, o paciente procura alisar com a ponta do polegar de distal a proximal os dedos longos individuais.

O paciente pode realizar atividades leves com sua mão e aumentá-las lentamente, porém, sempre observando o limite da dor.

A mão é envolvida com uma faixa elástica fina após a Fisioterapia.

Observação: em geral os pacientes necessitam de quatro semanas para recuperar a mobilidade de seus dedos. Primeira semana: unir polegar e indicador; segunda semana: polegar e anular etc.

Alguns pacientes não precisam de quatro semanas para alcançar a mobilidade. No entanto, eles necessitam desse período para poder utilizar a mão sem dor e com força. Solicita-se a esses pacientes frear as atividades, pois caso contrário podem ocorrer dores, sendo que parte delas persiste por maior período que as costumeiras quatro semanas.

Observação: devido à cirurgia, após a remoção da tala de gesso, alguns pacientes não conseguem apoiar a mão sobre uma base. Por essa razão não se exercita como se apoiar; em vez disso demonstra-se ao paciente como se apoiar sem sobrecarregar o polegar. O polegar, no entanto, é conduzido levemente para a parte interna da mão em palmar/medial. A superfície da mão pode ser apoiada normalmente após algumas semanas em alguns pacientes; outros não alcançam mais esse objetivo (visto como objetivo).

Propensão a edema: emprego de gelo e drenagem linfática manual estimulam a reabsorção do edema. Em casa são aconselhadas compressas de ricota. Para tanto, os pacientes usam ricota magra (a data de validade pode ter passado) misturada à gosto com tintura de arnica. Em seguida a mão é pincelada com a massa e, como medida de proteção, pode ser colocada em uma embalagem plástica. Deixar a massa de ricota agir por pelo menos vinte minutos.

Podem-se iniciar os exercícios de fortalecimento após duas a três semanas da remoção do gesso. O período depende da ausência de dor e do nível de mobilidade dos dedos dos pacientes. Os pacientes pressionam, por exemplo, pregadores, e treinam com parafina ou massa de modelar.

Outras possibilidades de tratamento de artroses:

- Tratamento com endopróteses (vide página 219)
- Artrodeses (vide página 218).

Tenossinovite Estenosante 25

Definição

A capacidade deslizante do tendão fica dolorosamente comprometida devido aos processos infecciosos crônicos na área dos ligamentos anelares. O quadro da doença também é descrito como dedo em disparo ou gatilho, ou estenose de ligamento anelar.

Causa

Na altura da articulação MCF ocorre um alargamento nodular, assim como inflamação sinovial dos tendões flexores, com estenose de ligamento anelar, provocando uma inibição da capacidade de deslizar. O fenômeno do gatilho ocorre quando os tendões flexores alargados, ao flexionar através do ligamento anelar, precisam resvalar na altura da articulação proximal. Para esclarecimento, os pacientes podem imaginar que precisam passar um fio com um nó através de um tecido. Nesse caso, teriam de superar um obstáculo.

Sintomas

Os pacientes sentem um enrijecimento do dedo, dores e inchaço nas articulações MCF nas regiões palmar e dorsal. Os outros dedos também não podem ser totalmente estendidos, e mais tarde se fixam em posição flexionada. Os pacientes só conseguem estender os dedos com auxílio. Sentem dores ao estender e flexionar os dedos até que ocorram problemas com a preensão manual. Os pacientes protegem a mão com medo da dor.

Os atingidos mais freqüentemente são o polegar, o dedo médio e anular. Como ocasionalmente pode ocorrer uma manifestação simultânea com uma Síndrome do Túnel do Carpo, ou observada uma Tenosinovite de DeQuervain, então os pacientes mostram primeiramente quão bem conseguem realizar a preensão. Eles gostariam de descobrir a causa e saber o que podem fazer antes de apresentar seu dedo ao médico.

Na idade de lactação, eventualmente ocorre uma flexão fixa na articulação distal do polegar, flexão congênita do polegar ou rigidez do polegar. Essa forma de estenose de ligamento anelar deve ser operada o quanto antes, para que se evitem novas sobrecargas indevidas.

Terapia

Conservadora: injeta-se cortisona na bainha do tendão flexor. A incidência de recidiva é alta nesse tipo de procedimento.

Cirúrgica: o ligamento anelar A1 é separado no bloco mediano da mão. Durante a cirurgia, os pacientes precisam movimentar o dedo, a fim de verificar se o movimento em gatilho foi totalmente removido. Os pacientes permanecem com uma pequena cicatriz de 1,5 cm sobre a articulação proximal.

Os pacientes recebem uma tala de gesso dorsal de antebraço pós-cirurgicamente, por dois a três dias.

Observação: os dedos devem estar livres para movimentação. As articulações MCF precisam estar livres para os exercícios ao envolver a tala de gesso no antebraço. Após a remoção do gesso, aplica-se somente um pequeno esparadrapo sobre a ferida, de forma que os pacientes possam se exercitar sem obstáculos.

Fisioterapia

A Fisioterapia tem início no primeiro dia pós-cirúrgico ou imediatamente após a remoção do gesso. Controlamos a mobilidade do dedo e explicamos a profilaxia de edema. O paciente ou o terapeuta aperta o lado oposto da cicatriz com o polegar, no início dos exercícios de movimentos, enquanto movimenta o dedo. Substituímos o ligamento anelar através da pressão sobre a cicatriz, até que o paciente tenha se habituado à nova situação, minimizando assim a dor pela movimentação. Mesmo o resfriamento com gelo proporciona alívio. Em geral, ele é bastante agradável aos pacientes. Caso tenham sido internados, eles combinam resfriamento de mão e exercícios três vezes ao dia, de forma autônoma. Para tanto, a tala de gesso é removida por nós ou pelas enfermeiras, e depois fixada novamente.

Observação: nunca aplicar a embalagem de gelo diretamente sobre a pele - sempre colocar um papel fino ou pedaço de tecido entre eles.

Após a remoção dos pontos, os pacientes são orientados a massagear bem sua cicatriz. Através de deslocamentos em todos as direções e com leve pressão e pequenos movimentos circulares, eles enrijecem-a. Dessa forma, podem reagir melhor aos eventuais problemas envolvendo cicatriz.

Tenossinovite De Quervain 26

Definição

Inflamação ou sinovite dos tendões do M. adutor longo do polegar e M. extensor curto do polegar no primeiro segmento extensor. O quadro da doença também é conhecido como polegar de dona de casa, já que freqüentemente as afetadas são as mulheres.

Sintomas

- Os pacientes apontam dores na área da tabaqueira em abdução ulnar. As dores se manifestam mais intensamente em atividades como abrir latas ou torcer um pano.
- Um fenômeno tipo gatilho é raramente diagnosticado, e é comum que nem sempre seja passível de reprodução.

Causa

A causa é incerta. No primeiro segmento extensor do tendão, através de inespecíficos processos inflamatórios sinoviais do M. abdutor longo e do M. extensor curto do polegar, ocorre a formação de um ambiente favorável, associado a um edema e à formação de estenose. Por esse motivo, os movimentos se dão sob uma dolorosa fricção, o que por sua vez leva a um acentuado inchaço. Dessa forma, surge um círculo vicioso .

Diagnóstico

- Apresenta-se um espessamento em forma de tubo sobre o primeiro segmento extensor de tendão.
- Nos casos de polegar abduzido, os contornos dos tendões não podem mais ser identificados.
- Os pacientes apontam dor de pressão sobre a tabaqueira.
- Teste positivo de *Finkelstein* (Figura 26.1): os pacientes envolvem, com os dedos longos da mão atingida, o polegar na superfície interna da mão. O médico flexiona bruscamente a mão para desvio ulnar. Com isso ocorre uma forte dor. Esse teste é sempre realizado em comparação contralateral, pois pode-se desencadear dor em qualquer pessoa se a mão for conduzida em direção

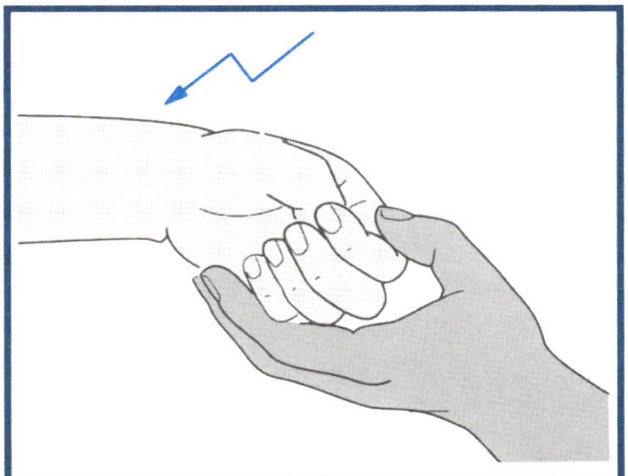

Figura 26.1 Teste de *Finkelstein*.

ulnar muito rápido ou bruscamente (desvio ulnar).

Terapia

Conservadora: imobilização de gesso por alguns dias. Outra possibilidade é a oferecida por uma terapia medicamentosa através de injeção de cortisona no primeiro segmento extensor do tendão. Depois, o paciente recebe uma bandagem Tape ou uma tala removível de gesso. Caso o paciente não apresente melhora significativa após quatro a seis semanas, indica-se cirurgia.

Cirúrgica: sob anestesia Plexo ou Bloco-radial e isquemia, o primeiro segmento extensor de tendão é totalmente segmentado em sentido transversal. Quando necessário, remove-se o tecido sinovial. Segue uma imobilização por aproximadamente uma semana; depois o paciente inicia a movimentação ativa.

Fisioterapia

A Fisioterapia é indicada somente em casos excepcionais, por exemplo em casos de mobilidade muito limitada.

Caso a terapia se faça necessária, o amaciamento da cicatriz dar-se-á como prioridade paralela à melhora da mobilidade. As irritações da cicatriz e sinartroses podem ser evitadas através de massagem da cicatriz, batimentos, escovação etc.

Epicondilite radial/ulnar do Úmero

27

Definição

Trata-se de uma alteração degenerativa ou inflamatória no epicondilo radial ou ulnar do úmero. A epicondilite radial do úmero também é identificada como cotovelo de tenista, e a epicôndilite ulnar do úmero como "cotovelo de lançador" ou "de jogador de golfe".

Causa

Sobrecargas e microtrauma prolongados levam a pequenos rompimentos nos tendões e na musculatura do antebraço.

Sintomas

- Dores irradiantes para proximal e distal após tensionamento da musculatura.
- No caso de epicondilite radial do úmero; dor de pressão na origem do M. extensor radial longo do carpo; na epicondilite ulnar do úmero, na origem do M. flexor superficial dos dedos.

Fisioterapia

Como na Fisioterapia lidamos principalmente com pacientes cujas queixas se devem ao cotovelo de tenista, apresento a seguir somente o quadro dessa doença.

Alguns pacientes recebem um *bracelete para epicondilite.* Ele é posicionado diretamente abaixo da articulação do cotovelo, de forma que o tensor do bracelete pressione o músculo dolorido. O efeito consiste no encurtamento do percurso do tendão, e por isso o efeito-alavanca dos extensores sobre a área de inserção torna-se melhor. O bracelete é removido durante a Fisioterapia; e o paciente também pode, sem problemas, remover o bracelete para epicondilite temporariamente durante o dia, se estiver desconfortável - por exemplo durante as pausas para descanso, ou à noite. Isso dependerá da amplitude das queixas do paciente.

Na Fisioterapia, os pacientes são tratados com um rolo quente, depois os extensores são pincelados intensivamente em direção ao cotovelo. Em seguida, descontraímos dedos, punho e polegar, conforme Brügger.

Para o treinamento autônomo, demonstramos ao paciente um exercício de alongamento (posição inicial: sentado e ereto). Com cotovelo estendido, movimentar a articulação da mão tanto em flexão como em extensão, e alongar a musculatura. Há o risco de se hiperestenderem as articulações MF (metacarpofalangeanas), e que não se consiga alcançar nenhum ou somente um restrito efeito de alongamento. Por esse motivo, recomenda-se apoiar-se abaixo das articulações proximais (dorso / superfície da mão).

Os seguintes pontos devem ser observados pelos pacientes no dia-a-dia:

- Modificar a realização das atividades de forma a evitar sobrecargas prolongadas. Eventualmente deve-se modificar a altura da mesa ou da cadeira de trabalho.
- Em atividades que o paciente realiza sentado, fazer pequenos intervalos para alongamento. Com o cotovelo estendido, sentar sobre a mão atingida em pronação.
- Evitar atividades musculares estáticas, por exemplo segurar um livro durante sua leitura.
- Embutir intervalos na rotina de trabalho; neles devem ser realizados exercícios de descontração e relaxamento (exercícios respiratórios e descontração dos ombros, entre outros).

Conselho para casa: Ao invés dos rolos quentes, os pacientes podem banhar suas inserções musculosas em água tão quente quanto possível, ou mantê-las sob jatos de água corrente (tão quente quanto possível, atentando para o perigo de queimaduras), e depois massagear os músculos.

Posição inicial: Os pacientes colocam sua mão em extensão dorsal na articulação da mão sobre uma superfície, e massageiam com a outra mão a musculatura dolorida no antebraço de distal para proximal mantendo o cotovelo esticado.

28 Doenças Reumáticas

O termo "reumatismo" abrange muitas doenças e não tem relevância diagnóstica ou diagnóstico-diferencial. Entre outras, há a poliartrose crônica, espondilose anquilosante (Morbus Bechterew), artrite psoriática, artrite crônica juvenil e a iridociclite reumática. Reumatismo é uma expressão antiquada para doenças com dores contínuas, intensas e com fisgadas no aparelho motor, associadas a limitações de movimentos.

Em 1859, o médico inglês Garrod sugeriu para a poliartrite crônica primária ou progressiva a denominação *artrite reumatóide*. A partir de 1913, as doenças degenerativas de articulações (artroses) não foram mais relacionadas ao quadro de reumatismo. No entanto, a subdivisão não se tornou uniforme, e muitos continuam associando como doença degenerativa a artrose às doenças reumáticas.

Definição

A poliartrite crônica é uma doença crônica das articulações, com evolução em surtos ou progressiva, inflamatória, degenerativa, com envolvimento de todas as estruturas das articulações.

Etiologia

Mulheres são acometidas com maior freqüência que os homens (aproximadamente 3:1). Podem ser atingidos familiares de todas as faixas etárias, inclusive crianças e bebês em amamentação.

Causa e evolução

A poliartrite crônica é uma doença auto-imune. O corpo forma anticorpos contra substâncias corporais próprias, que levam a processos inflamatórios na bainha sinovial na pele interna da cápsula da articulação. Em 3/4 dos casos, a poliartrite crônica inicia-se em mãos ou pés, predominantemente nas articulações proximais ou médias dos dedos. Os processos articulares e extra-articulares associados a esses manifestam-se em ambos os dimídios do corpo, evoluindo simetricamente. A forma juvenil já se apresenta sob outra evolução, já que se inicia nas grandes articulações. Alcança uma extensão de destruição do aparelho de ligamentos. As instabilidades associadas a essa são compensadas através de um aumento reativo da tensão da musculatura. Esse mecanismo é co-responsável pelas deformidades típicas advindas da evolução da poliartrite crônica, seguidas de total degeneração da substância cartilaginosa e do osso. Nossa tarefa é, tão logo quanto possível, agir contrariamente a esse evento e às deformidades de articulação resultantes. O tratamento compreende, entre outros, o abastecimento dos pacientes em tempo hábil com bandagens ou talas estabilizadoras.

Sintomas

- Enrijecimento matinal.
- Vermelhidão e temperatura elevada de pele.
- Dores.
- Inchaço das articulações.
- Limitações de movimento.
- Perda de força.
- Instabilidade na articulação.
- Nódulos reumáticos (eventualmente).

Em estágio avançado, apresentam-se os seguintes sintomas:

- atrofias;
- rupturas de tendões;
- posturas errôneas de tendões;
- luxações;
- parestesias, entre outros.

Posturas errôneas típicas:

Postura do punho em baioneta

O punho é uma articulação conduzida por ligamentos. Através da destruição do aparelho de ligamentos (rupturas) os ossos do carpo deslizam no sentido palmar. A superfície da articulação do rádio orientada no sentido palmar favorece o evento. A mão está, em comparação ao antebraço, deslocada no sentido volar. A postura errônea ocorre com um punho instável, o paciente fica limitado em sua capacidade de uso dos dedos e existe o perigo de ruptura de tendões extensores.

Síndrome da cabeça da ulna

A destruição da cabeça da ulna parte do sexto segmento de tendões e leva à Síndrome da cabeça da ulna. Os pacientes apresentam dores no punho, principalmente no movimento de supinação. As dores podem ser amenizadas através da estabilização do punho. Também aqui há o risco de rupturas de tendões extensores.

Escoliose de mão ou Fenômeno Ziguezague, desvio ulnar dos dedos longos

Ocorre um deslocamento ulnar dos ossos proximais do carpo através do relaxamento do aparelho de ligamento, seguido de um amolecimento radial dos ossos metacarpos da mão. Os dedos longos migram em sentido ulnar (desvio ulnar), a fim de compensar essa posição da articulação. Quando os pacientes, em estágio inicial da doença, apóiam a mão sobre a mesa, o terceiro dedo não se encontra mais em posição mediana, e o lado ulnar do antebraço não apresenta mais contornos laterais (Figura 28.1). Ele encontra-se aplanado.

Devido a essa postura errônea, o arco transversal e também o arco carpal perdem-se (vide abaixo). Estabilizando-se o punho por meio de bandagens, melhora-se a função do dedo, em virtude da musculatura do dedo não mais precisar estabilizar a articulação da mão, e a função do dedo estar novamente disponível.

Subluxação ou luxação das articulações metacarpofalangeanas

Ocorre a postura de subluxação ou de luxação das articulações metacar-

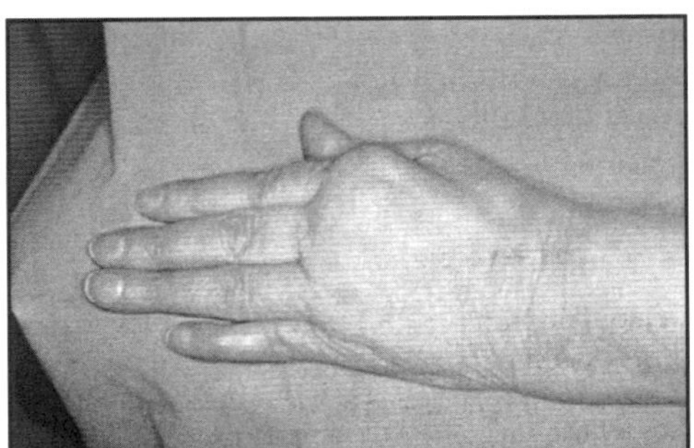

Figura 28.1 Escoliose de mão.

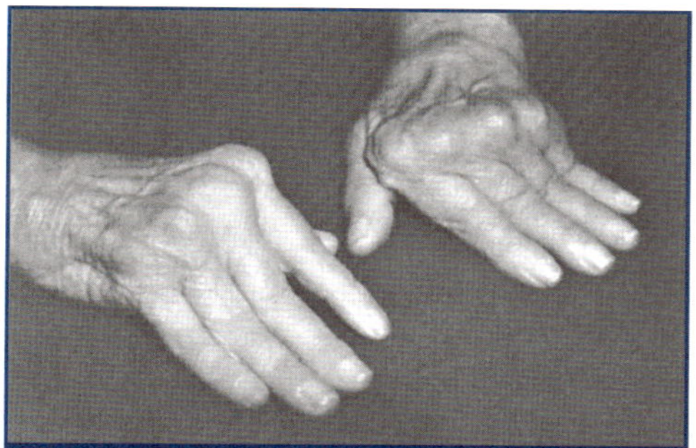

Figura 28.2 Luxação das articulações metacarpofalangeanas.

pofalangeanas devido à estática modificada da mão(postura em baioneta) e à participação das articulações proximais (Figura 28.2). Essa posição estimula a deformidade de pescoço de cisne.

Perda do arco transversal

A mobilidade dos IV e V metacarpos da mão em relação ao III metacarpo da mão é fundamental para a manutenção do arco transversal. Devido às subluxações ou luxações das articulações proximais e à alteração postural dos metacarpos da mão, perde-se o arco transversal.

Deformidade de "casa de botão"

Se a articulação IFP está atingida, resulta numa postura flexora ainda corrigível da articulação. Dessa forma, o freio mediano dos três extensores é estendido de modo permanente, até romper-se, devido ao constante sobre-esforço.

Os freios extensores laterais deslizam para o sentido palmar, tornando-se flexores na articulação IFP e hiperextensores na articulação IFD. A articulação IFP desliza através do aparelho extensor dorsal como um botão através de uma casa (Figura 28.3).

A conseqüência é a típica postura errônea do dedo:

- Articulação IFD = hiperestendida;
- Articulação IFP = flexionada;
- Articulação MCF = na maioria, hiperestendida.

A função de preensão do paciente em grande parte permanece conservada.

Deformidade de "pescoço de cisne"

Devido ao relaxamento da placa palmar e encurtamento dos Mm. Interósseos, ocorre uma hiperextensão na articulação IFP como forma de compensação à flexão na articulação IFD (Figura 28.4). Outros encurtamentos da musculatura intrínseca resultam na deformidade, e ela não pode ser mais revestida de forma ativa nem passiva. Podemos avaliar os encurtamentos musculares através do Teste Bunnell-Littler.

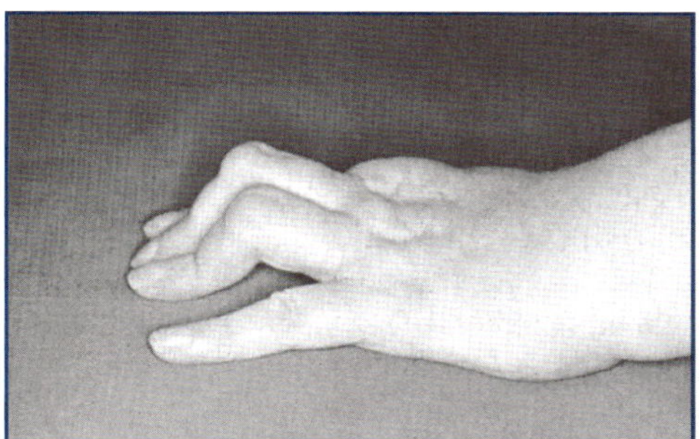

Figura 28.3 Deformidade "casa de botão".

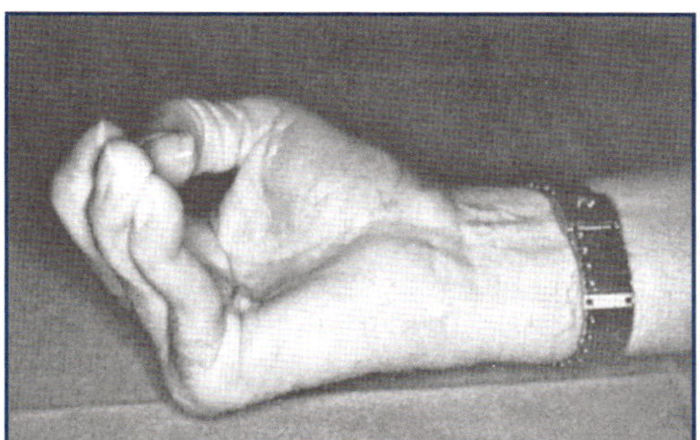

Figura 28.4 Deformidade de "pescoço de cisne".

Ocorrendo a extração do tendão extensor na área de inserção, surge o chamado dedo-martelo. Posições típicas dos dedos:

- Articulação IFD = flexionada;
- Articulação IFP = hiperestendida;
- Articulação MCF = flexionada.

Devido à deformidade "pescoço de cisne", os pacientes não conseguem realizar muitas preensões, e estão limitados em suas funções com a mão.

"Polegar de sapateiro", 90/90 Desvio ou Deformidade de "casa de botão" do polegar

Como causas, são mencionadas: a ampliação das cápsulas da articulação inflamadas, subluxações e o sentido alterado de tração da musculatura extensora. Como conseqüência, ocorre uma limitação abdutora do polegar, favorecendo o desvio ulnar dos dedos longos. Típica postura errônea:

- Articulação MCF do polegar = flexionada;
- Articulação IF do polegar = hiperestendida.

Diagnóstico

Os médicos orientam-se para um diagnóstico precoce em 11 critérios:

1. enrijecimento matinal, que persiste por mais de uma hora;
2. em pelo menos uma articulação ocorre dor por movimento ou pressão;
3. uma articulação está inchada por inflamação;
4. pelo menos uma outra articulação apresenta inchaço macio;
5. os inchaços de articulação ocorrem de forma simétrica;
6. há presença dos chamados nódulos reumáticos;
7. evidência em um típico achado de raios-X;
8. o fator reumático é comprovável;
9. o líquido sinovial apresenta uma reduzida viscosidade;
10. a avaliação histológica do líquido sinovial; e
11. a avaliação histológica de um nódulo subcutâneo precisa ser característica.

O diagnóstico só pode ser determinado quando todos os critérios existirem há pelo menos seis semanas. Os critérios 2 a 6 precisam ser avaliados por um médico. Fala-se de uma provável poliartrite crônica quando são encontrados três critérios em um paciente, em definitiva cinco critérios associados quando há, e em uma clássica poliartrite crônica sete critérios.

Subdivisões

A American Rheumatism Association (ARA) subdividiu a poliartrite crônica em 1949, conforme Steinbrocker, em quatro graus de limitações:

Grau I: Os pacientes não apresentam dificuldades em seu cotidiano e na profissão.

Grau II: Os pacientes dão conta de seu cotidiano, apesar das dores e limitações de movimentos, com ou sem reduzidas limitações de movimentos.

Grau III: Os pacientes têm consideráveis dificuldades de cuidar de si próprios. Dependem de auxílio de terceiros. Incapacidade para o trabalho: > 50 - 100%.

Grau IV: Os pacientes são totalmente dependentes do auxílio de terceiros, quase ou completamente presos à cadeira de rodas ou cama. Incapacidade para o trabalho: 100%.

Em 1988, foi realizada a subdivisão em estágios conforme Seyfried e Gruber. Para as articulações da mão:

Estágio I: A deformidade pode ser corrigida ativamente pelo paciente.
Estágio II: A deformidade pode ser corrigida passivamente e estabilizada pelo paciente.
Estágio III: A deformidade pode ser corrigida passivamente, mas o paciente não consegue manter a postura corretiva.
Estágio IV: A deformidade não pode ser corrigida de forma passiva.

Terapia

De acordo com a subdivisão em estágios, a estruturação da terapia baseia-se em:

Estágios I e II: O trabalho preventivo é prioridade.
Estágios III e IV: Todos os trabalhos servem à reabilitação do paciente.

- Medicamentos: pacientes com poliartrite crônica são considerados como pacientes permanentes. Eles são considerados por parte do médico como dependentes de medicação pela vida toda. Devido à sua doença, com o tempo perdem sua independência, e a qualidade de vida se reduz.
- Cirurgias.
- Informação: a informação abrangente aos pacientes é um importante pré-requisito para a terapia. Somente quando os pacientes sabem exatamente quais deformidades podem advir e entendem de que forma eles podem detê-las ou prorrogá-las, eles trabalham no sentido da proteção da articulação e utilizam equipamentos domésticos (por exemplo abridor de latas elétrico), organizam a rotina diária em função disso, dividem seu trabalho de acordo com suas forças (por exemplo limpa somente uma janela, ou aspira apenas um cômodo) e fazem uso de meios auxiliares, com os quais sua articulação recebe proteção precoce. Nós aconselhamos ao paciente associar-se a instituições para reumáticos. Lá são orientados e se encontram com semelhantes. Oferecem-se palestras, e eles podem participar de grupos de exercícios especiais.
- Meios auxiliares: quando os pacientes são tratados com meios auxiliares, é muito importante que eles estejam adaptados às suas necessidades pessoais. Em diálogos, obtemos informações sobre sua vida cotidiana e seus hábitos. Deve ser oferecida, ao paciente, a oportunidade de experimentar os meios auxiliares. Nem todos os oferecidos fazem sentido para todos os pacientes. Por esse motivo, há muitos auxiliares no hospital para experimentação. Quando os pacientes têm interesse em se informar mais detalhadamente sobre a proteção da articulação, aconselhamos o livro *Gelenkschutz und Rehabilitation* (Proteção da articulação e reabilitação), de Marete Brattström. A Figura 28.5 apresenta alguns exemplos de utensílios auxiliares.

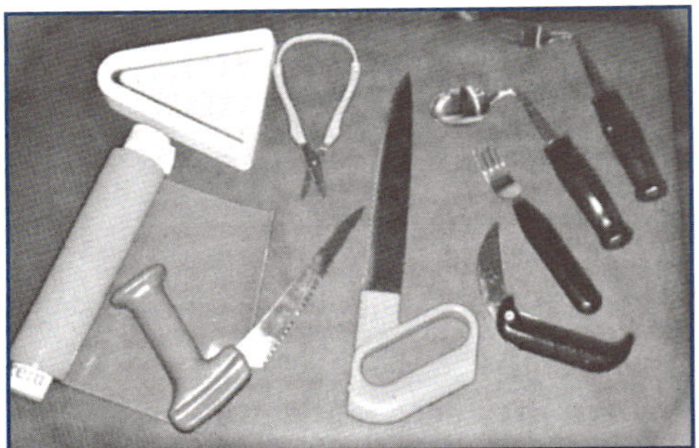

Figura 28.5 Meios auxiliares: base antiderrapante, facas diversificadas e talheres auxiliares.

Fisioterapia

Quando se trabalha com pacientes reumáticos, deve-se tomar cuidado ao cumprimentá-los com aperto de mão. Havendo pressão transversal sobre a articulação MCF, ocorrem dores, o chamado Sinal de Gaenslen.

Antes de podermos iniciar com a fisioterapia, faz-se necessário um diagnóstico exato. O quadro de poliartrite crônica é muito diversificado. Os pacientes podem apresentar atrofias, enfraquecimentos musculares, contraturas, posturas errôneas diversas (em equilíbrio ou contração). Todo o estágio da poliartrite crônica necessita de tratamento.

Quando, por exemplo, um paciente somente a muito custo e com dores consegue a flexão ativa nas articulações MCF passiva, porém sem dificuldades, pode-se tratar de uma aderência ou estenose na área de divisão do tendão, ou uma ruptura de tendão do M. flexor superfial e profundo dos dedos. Quando o paciente também só consegue realizar a flexão passiva na articulação MCF com dificuldade ou limitações, é preciso verificar quais das seguintes causas se apresentam:

- Encurtamento dos tendões extensores: para tanto, o paciente realiza um cerramento de punho em extensão dorsal, e depois para a flexão plantar. Abrindo-se o punho, os tendões extensores estão encurtados.
- Encurtamento dos ligamentos laterais nas articulações MCF: através de extensão ativa dos dedos com e sem flexão das articulações MCF. Como os ligamentos laterais em extensão estão frouxos, eles permitem um movimento lateral.
- Atrofia de cápsula: verificamos ao puxar a pele dorsal sobre a articulação MCF. Quando isso não é possível, então há uma atrofia de cápsula.

Se não ocorrem nenhuma das três possibilidades, deve-se tratar de adesões ou estruturas proximais da articulação. São necessários raios-X de controle.

Quando a força da mão está muito reduzida, os pacientes recebem uma bandagem de punho. Para avaliar a força da mão, o seguinte teste pode ser um auxílio:

Os pacientes apertam-nos a mão. Em seguida, estabilizamos a articulação do paciente com nossa mão e deixamo-lo realizar novamente o aperto de mão. Quando os próprios pacientes identificam uma evidente diferença de força, eles próprios passam a usar a bandagem (Figura 28.6).

Nossos movimentos na articulação ocorrem por movimentos de deslizamento e rolamento. Conforme Seyfried (1984), o movimento de deslizamento é o movimento mais dominante. Ele é como o patinar da roda sobre o gelo (o girar da roda quase não leva a movimento).

Devido à doença, as superfícies de articulação não estão mais lisas, e o movimento de rolamento alcança a porção superior da mão. A mobilidade cede. Como a Terapia Manual trabalha sobre o mecanismo de deslizamento e de rolagem, as medidas manual-te-

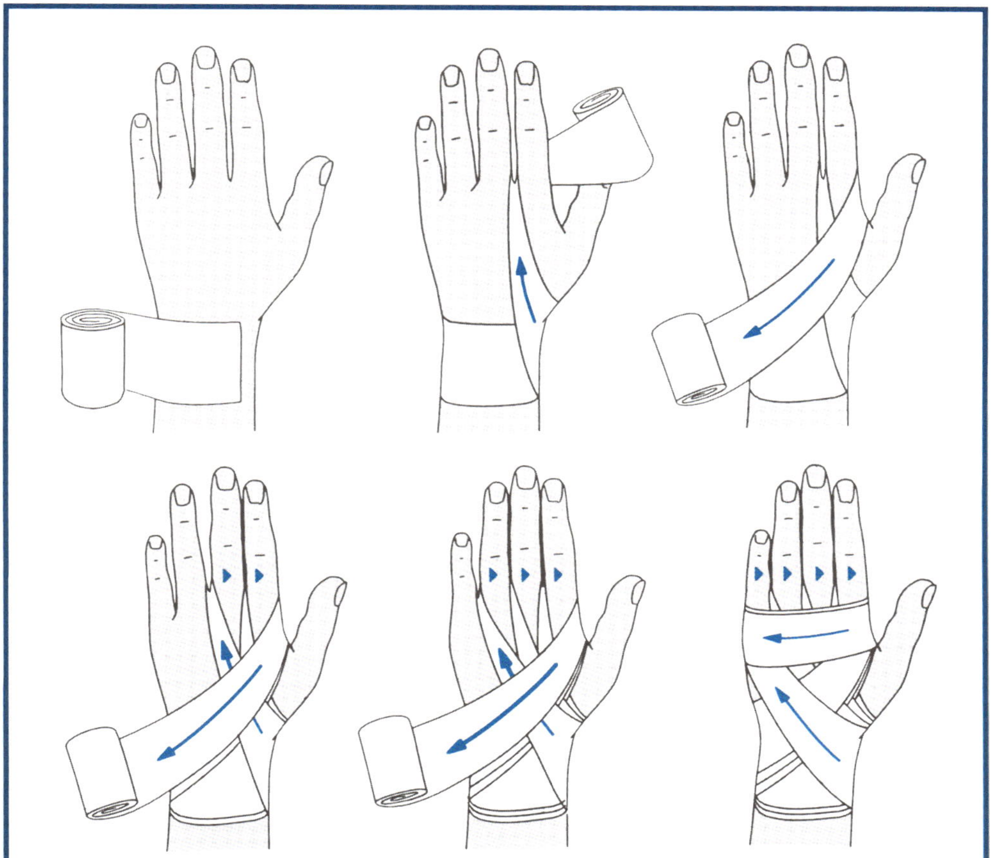

Figura 28.6 Bandagem de Vainio.

rapêuticas são menos indicadas para pacientes com poliartrite crônica. Nós empregamos, no entanto, a tração a fim de trabalhar o jogo da articulação, mas também a imobilização tem um papel importante na terapia.

Como os pacientes freqüentemente apresentam dores em repouso e estas são mais intensas no período da manhã, o limite da dor é alcançado rapidamente ou até superado na Fisioterapia. É mais indicado, portanto, tratar os pacientes no período da tarde. Precisamos respeitar o particular limite de dor dos reumáticos, porém não podemos ceder diante dele. No estágio IV, no entanto, não devemos forçar mais os movimentos ou treinar além do limite da dor, pois assim estaríamos danificando ainda mais a cartilagem da articulação.

Além disso, é importante observar a capacidade de carga do paciente, incluindo intervalos suficientes, assumindo uma postura correta na execução dos exercícios, escolhendo a altura de trabalho adequada e dosando as resistências de forma correta.

Observação: durante a Fisioterapia, é importante não forçar a postura de subluxação das articulações MP ou outros posicionamentos incorretos.

Ao movimentarmos as articulações do paciente de forma passiva, nós a tiramos do seu atual estado de imobilização. Esta é a postura mais agradável ao paciente.

Observação: devemos procurar preservar a preensão de chave, preensão em gancho e a oponência do polegar para o paciente. Com estas três preensões, mesmo diante das deformações mais severas, o paciente preserva a sua independência.

Programa de exercícios

Ensinamos aos nossos pacientes um programa simples de exercícios, extraído, em grande parte, da Clínica de Reumatologia Bad Bramstedt. Na realização regular desses poucos exercícios, em algumas semanas os pacientes constatam melhora, principalmente com relação à força da mão.

1. Formar um "O" entre o polegar e todos os dedos longos.
2. Posicionar o lado ulnar do antebraço e da mão sobre uma mesa, movimentar o polegar e os dedos longos, um após o outro, no sentido do teto (as extremidades da mão permanecem sobre a base).
3. Com a mão posicionada sobre uma base, movimentar o polegar e os dedos longos, um atrás do outro, em sentido radial. Elevar a mão, novamente apoiá-la e repetir o exercício (nunca movimentar em sentido ulnar!). O exercício também pode ser realizado sobre o próprio joelho, já que simultaneamente o arco transversal fica protegido. Quando o paciente dispõe de força suficiente, ele também pode realizar o exercício com massa. Para tanto, ele enrola a massa formando uma lingüiça, pressiona-a formando algumas cavidades, e apóia sua mão por cima dela enquanto repousa um dedo em cada cavidade, e desloca cada dedo, em seqüência, na cavidade posterior.
4. Exercitar o pequeno e grande punhos. Nisso, o lado ulnar da mão fica apoiado.
5. Cruzar as mãos flexionando as pontas dos polegares.
6. Fixar o cotovelo junto ao corpo e apoiar as mãos sobre uma base. Levar as mãos para supinação, e a seguir de volta para pronação. Aqui, as mãos precisam tocar sempre o mesmo ponto.

Exercitamos o teste de Bunnell-Littler em uma deformidade de pescoço de cisne (levar a articulação MCF passivamente em hiper-extensão e, depois, tentar flexionar passivamente a articulação IFP), e os sentidos de movimento que correspondem à deformidade de casa de botão. Na deformidade de casa de botão a relação é contrária. Nós treinamentos os sentidos de movimento que correspondem à deformidade de pescoço de cisne.

Erros mais freqüentes na terapia

- Mandar amassar uma bola macia de espuma.
- Intensificar a pressão na ponta dos dedos.
- Treinar um cerramento de punho ativo sem apelo das articulações MCF.
- Quando há perda da abóbada transversal, exercitar a hiperextensão das articulações metacarpofalangeanas.

Todos os exercícios citados estimulam o posicionamento de subluxação das articulações MCF em instabilidade do ligamento. Os seguintes itens também representam erros de tratamento:

- Em manifestação de escoliose de mão, realizar exercícios em sentido imediatamente radial, sem antes ter corrigido a postura do punho.
- Mobilização dos punhos. Isso estimula a instabilidade e minimiza a força dos dedos e, com isso, a independência do paciente. Por isso, somente deixar movimentar o punho até no máximo 20° de extensão dorsal e flexão palmar.
- Exercícios que são associados a um apoio da mão, por exemplo parada de quatro pés. A extensão dorsal máxima estimula a posição baioneta da mão.

Observação: as talas Quengel, devido à sobrecarga em pontos nas articulações, podem levar a outras danificações cartilaginosas.

Conselho para casa: para o apoio do arco transversal, o paciente pode repousar a mão sobre uma bola de tênis, uma maçã, ou simplesmente sobre seu joelho nos intervalos de trabalho.

Tratamento com talas

Os pacientes são tratados de forma conservadora, mas também pós-cirurgicamente, com talas.

Observação: as talas não podem ser muito pesadas, para que não sobrecarreguem adicionalmente as articulações. Os pacientes precisam aceitar as talas e também estar preparados para usá-las. Se manifestarem objeções contra as talas, não irão usá-las.

Objetivos gerais:

- Amenizar dores.
- Evitar posturas errôneas ou corrigi-las (eliminação de forças patológicas).
- Estabilizar as articulações e com isso propiciar funções fisiológicas.
- Proteção contra rupturas de tendões
- Evitar contraturas e atrofias.

Objetivos pós-cirúrgicos:

- Proteção das articulações operadas.
- Propiciar posicionamento fisiológico da articulação.
- Evitar movimentos de desvio e posturas errôneas.
- Exercitar precocemente as articulações com e sem resistência.
- Evitar estiramentos dos tendões.

Exemplos de talas:

- Tala para deformidade de casa de botão (Figura 28.7).
- Tala para deformidade de pescoço de cisne (*Silver rings*), (Figura 28.8a e b).
- Tala de polegar (estabilidade e correção), (Figura 28.9a e b).
- Grampo Ulna *Drift* (tala de acomodação noturna), (Figura 28.10).
- Tala dinâmica (conforme prótese *Swanson*), (Figura 28.11).

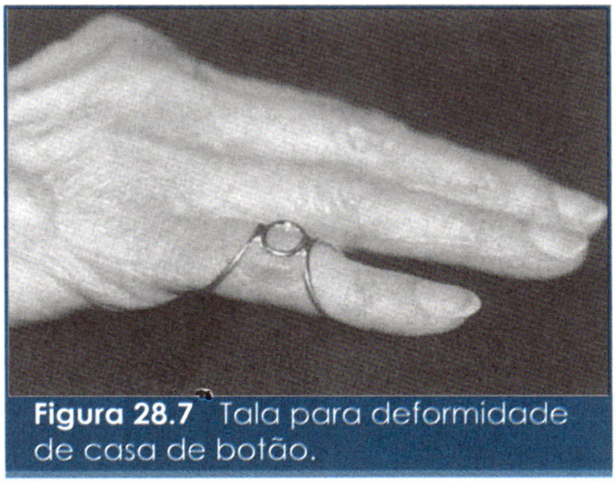

Figura 28.7 Tala para deformidade de casa de botão.

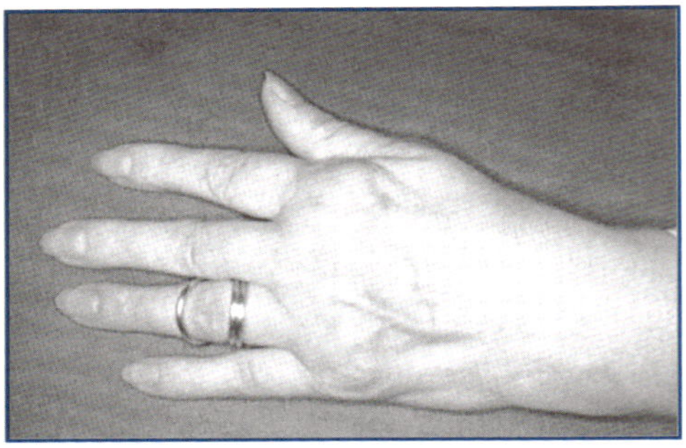

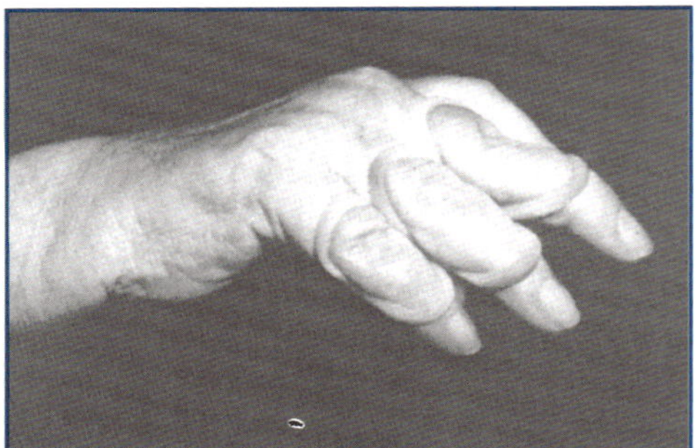

Figura 28.8 a e b Tala para deformidade de pescoço de cisne.

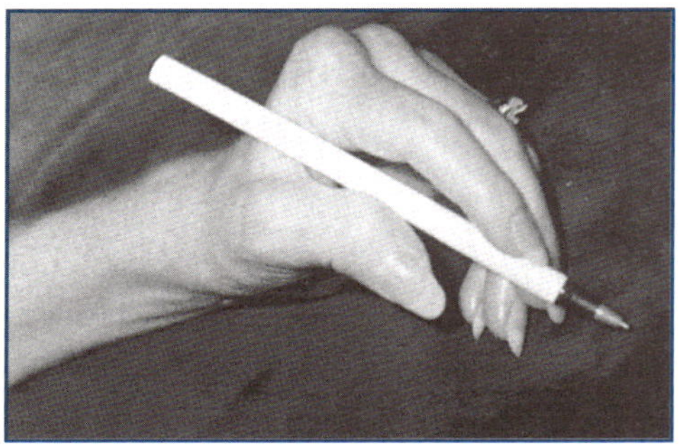

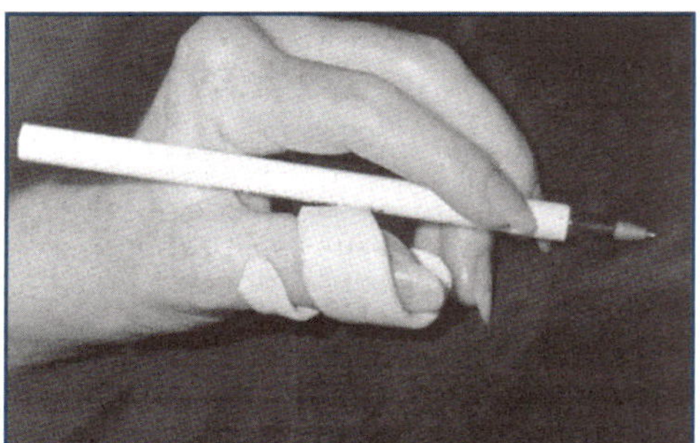

Figura 28.9 a e b Correção da postura errônea do polegar através da tala.

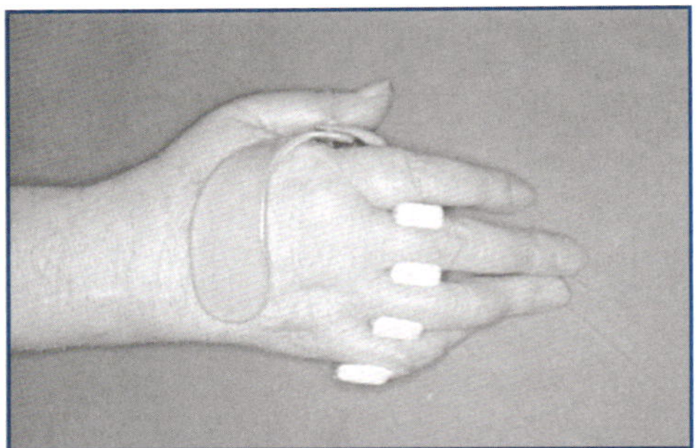

Figura 28.10 Variante do grampo Ulna Drift.

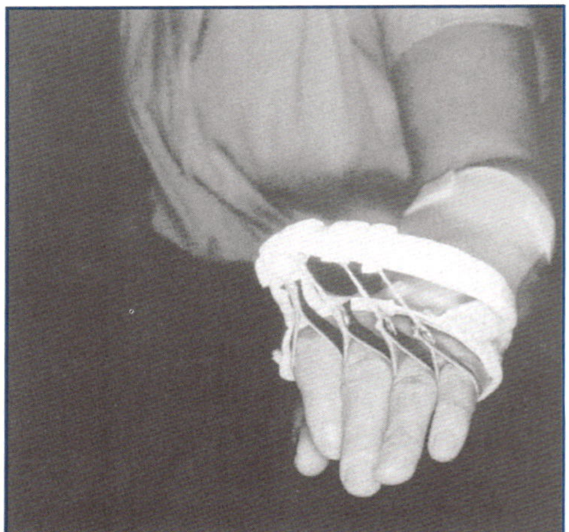

Figura 28.11 Tala dinâmica de acordo com a prótese Swanson.

Cirurgias freqüentes realizadas em pacientes com poliartrite crônica

Como em pacientes com poliartrite crônica todas as articulações podem estar atingidas, deve-se atentar para uma boa acomodação. Isso vale principalmente para coluna cervical, que em muitos pacientes acaba se comprometendo. As cirurgias ocorrem, tanto quanto possível, sob anestesia Plexo.

Sinovectomia

Na sinovectomia o tecido sinovial é removido. Essas cirurgias são realizadas de modo preventivo em pacientes com poliartrite crônica, para adiar destruições de tendões. Sinovectomias podem ser realizadas na articulação média, articulação proximal e no punho. No punho, a cirurgia pode ocorrer em combinação com a ressecção da cabeça ulnar. Nas articulações proximais, são limpas várias articulações durante a cirurgia; caso necessário, simultaneamente é realizada a centralização dos tendões extensores.

Faz-se uma imobilização em gesso por oito a dez dias; de acordo com a cirurgia, com uma tala dorsal ou palmar. Os pacientes resfriam-na várias vezes ao dia com compressas de gelo. Para tanto, a tala de gesso é removida. A profilaxia de edema, bem como uma boa função das articulações, estão em primeiro plano na Fisioterapia. Todas as articulações que não precisem ser imobilizadas podem ser movimentadas - o que é muito importante, pois esses pacientes tendem mais a enrijecimentos que outros.

Tenosinovectomias

As Tenosivectomias são realizadas tanto nos tendões flexores como nos extensores. Através da remoção do tecido sinovial, procura-se deter a destruição (desfibramento e rupturas). Se os médicos encontram, durante a cirurgia, rupturas de tendões ou seus estágios precedentes, elas deverão ser imediatamente sanadas através de acoplamentos ou transposições de tendões.

Fisioterapia

Profilaxia de edema, movimentar todas as articulações livres, eventualmente tratamento com meios auxiliares ou aconselhamento sobre proteção da articulação.

Cirurgia da deformidade "casa de botão"

É realizada uma sutura Raff do freio médio, uma cirurgia segundo Hellmann, e uma cirurgia segundo Snow (vide página 138). O prognóstico dessa cirurgia é bom desde que a postura errônea da articulação IFP possa ser compensada. Estando os ligamentos colaterais já encurtados, eles precisam ser alongados no pré-operatório.

Em deformidades de "casa de botão" instaladas, o paciente é aconselhado a submeter-se a uma artrodese.

Cirurgia da deformidade "pescoço de cisne"

Os médicos têm várias possibilidades cirúrgicas, entre elas a tenodese superficial. Ela pode ser realizada quando há boa mobilidade da articulação IFP. Para tanto, é separado um freio do M. flexor superficial dos dedos, a fim de rebater o ligamento anelar A2 para cima, e costurá-lo consigo próprio. Os pacientes recebem uma tala de gesso de dedo-antebraço que permite totalmente o encurvamento, porém freia a extensão nas articulações IFP em 20 a 30°.

A atrodese é realizada quando a deformidade de "pescoço de cisne" está instalada.

Ressecção Distal da cabeça da Ulna

A ressecção da cabeça da Ulna é realizada nos casos de destruição avançada da articulação do punho (poliartrite crônica), ou quando surgirem dores da fricção da Ulna nos ossos do carpo. Os pacientes são tratados com uma tala de gesso de antebraço por 8 a 14 dias.

Fisioterapia

A Fisioterapia tem início no primeiro dia pós-cirúrgico. O movimento de pronação e supinação é treinado ativa e passivamente. De início com o gesso, porém no máximo no segundo dia pós-cirúrgico sem gesso. Ele é recolocado após os exercícios; mais tarde a bandagem será usada somente à noite. Em virtude de os movimentos serem extremamente dolorosos, alguns pacientes tomam analgésicos contra dores, e resfriam-se com gelo.

Observação: evitar movimentos de desvio do cotovelo e dos ombros. O paciente é orientado, durante os exercícios, a fixar o cotovelo na cintura ou sobre uma base durante os movimentos de rotação.

O paciente pode executar movimentos de pronação e supinação com halteres (1 kg) a partir do quarto dia pós-cirúrgico. Durante a internação no hospital, o paciente comparece três a quatro vezes diárias à terapia. Nos intervalos, deve resfriar a mão com gelo e repetir os exercícios de hora em hora.

Conselho para casa: caso não tenha halteres, pode usar um martelo comum ou martelo de bater carne para os exercícios.

Artrodese do punho

Como já citado, o punho é uma articulação conduzida por ligamentos, e tende à instabilidade. São realizadas artrodese de punho, a fim de eliminar essa instabilidade, assim como as dores e compensar posturas errôneas. Dessa forma, o paciente recupera a força dos dedos, não necessitando mais de bandagens no punho. A correção cirúrgica da articulação também é indispensável para a realização de correções posteriores nos dedos.

- *Osteossíntese do disco*

O ângulo da artrodese deve compreender 15° em extensão, e a posição da mão deve ser neutra ou ocorrer em 10° em desvio ulnar. O disco é fixado no II ou no III osso metacarpo da mão. É seguida de uma imobilização de três a quatro semanas.

- *Artrodese conforme Mannerfelt*

Aqui é inserido um pino Steinmann entre o III e o IV osso metacarpo da mão, e no radio-shaft. A seguir ocorre uma imobilização por quatro a seis semanas.

Fisioterapia

Nas artrodeses, a mobilização das articulações vizinhas é prioridade na Fisioterapia. Não se trabalha o punho , evidentemente, de forma independente, pois ele deve permanecer estavelmente fixo. O paciente precisa aprender a reorientar todas as atividades com sua nova posição do punho. É importante movimentar os dedos precocemente justamente em pacientes com poliartrite crônica, pois neles as articulações enrijecem muito rapidamente. Os pacientes ficam mais livres da dor, recuperam um pouco mais a força de seus dedos, e ganham, com isso, mais motivação através da operação.

Artrodese nas articulações IFD e IFP dos dedos longos

É realizada, entre outros, em deformidades de "pescoço de cisne" e de "casa de botão". As articulações instáveis são fixadas em leve posição flexora. A articulação IFD está em 10-20°, e a IFP em 30-50° em posição flexora. Os pacientes com articulações MCF móveis em articulações IF artrodesadas apresentam uma melhor função da mão que o inverso.

Imobilizar até a cicatrização das artrodeses estarem estáveis para exercícios, senão até a recuperação óssea (controle por raios-X).

Fisioterapia

Profilaxia de edema, movimentar e manter livres as articulações vizinhas, após liberação da mão, exercitar a nova situação da mão em todos os movimentos cotidianos. Muitos pacientes aprendem por si, em virtude de desejarem ser mais autônomos e menos dependentes do auxílio de outros.

Artrodese de polegar

Postura fixada das articulações: articulação IF 10-20°, articulação MCF 10-15° flexão.

Fisioterapia: veja artrodese dos dedos longos.

Tratamento com endopróteses

São possíveis tratamentos endoprotéticos nas articulações IFP e MCF, assim como no punho.

Endoprótese na articulação do punho

Insere-se uma prótese mantenedora de lugar (prótese Swanson) entre a fossa do rádio e a fossa entre o terceiro metacarpo da mão. Caso a prótese apresente problemas ao paciente, pode ser removida e realizada uma artrodese de articulação de punho.

A articulação do punho precisa apresentar pré-cirurgicamente uma boa mobilidade e estabilidade, a fim de alcançar-se um bom resultado. Isso ocorre muito raramente em pacientes com poliartrite crônica e em pacientes com artrose. A prótese é inserida visando a atenuar as dores e tenta-se, justamente quando o outro punho estiver estabilizado, preservar uma certa mobilidade pelo menos em uma articulação da mão.

Pós-cirurgicamente, faz-se uma imobilização em tala dorsal por 10 dias. Depois a tala pode ser removida para a Fisioterapia. O paciente utiliza a tala de proteção nos intervalos das sessões de exercícios, até o encerramento da sexta semana.

Fisioterapia

Como em todas as cirurgias, pede-se também neste caso contatar o cirurgião e ler o relatório cirúrgico. Somente assim obtemos informação sobre o posicionamento exato da prótese, e até onde a mão do paciente pode ser submetida a esforços.

Providências

- Profilaxia de edema;
- movimentar precocemente todas as articulações livres;
- aplicar uma tala de material termoplástico no paciente;
- ampliar com cuidado e lentamente a mobilidade da mão no décimo dia pós-cirúrgico;
- posteriormente serão acrescidos exercícios de fortalecimento.

Artroplástica da articulação metacarpofalangeana

Em destruições das articulações, desvio ulnar dos dedos longos ou uma postura de subluxação em palmar, o paciente pode receber uma prótese Swanson nas articulações metacarpofalangeanas. É indispensável que a musculatura do paciente empreenda força suficiente para movimentar a prótese.

Procedimento cirúrgico de dorsal ou palmar. As superfícies das articulações são rompidas, e a respectiva fossa do osso é perfurada ou fresada, então os moldes de próteses são adaptados. Estando posicionados de forma ideal, estes são substituídos pelas próteses Swanson propriamente ditas (Figura 28.12a e b).

Na sala de cirurgia, os pacientes recebem uma tala de gesso de antebra-

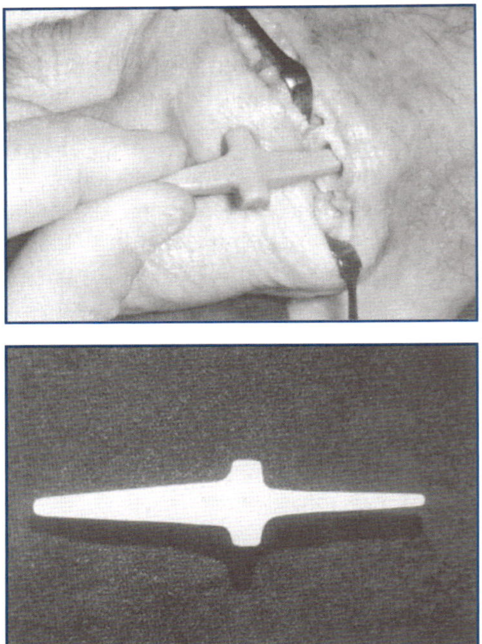

Figura 28.12 a e b adaptação **a** Prótese molde e **b** prótese Swanson.

ço-dedo somente por quatro semanas. As articulações IFP ficam livres, articulações-proximais em 20° de flexão e o punho em 20° de extensão. Em seguida, os pacientes devem usar a tala por mais seis meses como tala de acomodação noturna.

Fisioterapia

Contato com cirurgião e leitura do relatório operatório. Dessa forma, obtemos uma informação exata sobre a evolução da cirurgia, o tamanho e qual a intensidade do risco de uma luxação da prótese. Havendo risco elevado de luxação, precisamos dosar a Fisioterapia de forma correspondente. Os pacientes recebem (sob determinação médica) uma tala dinâmica termoplástica do primeiro ao terceiro dia pós-operatório, ou nós utilizamos a tala de gesso como tala básica, e construímos sobre essa um braço dinâmico. Dessa forma, os pacientes podem movimentar seus dedos ativamente à posição flexora, depois os dedos são retraídos passivamente em posição extensora através desse braço de tala.

- Profilaxia de edema: os pacientes recebem, entre outros, todas as aplicações, combinadas com compressas de gelo.
- Tratamento de cicatriz: os pacientes tendem a fortes aderências de cicatriz, principalmente quando se escolheu um procedimento dorsal na cirurgia.
- Quando a tala puder ser retirada (sob recomendação médica), iniciamos a mobilização da articulação, enquanto fixamos proximalmente a articulação e estimulamos o movimento (vide página 126). Exercícios leves, como com o treinador de mão inflado com ar (vide página 20) ou jogos de encaixe. A dosagem depende do risco de luxação da prótese.

Endoprótese em articulação interfalangiana proximal

O tratamento assemelha-se ao da artroplástica da articulação metacarpofalangeana.

Como no quadro de poliartrite crônica não somente a mão operada está atingida, como também todas as outras articulações, os pacientes devem participar de um grupo de reumáticos.

Observação: deve ser um grupo específico para reumáticos, já que no tratamento se fazem exigências específicas quanto à realização dos movimentos e que, como na mão, também precisam ser observadas diretrizes especiais em todas as articulações.

Bibliografia

AMERICAN SOCIETY FOR SRGERY OF THE HAND. *DIE HAND*. BERLIN, HEIDELBERG: SPRINGER VERLAG, 1990.

BADE, H.; KOEBKE, J.; GRONENBERG, B. GEFÄBVERSORGUNG DER SEHNENSCHEIDENFREIEN STRECKE DER EXTENSORENSEHNEN DES II. BIS V. FINGERS AM HANDRÜCKEN. HANDCHIR. MIKROCHIR. *PLAST. CHIR*. 24:233, 1992.

BADE, H.; SCHUBERT, M.; KOEBKE, J. DORSALE GLEIT-UND FUNKTIONSRAUME DES METAKARPOPHALANGEALEN ÜBERGANGS. HANCHIR. MIKROCHIR. *PLAST. CHIR*. 26:251, 1994.

BARFELEBEN, VK.; HAECKEL, H. *ATLAS DER TOPOGRAPHISCHEN ANATOMIE DES MENSCHEN*. 3. AUFLEGE. JENA: FISCHER, 1904.

BAUMGARTNER, R., BOTTA, P. *AMPUTATION UND PROTHESENVERSORGUNG DER OBEREN EXTREMITÄT*. STUTTGART: ENKE VERLAG, 1997.

BOMHOLT ANDERSEN, A. *ORTHOPÄDISCHE BEHANDLUNGSSCHIENEN*. STUTTGART: GUSTAV FISCHER VERLAG, 1982.

BRATTSTRÖM, M. *GELENKSCHUTZ UND REHABILITATION BEI CHRONISCHER POLYARTHRITIS*. STUTTGART: GUSTAV FISHER VERLAG – STUDENTLITERATUR LUND, 1984.

BUCK-GRAMCKO, D.; HOFFMANN, R.; NEUMANN, R. *DIE HANDCHIRURGISCHE SPRECHSTUNDE*, STUTTGART: HIPPOKRATES VERLAG, 1992.

CHAI, S.; DIMIK, M.; KASCH, M. A ROLE OF DELINEAION STUDY OF HANDTHERAPY. *J HAND THER* 1.

DANIELS, L.; WORTHINGHAM, C.; *MUSKELFUNKTIONSPRÜFUNG*: MANUELLE UNTERSUCHUNGSTECHNIKEN, GUSTAV FISCHER VERLAG, 1982.

DONHAUSER-GRUBER, U.; MATHIES, H.; GRUBER, A.; *RHEUMATOLOGIE*: LEHRBUCH FÜR KRANKENGYMNASTIK UND ERGOTHERAPIE, MÜNCHEN: PFLAUM VERLAG, 1998.

GILBERT, O. *ELEKTROTHERAPIE*. MÜNCHEN: PFLAUM VERLAG, 1981.

HARRIS, C.; RUTLEDGE, G.L. THE FUNCTIONAL ANATOMY OF THE EXTENSOR MECHANISM OF THE FINGER. *J. BONE JT SURG*. 54A:713, 1972.

HOFFMANN, R. *CHECKLISTE HANDCHIRURGIE*. STUTTGART: GEORG THIEME VERLAG, 1997.

HÜTER-BECKER, A.; SCHEW, H.; HEIPERTZ (HRSG.). *PHYSIOTHERAPIE LEHRBUCHREIHE* BD. 9: TRAUMATOLOGIE, QUERSCNITTSLÄHMUNG. STUTTGART: THIEME VERLAG, 1997.

KAPANDJI, I.A. *FUNKTIONELLE ANATOMIE DER GELENKE*: OBERE EXTREMITÄT, BD I. STUTTGART: ENKE, 1984.

KOEBKE, J. TISCHENDORF F. DIE-HAND – EINE FINKTIONELLE UND BIOMECHANISCHE ANALYSE. *PHYS. THER*. 5:242, 1948.

KOEBKE, J. ANATOMIE DES HANGELENKS UND DER HANDWURZEL. TEIL 2. *UNFALLCHIRURGIE*. 14:74, 1988.

LANDSMEER, J.M.F ATLAS OF ANATOMY OF THE HAND. CHURCHILL LIVINGSTONE, EDINGBURGH, 1976.

LANG, J. DIE GELENKINNENHAUT, IHRE AUFBAU- UND ABBAUVORGÄNGE. MORPH. JB. 98:388, 1957.

LEONHARDT, H.; TILLMANN, B.; TÖNDURY, G.; ZILLES, K. (HRSG). RAUBER/ KOPSCH, *ANATOMIE DES MENSCHEN*: BEWEGUNGSAPPARAT, BD.I. STUTTGART: THIEME, 1988.

LIST, M. *EISTHERAPIE IN DER KRANKENGYMNASTIK*. ZENTRAVERBAND KRANKENGYMNASTIK E.V., 1978.

LIST, M. *PHYSIOTHERAPEUTISCHE BEHANDLUNG IN DER TRAUMATOLOGIE*. 3. AUFLAGE, BERLIN, HEIDELBERG SPRINGER: VERLAG, 1996.

MOBERG, E. *FINGERS WERE MADE BEFORE FORKS*. 1972.

NETTER, F.H. *FARBATLANTEN DER MEDIZIN*: BEWEGUNGSAPPARAT I, BAND 7. STUTTGART: THIEME, 1992.

PAHLOW, M. *DAS GROBE BUCH DER HEILPFLANZEN*: GESUND DURCH DIE HEILKRÄFTE DER NATUR. MÜNCHEN: GRÄFE UND UNZER, 1987.

PSCHYREMBEL: *KLINISCHES WÖRTRBUCH*, 256. AUFLAGE, BERLIN, NEW YORK: WALTER DE GRUYTER, 1990.

ROCK, C.M; *THERABAND GRUNDÜBUNGEN*. DR. BRÜGGER-INSTITUT GMBH, ZÜRICH, 1993.

RUDIGIER, J. *KURZGEFABTE HANDCHIRURGIE*: KLINIK UND PRAXIS. STUTTGART: HIPPOKRATES, 1997.

SAUER, H. *DAS VERLETZTE KIND*. STUTTGART: THIEME VERLAG, 1984.

SCHMIDT, H.M.; LANZ, U. *CHIRUGISCHE ANATOMIE DER HAND*. STUTTGART: HIPPOKRATES, 1992.

SEYFRIED, A. *PATHOPHYSIOLOGISCHE GRUNDLAGE DER BEWEGUNGSTHERAPIE CHRONISCH ENTZÜNDLICHER GELENK-UND WIRBELSÄULENERKRANKUNGEN*. BASEL: EULAR VERLAG BASEL, 1984.

STÖRIG, E. *RHEUMAORTHOPÄDIE*. ERLANGEN: PERIMED FACHBUCH-VERLAGSGESELLSCHAFT MBH, 1982.

THOMINE, J.M. THE MANAGEMENT OF RECENT FRACTURES OF THE PHALANGES AND METACARPALS. IN: TUBINA, R. (ED.) *THE HAND*. PHILADELPHIA: SAUNDERS, 1988.

TOLK, J.; ROGGE, K.; LANGE, U. *ERGOTHERAPIE BEI RHEUMATISCHEN ERKRANKUNGEN*. RHEUMA-LIGA SCHLESWIG-HOLSTEIN E.V, 1988.

TSCHERNE, H.; OSESTERN, H.J. DIE KLASSIFIZIERUNG DES WEICHTEILSCHADENS BEI OFFENEN UND GESCHLOSSENEN FRAKTUREN. *UNFALLHEILKUNDE*. 85:111, 1982.

TUBIANA, R.; VALENTIN, P. THE ANATOMY OF THE EXTENSOR APPARATUS OF THE FINGERS. *SURG. CLIN. N. AMER*. 44:897, 1964.

WALDER-NILSSON, B. (HRSG). *ERGOTHERAPIE IN DER HANDREHABILITATION* BD. 1 UND 2. BERLIN, HEIDELBERG: SPRINGER VERLAG, 1997.

ZEUMER, G. *PRAXIS DER HANCHIRURGIE IN OPERATIONSSKIZZEN*. LEIPZIG: JOHANN AMBROSIUS BARTH, 1982.